Azuma Motoko
東 資子

森話社

治癒と物語

南西諸島の民俗医療

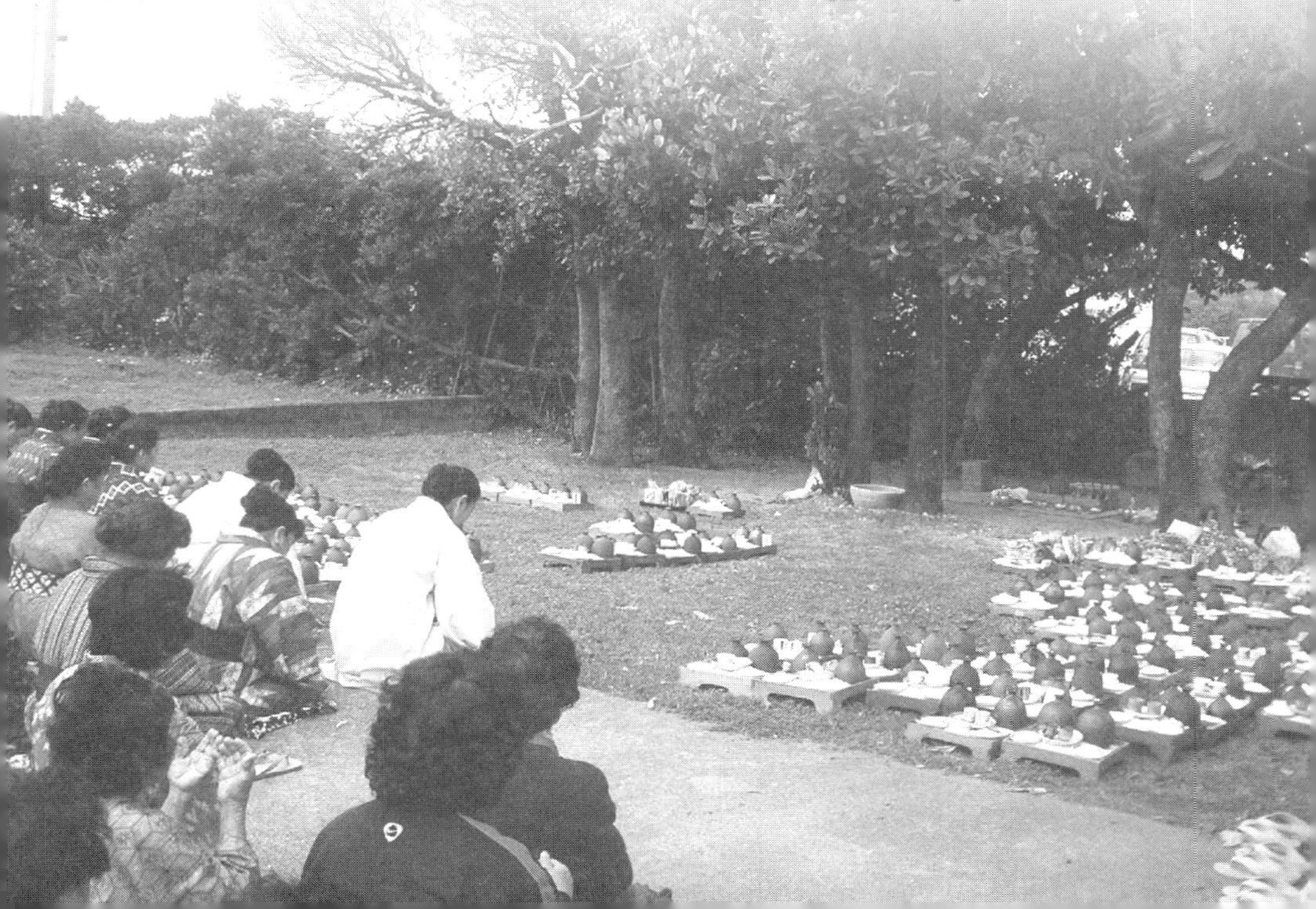

［カバー写真］ウハルズウタキで祭祀を行なうツカサたち

［扉写真］小学校での祭祀の様子

（セイトガンニガイ、伊良部島・佐良浜、著者撮影、二〇〇二年）

治癒と物語

南西諸島の民俗医療

＊

目次

はじめに……9

◉

第一章　これまでの民俗医療研究……11

一　民俗医療と物語……11
二　南西諸島の民俗医療……23
三　課題と方法……38

第二章　物語の作り方　宮古列島・佐良浜……40

一　課題……40
二　佐良浜の概要……41
三　病いの経験の語り……62
四　経験の過程……72
五　病いの治癒……93
六　病いの物語と治癒……106

第三章　病いの処置と専門家　沖縄本島・読谷村字長浜……114
一　課題……114
二　長浜の概要……115
三　医療と専門家……130
四　病いの原因と処置……139
五　ウマリと病い……159
六　原因と処置の儀礼……171
第四章　病いの理解と治療の実践　長浜と佐良浜の比較から……182
一　病因論……183
二　専門家……198
第五章　治癒と物語……213
一　物語で理解する現実……213
二　物語を作る作業……220
三　治癒が埋め込まれた物語、あるいは治癒を説明する物語……225

おわりに……229
注……232
引用・参考文献……242
巻末資料① 佐良浜と池間島・西原の村落祭祀の比較……260
巻末資料② 長浜の行事一覧……264
巻末資料③ 佐良浜のウホンマのノート……267

◉

あとがき……332
索引……346

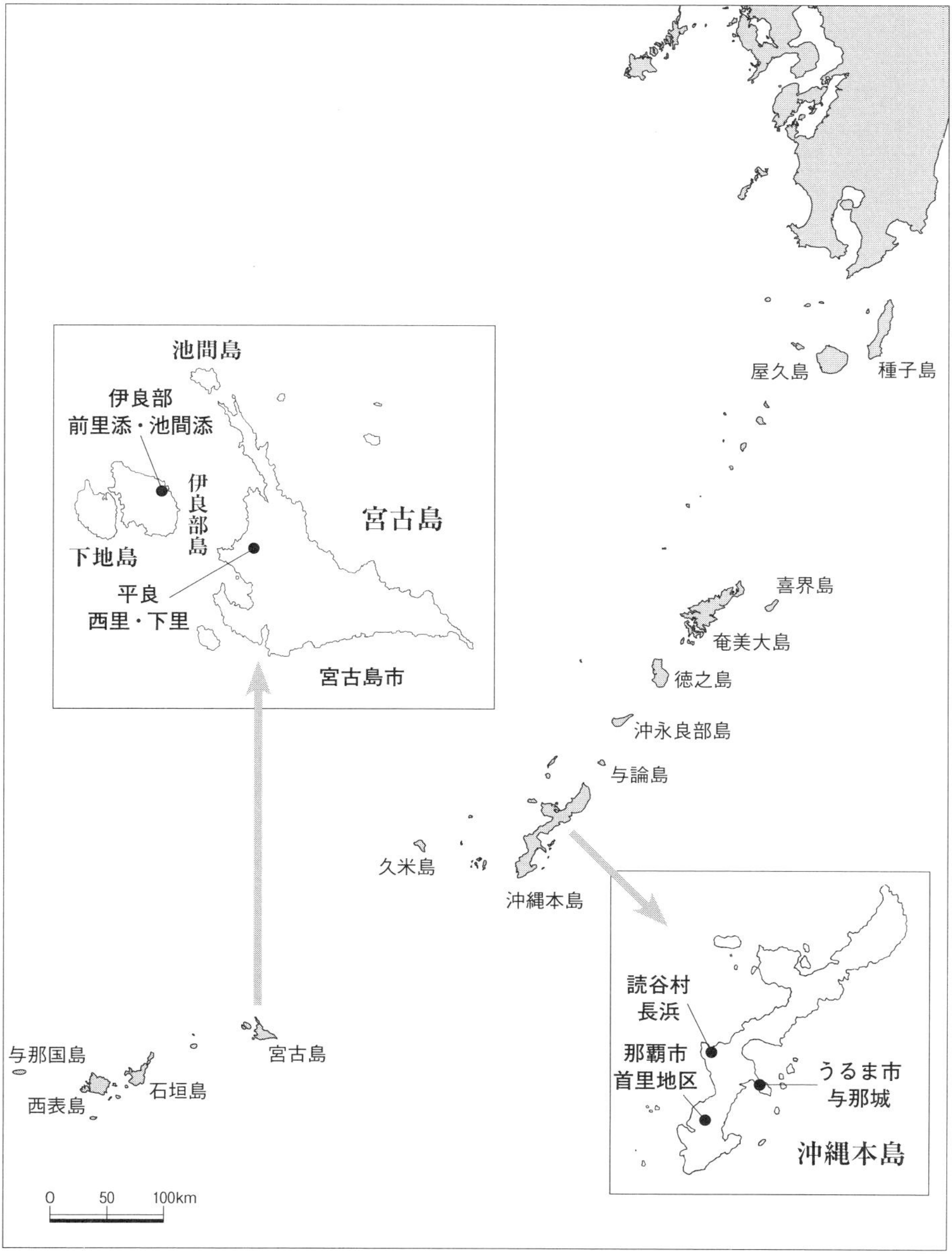

屋久島
種子島
喜界島
奄美大島
徳之島
沖永良部島
与論島
久米島
沖縄本島
宮古島
与那国島
石垣島
西表島
0 50 100km
池間島
伊良部
前里添・池間添
伊良部島
下地島
宮古島
平良
西里・下里
宮古島市
読谷村
長浜
那覇市
首里地区
うるま市
与那城
沖縄本島

はじめに

病いは、私たちの日常をおびやかす特別な問題であるが、一方ではだれもが経験する身近な出来事でもある。そのために、医師による近代医療が普及する以前から病いへの独自の説明や処置が各地にあり、それは家族や近隣の人々、また正規の教育を受けていない専門家によって担われてきたのである。このような地域に根差した医療を、本書では「民俗医療」と呼ぶことにする。

民俗医療は、進んだ医療が受けられなかった時代はもちろん、近代医療の受診環境が整った今日でも人々に利用され続けている。民俗医療は現在も人々を癒しているのである。薬草などの利用や宗教的な祈願、「まじない」と呼ばれるようなものまでさまざまであるが、それらは近代医学の考え方とは異なったものであり、治癒のしくみを説明できないものも多い。民俗医療の効果は公には認められておらず、研究者たちは「科学的」な説明を試み、価値を判断しようと努めてきた。しかし近代医学が定着してから久しい今日では、改めてその一元化への懐疑が議論されており、人々を癒すのは必ずしも近代医学のみでないことは認識されてきている。枠組みそのものの有効性が問われている近代医学の視点から民俗医療を評価することが無意味なのかもしれない。

沖縄県の村落では、現在でも民俗医療が実際に効力を発揮している。このしくみを明らかにするには、人々が語る論理をいったんそのまま受け取り、人々には何が必要なのか、その医療は何を成し遂げているのかを検討することが必要であろう。そうすることによって、私たちが自明のこととしている近代医学の説明、「科学的」な説明のあり方を問い直し、医療の本質に迫る議論へと結びつくかもしれない。

ただし、沖縄県の内部は均一ではない。本書で扱う沖縄本島と先島諸島では琉球王国へ加わる歴史を異にしており、地理的に海を隔てて離れているため、過去には行き来は容易ではなく、交流は限られていた。何より人々が互いの文化の違いを意識している。沖縄県における文化の多様性を考えるためにも、沖縄本島と宮古列島［1］それぞれの村落における民俗医療について明らかにし、それを比較することにしたい。

本書は、沖縄県における二つの村落における病いの理解と処置のありようから、それが何を成し遂げているのか、医療として成り立っているのはなぜなのかを考え、「医療」とはいかなるものかという普遍的な議論にまで繋げることを目指すものである。

第一章　これまでの民俗医療研究

一　民俗医療と物語

1　民俗医療は「医療」か

文化人類学が異文化研究を始めて以来ずっと、その土地ごとの医療は好奇のまなざしを向けられ、関心を寄せられ続けてきた。本書では、それぞれの地域で行なわれている医療を「民俗医療」〔2〕と呼ぶ。研究者たちは、自文化からは非合理に見える人々の営みを何とか理解しようと努めてきた。しかし、医師でもあった初期のフィールドワーカーであるW・H・R・リバースが、自分たちの社会では医療が呪術と宗教とそれぞれ区別されているが、他の社会では分離していないとして、各地で行なわれている疾病への取り組みの事例を合理性のないものとして説明したように［RIVERS 1924］、ヨーロッパにおける論理的思考や西洋医学の視点によって民俗医療は評価されてきた。それらは「医療」ではないという前提をもとに、各地の事例の収集が続けられたのである。

優れた民族誌家であったエヴァンズ＝プリチャード・E・E（以下、E・P）であってもそれは同様であった。E・Pはアザンデ人と生活をともにする中で、人々の生活の中心ともいえる部分に「妖術」があることを知り、意図せずになされる近隣の人々の妖術によって日常的な不運や病いが引き起こされており、それに対応することが病いの対処になっていることを明らかにした。E・Pは、妖術を人々の行動を規制するという社会的機能としては評価はするが、「どうしてもそれが客観的な存在ではないという結論にならざるをえない」という。しかし、彼はアザンデ人をヨーロッパの人々とは異なる非開明的な文化をもつ蒙昧な人々と考えていたのではなく、逆に論理的・探究的な人々がなぜ妖術の矛盾を問題にせず、それを信じ続けるのかを問題にしたのである。人々に議論をふっかけたり、その「イカサマ」を暴いてみせたりして、その虚偽に気付いてもらおうと努力し続けたが、彼らを「科学的」な考えに導くことはできなかった。結局、E・Pは、ヨーロッパ人が「科学的概念」や「常識的概念」を持っているのに対して、アザンデの人々は観察や論理的推察からは導かれない「神秘的概念」によって思考し、行為していると納得し、それらを分類する「審判者」となれるのはヨーロッパ人の科学的知識と論理学しかないと結論したのである［エヴァンズ＝プリチャード 二〇〇〇（一九三七）］。

一九三七年に書かれたE・Pの民族誌は、公平で人々に寄り添う詳細な記述がすばらしく、災因論研究などの議論へも繋がった古典である。しかし、西洋文化のみが正しく優位であるという価値観を前提にした前世代的な思考の制約のもとにもあったことは否定できない。ところで一世紀近く経った現在の私たちは、はたして彼が取り組んだ課題を正しく乗り越えられているだろうか。私たちも実は、病いなどの因果関係のなかに妖術は実在しないだろうと思い、医学を知らない未開の地ゆえの考えと思ってはいないだろうか。E・Pは、人々が矛盾に気付かないのは、「科学的」に実験をしないからだと考えた。アザンデ人はニワトリに毒を飲ませて妖術がかけられていないかを判断する。毒がどの程度でニワトリを殺すか、どのような状況で毒が有効になるかを試せば、毒の託宣が公正な手段でないことがわかるのに、それをしないことを訝かしんでいる。私たちもそう考える。何も出来事が起こっていない状況で無作為に抽出したニワトリで平均値を出して、毒の有効性を数値化すればその確率が得られる……。しかし、生活の中で生起している出来事を、その文脈から切り離して意味もなく実験室で検証しようとする思考は、果たして意味のあるものなのだろうか。それが「科学」であるとしたら、科学は生活に何をもたらすのだろうか。アザンデの人々は、どこに持っていっても同じように作用する一般性のある毒を作りたいのでは決してないのである。ただ、それぞれの状況において自分たちに起こっている出来事を、自分たちにわかる形で理解したいだけなのではないだろうか。

一九八〇年代以降、経験主義的パラダイムが疑問視され、調査者が「科学」と「信念」を振り分けるようなことはできなくなっている。たとえば、ジャンヌ・ファブレ＝サーダは、自らが妖術の戦いの中に取り込まれる様子を一人称で叙述し、審判者としての民俗誌家など存在しえないことを身をもって示した［FAVRT-SAADA 1980］。またE・Pを悩ませた「科学」と「信念」の対立については、現在では「科学」がそもそも客観的事実ではないという見解が一般に受け入れられている。E・Pの考える「科学」、私たちの考える「科学」は、西洋文化の「信念」であるかもしれないのである。バイロン・グッドは、科学、あるいは医学と信念の問題について、医学の臨床家の立場から生物医学（バイオメディスン）も一つの「文化」として捉えうることを明らかにした。そしてその理解には民俗誌的な記述と物語の理論が有効であるとしている［グッド 二〇〇一（一九九四）］。つまり、「科学」と「信念」は対立するものではなく、人の思考の方法における種類の違いとして並立するものなのである。

人の思考様式として「論理―科学様式」と「物語様式」の二つがあることを明らかにしたのはジェローム・S・ブルーナーである。それぞれの様式は相補的であるが、他方に還元することはできない、共存するものであるという［ブルーナー 一九八八（一九八六）］。

論理―科学様式は厳密な因果関係や説明を必要として、一般論化できるのに対して、物語様式ではより緩やかな繋がりの中から個別の理解がなされる。人が自らに起こっている病いという出来事を考えるにあたっては、だれにでも当てはまる一般論である科学様式で理解するのではなく、物語の思考によって自らだけに起こった出来事として理解していると考えられる。そのような理解こそが病いには求められているのである。アザンデ人は災いが起こった時に、なぜこの特定の人が、この特定の時に災いに遭うのかという問いに、「妖術」の物語をもって解答しているのであって［エヴァンズ＝プリチャード 二〇〇〇（一九三七）：八〇―八三］、そこに「科学的」な説明を必要としないのである。

「医療」としては認められてこなかった民俗医療は、一九六〇年代以降にアメリカを中心に医療人類学が発展を遂げ、その研究対象になりはしても位置づけは変わらなかった。ジョージ・M・フォスターとバルバラ・ガラチン・アンダーソンによる教科書では、医療人類学の主要なルーツの一つである「未開医療への伝統的な民族誌的関心」は、「民族医学 ethnomedicine」として下位分野の一つに位置付けられたが、あくまでも部族民、農民など工業化以前の諸民族が行なう医学とされて、「人々の健康への要求を、このシステムはどれだけ満たしているだろうか」と懐疑的に提示されている。そればかりか、近代医療と効用を比較することによって啓発すべき対象とさえされている［フォスター＆アンダーソン 一九八七（一九七八）：一五・七〇］。一九九八年にピーター・ブラウンが医療人類学の教科書用に編集した論文集でも、やはり民俗医療の課題は「信念」と「システム」であり［BROWN

1998: 2]、文化研究ではあるが医療研究ではないという前提が引き継がれている。

ただし、民俗医療の主要な担い手であるシャーマンについては、シャーマニズム研究の世界的動向を背景に研究が深まり、彼らの治療儀礼の効用にはさまざまな解釈が試みられている。特に七〇年代、また再度起こった九〇年代のシャーマニズムへの関心の高まりは学際的研究を生み、精神医学分野からの評価を得たことによって医療としての有用性が見直されてきている。これについては、後述する。

2　民俗医療研究の課題

病因論とその診断

文化研究としての民俗医療研究において関心が寄せられてきた項目の一つに、病気を引き起こす原因である「病因」の分類がある。人は病いに際して、その原因を知りたいと願う。その説明は地域によってさまざまであり、その文化が持つ世界観が色濃く表れていると考えられている。

先述のE・Pはまた、アフリカの各民族の哲学において何が支配的モチーフであるかは、「危機や病気その他の不幸に際して、人びとがそれらの原因を何に求め、それらから逃れたりそれらを排除したりするためにいかなる手段をとっているかを調べることによってわかる」として［エヴァンズ＝プリチャード　一九八二（一九五六）：四九四–四九五］、それぞれの社会の哲学を知るための方法としてこの原因論を追究した。この著作の日本語版に解説を寄せた長島信弘は、これを「災因論」という用語を使って「人間にふりかかる不幸や災いを解釈し、説明し、そしてそれに対処するための行動を指示する、個人に外在する文化システム」と定義した［長島　一九八二］。病因論は災因論の中で病いに対して用いられる説明として位置づけられる。これらの研究は一時期盛んにおこなわれ、

G・M・フォスターは各地から提出された事例から病因論の二つの分類を提唱した。それは、超自然的存在や非人間的存在、または人間など人格のあるものが目的を持って干渉することによって病いが引き起こされるというパーソナリスティック（personalistic）な医療体系と、「熱い・冷たい」の対立のような非人格的な体系で説明できるナチュラリスティック（naturalistic）な医療体系を持つ社会の二つに分けることができるというものである［FOSTER 1976, フォスター＆アンダーソン 一九八七（一九七八）：七二–七四］。

確かに社会によって支配的な説明の方法が異なり、この二分類に沿って議論が行なわれたが［3］、その差異が何から生じるのか、どのような社会構造を反映しているのか、結論は出ないまま、それぞれの社会のあり方を静的に分類することへの疑義が示される中でこの二分類の影響力は衰えていった。これは、俯瞰して、ある社会の世界観を提示することが可能だと考えていた文化人類学の地域研究が、政治や経済、または紛争といった社会の動態の中での人々の振る舞い方に関心を移していく流れを反映したものである。小田亮は、ターナーのンデムブ社会の事例から、災因が立場によって異なること、権力や道徳と結びついて社会の中で演じられている動態であることを解き明かし、「災因の言及は常に社会関係においてなされ、その災いの説明や対処行動それ自体が、政治的、法的行為となる」のであって、その言及にこそ注目すべきであるとした［小田 一九八六］。

そもそも、項目を列挙し分類する構造分析的な技法が、一つの社会の記述に役立つのかという議論もなされている。渡辺公三は、病いは語り得るものとなることによって初めて経験できるのであって、その「物語の構造」の中で力を揮う「行為項」に「西欧的民俗概念の区分の格子」をあてることが、やや的はずれであると指摘する［渡辺 一九八三：二三九–二四二］。浜本満もこの議論を受けて、人々の行なう原因の説明は「語り」の中の特殊なあり方であり、それは法則性に言及するというよりはその出来事の「物語性」に言及することであるといい、原因の種別を設定する研究方法に疑問を呈している［浜本 一九八九］。
現在では、災因論、病因論を項目として並べてそれによって社会を描写できるとする研究は過去のものになっている。病いの説明は、項目としてではなく、その文脈の中でとらえることがもはや自明の記述方法とされているのである。

物語による理解と治療

病いを患った人がその原因をあれこれ考え、突き止めようとする時には、原因の法則性ではなく、物語性を求めることには納得がいく。人々は、だれもが知る一般論ではなく、「なぜ自分が」「なぜ今」病いを得たのかを知りたいと願うのである。だれもが患う可能性がある病気を、なぜこの世に一人しかいない自分が患っているのかを説明できるのは、個別な「物語」である。自分に起こっている病いを理解するために、物語による理解がなされているのである。

さらに物語は、受動的に世界を理解するだけのものではない。物語による理解は、経験に意味を与え、内面的世界と外的世界との間を取り持つ。特に精神療法では、未来への視点を与え、過去を解読して再構築することによって、現在を変える役割を果たすことが認められている［MATTINGLY & GARRO 2001: 1］。また、ポール・リクールによれば、物語言述が人間の時間経験に意味を支え、自己の継続性を確認する「物語的自己同一性」を育むという［リクール 一九八七（一九八三）］。これは、物語を語り、物語を操作することによって人生に新しい可能性を切り開くというナラティブ・セラピー（物語療法）の根拠となっている。

ナラティブ・セラピーは、ある療法がだれにでも一定の治療効果をもたらすことを前提としたこれまでの医学

（臨床疫学、根拠に基づく医学）に対峙する、あるいは補完する概念として、人の現実が関係性の中で作られるという認識から、精神医学において取り入れられてきた療法である［グリーンハル&ハーウィッツ編 二〇〇一、川浦 二〇〇二、野口 二〇〇三、小森 二〇〇三など］。ナラティブ研究の先駆者である医療人類学者のアーサー・クラインマンは、物語の臨床面での治療的効果を明らかにし、患者の語る物語を解釈することは「医者をすることの核心になる作業」と位置付けるとともに、物語が過去の行為を秩序化し、人生の中で病いの理解を変える役割を果たし、治療的であることを指摘している［クラインマン 一九九六（一九八八）］。同様にシェリル・マッチングリーも、作業療法の現場で治療的物語を患者とともに作る行為が日常的に行なわれていることを示し、一貫した筋立てをもった意味がある構造にしようと行動がなされることによって、物語を作る行為が治療的だと評価している［MATTINGLY 1998］。

ただし、これらの研究は、臨床の場における治療者側からの評価であり、病いを語る人々は受け身の「患者」としてのみ描かれている。しかし病いを患う人は患者として医療の場に存在するだけでなく、社会の中で生活するさまざまな属性を持つ個人である。臨床の場で医療を享受するだけではなく、生活世界の多様な選択肢の中から自らの事情を考慮しながら意思決定を行なっている主体的な存在である。病いを患う個人から見れば、医療の専門家にゆだねるのは病いの出来事の一部でしかない。治療者に語るためだけでなく、家族や友人に伝えるために、また自らの現実を把握するために病いの物語は作られているはずである。専門家を訪ねるまでもないと考え、人々が自分で対処する不調を含めて、人々が作る病いの物語を取り上げ、その経過に寄り添うことによって、日々の暮らしを営む生活者の立場からの「医療」の全体像、病いを含んだ日常を明らかにできると考える。

治療者と儀礼

非西洋社会では医療は王や呪術師、司祭など宗教の専門家によって担われてきたとされるが［フレイザー 一九五一―五二（一九一九―二〇）］、中でも注目を集めてきたのは、シャーマン（shaman）である。先述のフォスターらによる教科書でも非西洋社会の医療者には、「超自然力」を持ったシャーマンなど、「薬草師」などという基本的な二分法があり、前者が威信を持つ存在であるという［フォスター&アンダーソン 一九八七（一九七八）：一二九―一三〇］。

シャーマニズムは、その言葉の起源である北方シャーマンを理念型として、エクスタシー（脱魂）の技術を行使するシャーマンをめぐる宗教的現象とされ［エリアーデ 一九七四（一九五一）］、その定義についての議論がさかんに行なわれたが、現在では脱魂を広義に解釈して、憑霊現象なども含む汎世界的に見られる宗教的現象と考えられるようになっている。日本では世界の動向を踏まえて佐々木宏幹が、シャーマンをトランス（異常心理状態）において超自然的存在との直接接触・交流を行ない、個人や社会が期待する一定の役割を果たし得る人物と定義し、そのような人物をめぐる宗教現象をシャーマニズムとした［佐々木 一九八四：一〇］。これによって国内の宗教的職能者たちがシャーマニズムの枠の中で検討できるようになった。佐々木の定義はすでに研究史の中で同意が形成されており、本書でもこれを使用する。

シャーマンの主な役割の一つは病気の治療であり、治療儀礼には多くの事例が蓄積されてきている。当初、それらの儀礼が多くの近隣住民の参加を得て盛大に行なわれることによって患者が社会に統合され、治療効果をもたらすと説明されてきたが［ターナー 一九七六（一九六九）など］、レヴィ＝ストロースが行なったクナ族の治療儀礼のテキスト分析によって、それ以降は、象徴効果で説明されるようになった。シャーマンが難産を助ける際に歌う歌は、治療が「肉体が耐えることを拒む苦痛を、精神にとっては受け入れるものとすることにある」とされ、言葉による象徴効果が患者の心理的世界と器官的世界とを繋ぎ、器官障害を克服するとされたのである［レヴィ＝ストロース 一九七二（一九五八）：二〇五―二二七］。儀礼研究を振り返った福島真人が、その歴史を、社会統合やクランの維持のためという何らかの機能を評価した機能主義の説明様式から、儀礼の構造や言葉に何らかの意味を読みとる記号論的意味論や儀礼を解読可能なメッセージとするメッセージ論に変化してきた、とまとめているとおりである［福島 一九九三：一〇二］。また、儀礼の行為が結果に言及し、それをもたらす効果に結びつくという説明もあるが［4］、結果が決まっていない治病儀礼のすべてには適用はできないだろう。

一九八〇年代からのシャーマニズムへの関心の高まりについての動向をまとめたジェーン・M・アトキンソンは、シャーマンの治療儀礼はさまざまに評価されてきたという。脳内物質の隠喩、マッサージ技術による効果、プラセボ効果、またヒーラーと患者がセラピーにおけるセラピストとクライエントの関係と類似している点、さらに変性意識の効果などである。しかしこれらの説明は、治療の効果を前提にした近代医学の理論による後付けの説明であったと断じた［ATKINSON 1992: 313-314］。奥野克巳も「治療効果」があるはずだという前提を持ち込んで議論を行なっている点を批判し、人類学が科学的医学の概念を無批判に受け入れてしまった枠組みそのものを検討すべきであるという［奥野 一九九八：三三三］。治療機能ばかりが強調されることによって、ごまかしや詐欺などが見過ごされているという指摘もある［BROWN 1998: 170］。

シャーマンの儀礼がもたらす治癒への疑問は、何をもって治癒とするかという、概念の再検討に繋がる。たとえばデヴィッド・ホルムベイルは、ネパールのタマンで行なわれる精霊が憑依する儀礼は、一般に広くいわれている治療効果の説明やタマンの人々が口にする「治った」という評価に反して、行なわれているのは精霊をあがめることであり、身体の病気よりも上位の概念である神と悪魔の力を対象とした行為であるという。つまり身体の治療ではなく宗教的な苦悩について対処しているのであり［HOLMBERG 1989］、器質的な疾病の治癒を目的と考える前提そのものへの疑問を提起している。

研究者が求める治療儀礼の効果と現地の人々の期待は、その前提が異なっているのかもしれない。人々の文脈にそって、儀礼が何を対象にするのか、概念から検討し直すことが必要ではないだろうか。ホルムベイルが見て取った儀礼の結果と人々の「治った」という言明の不一致も、「治る」という概念に対する見解の相違であり、ネパールの人々にとって「治る」ことは、神と悪魔の力の関係にこそ現れるのかもしれないのである。そもそも、儀礼を行なう人々が言う目的を検討することなく、その社会の外から近代医学の物差しをあてて解釈することが問題ともいえる。「審判者」としての研究者が存在しえない現在、人々が語る治療について、またその目的について耳を澄ませる以外にその実像に迫る方法はないように思える。そして、その社会における治癒のあり方や医療の論理を明らかにすることが、その土地固有の医療のしくみを明らかにすることのみならず、医療の本質を問い直す試みにもなりうるという見通しを持つことができる。

3　用語の整理

ここで、本書で使用する用語について整理しておく。まず、対象とする地域である「沖縄」は、奄美地方まで含めた琉球文化圏を指すが、実際の事例として取り上げるのは近代以降の沖縄県の範囲である。ただし、宮古列島の人々が称する「沖縄」は宮古列島に対する沖縄本島地域のことであるため、その場合には「沖縄本島」と記す。

次に、本書のテーマである、それぞれの社会で人々や専門家によって担われている独自の医療を「民俗医療」

と表すことにする。特に病いを患う本人や家族など素人の考え方と対処法を含んだものとして考える［5］。現在、一般的には近代医学に基づく医療以外のものを「民間療法」と呼んでおり、『広辞苑』には、「古来、民間で発見され伝承されてきた方法によって行なう病気の治療法。木や草を用いるもの、温灸・指圧・食餌療法などさまざま」とある［新村編 一九九八］。日本民俗学でも、人々の間で行なわれている医療に関する研究項目を「民間療法」としている［民俗学研究所 一九五一：五八〇–五八一、新村 二〇〇〇：六三四など］。しかし、これは「療法」を指しており、診断の過程から始まる世界観を含めた医療全体を指すには不十分と考え、使用しない。

一方、アメリカでは土地独自の医療を rural medicine, indigenous medicine, folk medicine, traditional medicine などと表記してきたが、現在では ethnomedicine を使用することが一般的になっている。この日本語訳として、中川米造は「民族医学」をあて［フォスター＆アンダーソン 一九八七（一九七八）：七〇］、波平恵美子は「民間医療」［波平 一九八四：二二二］、池田光穂は「民族医療」を使用している［池田 二〇〇一：一三］。本書では ethnomedicine に相当する内容を「民俗医療」として取り扱うことになる。

医療人類学では、「病気」を「疾病 Disease」と「病い Illness」の二つの側面に分けて考えることが有効とされており、議論の枠組みとしてすでに定義されている。疾病が器質性の病理として病理学的出来事を指して使用されるのに対し、病いは病気がどのように個人に知覚されるかの体験を指し、社会的、文化的概念とされている［フォスター＆アンダーソン 一九八七（一九七八）、クラインマン 一九九二（一九八〇）など］。これについて星野晋は、シャーマンなどが扱う問題は身体に限定された病いよりさらに包括的な概念の「災い」であるとして、「suffering」という術語を提案している［星野 一九九〇］。本書では、明らかに近代医学による原因がわかっている疾病やけが、また手足の軽微な痛み、さらに「だるい」というような身体的か精神的か判断できない症状のどれであっても、人々がいつもと異なる状態とみなして原因を探求する「気にかかる」心身の問題すべてを「病い」として考察の対象にし、星野のいうsufferingまで広げた範囲を取り上げる。文章中では、文脈に応じて「病気」や「不調」なども同様の意味で使用する。

この病いの状態に処置、対処することが治療であり、病いと直接結びついていないように見える行為であっても、人々が状況への対処を目的に行なっているのであれば病いの治療と考える。そして病いの状態が変化することが治癒であると考えられるが、この治癒の定義こそが、それぞれの社会における医療の本質的な問題となるため、本書を通して考えていくことにしたい。

二　南西諸島の民俗医療

1　民俗医療——ユタ研究を中心に

南西諸島ではいわゆる「ユタ的職能者」(以降は、「ユタ」と表記する)〔6〕が、病いを含む人々の悩みの相談に応えてきた。ユタは人々の暮らしに寄り添う身近な存在であり、かつ琉球王国時代から現在まで変わりなく影響力を持ち続けている稀有な存在である。しかし、戦前から行なわれてきた民俗学や文化人類学の研究の中心的な課題は、村落祭祀や社会組織などであり、村落の神役であるノロに対して民間の宗教的職能者としてのユタが位置付けられはしても、中心的な研究の対象とはされてこなかった。それは沖縄社会において、否定すべき迷信と結びついた存在と目されてきたユタの歴史とも関係するのかもしれない。高良倉吉によると「島津侵入事件」

（一六〇九年）後の幕藩体制下に組み込まれた近世期、「琉球処分」（一八七九年）後の日本社会に一体化された大正期、そして昭和初期の戦時体制下という政治的な施策の転換が図られた時期に、「ユタ信仰」は前時代の迷信としてその時々の権力から弾圧を受けてきたという［高良 一九八四・一九八九］。

そのようなユタを取り上げた数少ない戦前の沖縄の研究者は、伊波普猷と佐喜真興英である。「沖縄学の父」と呼ばれ、沖縄古謡の「おもろさうし」を紹介するなどした伊波は、大正期にこの問題を正面から取り上げ歴史的経緯を明らかにして、ユタをめぐる人々の行動が「信仰」に基づくと結論した。日本本土と結びつくことによる沖縄の人々の自意識の向上を目指していた伊波は、ユタ信仰を排除することによって「近代化」を推進できると世論に働きかけた［伊波 一九九六（一九一三）］。それに対して、佐喜真は柳田国男に勧められて書いた自らの郷里の民俗誌の中の一章で「トキ（占い者――引用者注）、ユタ、及びマジナイ」として触れただけであるが、口寄せをするユタの論理を説明し、「古琉球の生きた祖先崇拝の維持者」という、当時としては客観的な評価を与えた［佐喜真 一九二五：一二二］。ユタの役割の一面をよく表した佐喜真のこの表現は、その後も多くの文献に引用されることになった。沖縄の知性を代表する二人が取り上げるほどユタは社会において大きな存在であったといえるが、それでも学問の主要な対象になることはなかった。

ところが一転して戦後、ユタの研究は活発になる。その先駆けとなったのは、「琉球列島学術調査」（ＳＩＲＩ）をきっかけに沖縄で調査を行なったウィリアム・Ｐ・リーブラの『沖縄の宗教と社会構造』であろう。村落祭祀が衰退し、崩壊する傾向にあるのに対して、「根強く存続している」ユタをシャーマンとして取り上げて紹介したのである［リーブラ 一九七四（一九六六）：二六・一一五］。日本の民俗学や文化人類学も一九六〇、七〇年代に研究を本格化させる。桜井徳太郎は、「女性司祭者」に対峙するシャーマンとしてのユタの存在に注目し、儀礼や役割を得ていく道のりである「成巫過程」を詳細に記述した『沖縄のシャマニズム』を著した〔桜井 一九七三〕。桜井の枠組みを受けた山下欣一は、奄美諸島全域にわたるユタの実態と儀礼についての詳細な報告を行ない、琉球文化圏が共有する現象としてシャーマニズムを提示したのである〔山下 一九七七〕。

これらの報告は、宗教学者の佐々木宏幹によって整理される。佐々木は桜井のデータを使用して、ユタを民間の私的な呪術信仰的領域に関与するシャーマンに比定する一方で、ノロなどの神役を部落、村落の公的祭祀や共同体の祈願行事の主役をはたすプリーストとして位置づけ、沖縄の宗教を汎世界的なシャーマン・プリーストの枠組みの中で整理し、評価した〔佐々木 一九八四〕〔7〕。この枠組みを受けて研究は実態の解明へと進み、各地の事例が蓄積されていった。その一方で二分化の定義に収まらない様子、すなわち村落祭祀に関与するユタなどの動的な現状が問題提議もされた〔津波 一九八三など〕。渋谷研はこのような状況は、「ノロもユタもその出所並びに憑依の具現化という点からしても同一の基盤の上に存在して」いることの表れであり、それは最近の変化によるものではないことを指摘している〔渋谷 一九九二：三六二〕。

ところで桜井は、調査において自身がユタに特別な関心を示す「ユタマンチャー」（ユタのような人、否定的な意味も含む）と目された、と書いている〔桜井 一九七三：一七〕。当時まだ、男性の大学の研究者がユタを熱心に訪ねることに人々が違和感を抱いていたことがうかがえる。しかしこのような視線は、一九七〇、八〇年代に佐々木雄司ら精神科医たちの参入によって大きく変化する。世界的な比較精神医学研究の動向を受けた公衆衛生の取り組みの中で地域研究が行なわれ、佐々木らは、沖縄社会の中で存在感を示し、医療へ積極的に介入しているユタを地域の医療者として肯定的に評価したのである〔佐々木 一九八四・一九八六・一九九四〕。この時期に沖縄では、フィールドワークをもとにした精神医学、心理学領域での共同研究やワークショップが相次いで行なわれ、医療に関わるユタの実態が多く報告され、研究が蓄積されていった［高石 一九八四、名嘉 一九八四など］。

これらの成果を『沖縄シャーマニズムの社会心理学的研究』としてまとめたのは、大橋英寿である。大橋は一九七〇年代後半から調査を重ね、ユタが地域社会の人々に広く利用されている様子から地域の治療システムとして役割を果たしていることを明らかにした。大橋の主な評価は、ユタとクライエントが精神分析療法における分析家と患者の関係に対応すると考えられること、ユタ自身を精神的な病いを患う者としてとらえれば、ユタになる過程である成巫過程は治療的といえること、であった［大橋 一九九八］。同様にユタを心理カウンセラーやセラピストになぞらえ、その類似点を指摘する報告は多く寄せられ［饒平名 一九七三、NAKA 1985, 吉良 一九九五、井村 一九九六］、成巫過程の治癒効果についても波平恵美子が、指導を行なうユタとユタになる者がトランスや幻覚に高い価値をおく文化的背景を共有している点から説明を加えている［波平 一九八四・一九九〇］。

このようにシャーマニズムに対する関心の中で南西諸島における民俗医療研究はユタを中心に進められてきたが、粟国島の病因論と治療の全体像を示した吉永真理・大塚柳太郎による報告や、沖永良部の民俗医療の概観をまとめた蛸島直の報告からは、地域の文脈の中ではユタは医療の一部を担う存在に過ぎないことが明らかにされている［吉永・大塚 一九九四、蛸島 一九八四］。徳之島ではフゾン［8］、沖縄本島などではヤブーやカッティなどと呼ばれる霊的な力に頼らない民俗医療の医療者が、過去には南西諸島全域におり、彼らはユタと役割を分担する共存関係にあったという［坂井 一九九六、久場 一九八六］。現在も沖縄本島では卜占を主に行なうユタに対して、儀礼を主に行なうウガンサーなどと呼ばれる祈願の専門家がおり、ユタと補完的な関係を作っている。これらの専門家は従来の研究においては、ユタの周辺の類似的な職能者としてしか扱われておらず［桜井 一九七三、リーブラ 一九七四（一九六六）など］、地域の医療の全体像の中で役割が問われることはなかった。

たしかにユタは、沖縄の宗教的世界においても民俗医療においても影響力を持つ存在である。彼らが語る物語は人々の世界観や医療観に大きな影響を及ぼしており、医療者としての役割を果たしていることは間違いないであろう。しかし一方で、ユタ以外にも民俗医療に関わる専門家がおり、さらには当然ながら近代医療もあり、それらを含めて地域の医療が営まれている。そして、それらを選択している医療の主体者は、病いを患う人とその家族という一般の生活者である。民俗医療の全体像は、彼らの視点からしか見えないであろう。また、ユタになる人も最初から成巫過程を歩むのではなく、病いを患い、治療を受ける中でその過程へと踏み出していくのである。人々の視点から病いと治療の過程を追うことによって、専門家を含んだ社会の実態も明らかにできると考える。

2 民俗医療の概要——文献資料より

まず、事例を取り上げる沖縄本島と宮古列島の民俗医療について、文献資料を確認しておこう。ただし、沖縄本島の文献は豊富であり、また調査地である長浜の事例と共通するものが多いのに対して、宮古列島の資料は少なく、限られている。そして、宮古列島内における民俗の偏差は大きく、たとえ同じ伊良部島内の事例であっても調査地の佐良浜とは異なる点も多い。

病気を起こす原因

首里王府が一七三二年に発布した生活の規範等をまとめた「御教条」には、病気の原因として「死霊」と「生霊」とがあげられている［沖縄県沖縄史料編集所 一九八一：七八］。この二つは現在も病気を起こす存在として語られる。佐喜真興英の『シマの話』でも、凶死をとげた者、満足な供養を受けない死者である「死怨」や、「他人に凶事を惹起し得る能力ありと信ぜられた」「其系統に属する者が呪を行うによって生ずる」「生怨」系統（イチジャマ）が病気を起こすとしている〔佐喜真 一九二五：七九・八六〕。戦後すぐの沖縄を調査したリーブラは、イチジャマ（生霊）という妖術が、病気その他の不幸の原因として広く認められており、イチジャマーと称される妖術使いはたいてい女性であり、他の者に害をなすことができる個人的な超自然力をもっていると信じられているという。ただし実例を聞くことは少なかったので「現在、或いは近年において、沖縄の人々がイチジャマに悩まされているというふうには考えられない」と結論している〔リーブラ 一九七四（一九六六）：五一・一一五―一一七〕。『沖縄県史』（第二二巻 各論編一〇 民俗二）の民間信仰を担当した饒平名健爾もイチジャマを解説した後に、名護市旧羽地村の特定の家の女性に遺伝する「イキジャマ」の例や、中頭郡美里、知花（現沖縄市知花）のイチジャマといわれる人についての聞き取りを示し、大正年間には「実際例としては聞かれ難く」なっていたという〔琉球政府編 一九七二：八二九―八三〇〕。備瀬（国頭郡本部町）における事例から災因論の変化を論じた塩月亮子も、悪霊（生霊、死霊）が災因として「衰退中」であることを報告している〔塩月 二〇〇二〕。

『シマの話』ではこの二つのほかに、「邪悪」が病人を侵す、「悪風（Yana kazi）」が小児に蕁麻疹《じんましん》を起こす、「妖怪に持たれる（Mun ni mut ari yun）」と夢遊病になる、などと「邪悪」や「ヤナカジ」「妖怪」などの存在を説明している〔佐喜真 一九二五：八四―八七〕。このような悪い存在をカジ（風）、ヤナカジムン、マジムンなどという。ムン（物・者）を赤嶺政信は、死霊が悪霊化したものか別の存在か不明だが「ネガティブな属性を帯びた存在」といい〔赤嶺 二〇〇二：一二三〕、リーブラはマジムンを「普通の葬式をしてもらえなかった」幽霊だという〔リーブラ 一九七四（一九六六）：三七〕。島袋源七は『山原の土俗』でマジムンを「娼妓マジムン、豚鳥牛マジムン」など

「種々な形に変化するもので恐ろしい形をして人をおど」して「人間の魂《マブイ》を奪って死に至らしめたり、病気にならせたりする」と説明している［島袋 一九二九：一三八―一三九］。妖怪にはキジムナーもいるが、これが病気を起こすとはされない。ただ、寝ているとおさえられて身動きが取れず苦しめられるという［島袋 一九二九：一五六］。

特に子供の場合は、その人が持っている魂であるマブイが抜けると衰弱して病気になるという［佐喜真 一九二五：八四］。マブイは、現在も人々が頻繁に口にする心身に関わる事柄である。『沖縄大百科事典』で加藤正春は、マブイを「人のもつ霊魂。マブリ、マブヤーともいい、タマシ（魂）も同意で用いられることがある」、「人の生命原理であり、この順調な機能によって人は日常生活をつつがなくおくることができると考えられている」として、「急なショックをうけたり身体の不調のときなどに肉体から離脱することがある（マブイウトシ）。とくに、肉体の成長の十分でない幼少期には遊離しやすいとされる。マブイが遊離すると人は衰弱し、病気や事故にあうとされ、マブイグミをおこなって遊離したマブイをとりもどす。マブイがもどらないと人は死を迎える」と説明している［加藤 一九八三］。

『シマの話』ではこれらのほかに、たとえばネズミの食べかけた物を食べると「癩病」（ハンセン病）になる、文字の書いた紙を踏むと象皮病（フィラリア症の後遺症）になる、など禁忌と考えられる項目をあげている［佐喜真 一九二五：八五―八七］。

現在、ユタが語る病因は、大橋英寿によれば次のようなものである。①神霊や祖霊祭祀の不全に対する〝正し〟や死者からの働きかけ、②自分の守護霊を悟っていない、先祖に願いがあると知らされる、③聖地の土を取ることに対するカミからの知らせや屋敷にかかわること、④悪霊と出逢うこと、死んだ人の魂などとすれ違った場合に魂が負けてしまうこと、⑤イチジャマ（生き霊）、イチイニン（生き因縁）などという他人から恨まれたりする場合、⑥マブイウチという、魂が体内から抜け出すこと。これは高橋恵子の「沖縄民間信仰語彙」を基礎資料にして、大橋が沖縄本島での聞き取りによって整理したものである〔大橋 一九九八：四三三—四三九〕。一方、『伊良部村史』による「巫女（ユタ）」が告げる病気の原因は、「①ゆうれいがみた。②たましいがにげている。③先祖の神様の祟がある。④かぜかかりしている。⑤呪詛にあっている。⑥人の噂がたたっている等」である〔伊良部村役場 一九七八：七一一—七一二〕。沖縄本島も伊良部村（現宮古島市伊良部）の説明も大枠では共通しており、またユタが語る病気の原因は一般の人々が考えるそれとも重なっているようである。

治療者

高田紀代志によると、琉球において医療の制度化が始まるのは、一七世紀前半であるという。これは、一六〇九年の島津侵入後、薩摩から医師二名の派遣を受け、また一六三七年からは留学生を京都、薩摩、中国福州に遣わして、御典薬官・御典医を養成したという『球陽』の記述によっている〔高田 一九九七〕。これらの首里王府の典医などには限られた人が治療を受けていただけであり、多くの人が住む農村部には医師はいなかった。王府は民間療法書『普救類方』（徳川幕府の命により、一七二九年に丹羽正伯、林良適編纂で刊行された）を一七三七年に「諸郡ノ検者ニ頒賜」しており〔桑江訳注 一九七一：一九三〕、都市部で治療に関わる人々は参照し利用していた様子が伝わっているが〔9〕、農村部においてはどの程度活用されたかはわからない。

農村部で医師に代わって治療に携わっていたのは、「ヤブー」であった。読谷村内の昔話は、唐から漂着した医者としてヤブーの起源を語っているように〔読谷村教育委員会・歴史民俗資料館編 一九八二：二二六など〕、漢方医学の影響下にある治療者と考えられている。久場政彦によれば、ヤブーは医療に関心を持つ手先の器用な人がなり、ユタのような霊的資質は示さない治療の専門家という。一般的に脈診によって診断し、ハリや灸、瀉血や呪法（まじない）によって治療していた。また治療としてハジチ（文身、入墨）を行なうヤブーもいたという［久場 一九八六］。

先述のようにユタが医療者として評価されたのは最近のことであるが、「御教条」ではすでに病気に際してユタが生霊などを判断することが記されており［沖縄県沖縄史料編集所 一九八一：七八］、病気に関わる専門家としてのユタと人々の長い付き合いがわかる。その一方で、たとえば一九六〇年代に池間島（宮古島市平良池間）を調査し、『沖縄池間島民俗誌』をまとめた野口武徳は、ユタに相当するムヌスを「他人の名誉とか生活に支障を来すような、不安に落としこむ予言をしてまわ」る人であると断じて、医療者としての役割などは認めていない［野口 一九七二：二七四］。このような評価もユタに対する一般的な見解の一つである。

療法

玉木順彦は沖縄の「まじない的な療法（呪術的療法）」の報告として、五つをあげている。①カジョーラ（じんましん）には、温めた草履や芋かずらでこすりながら呪文を唱え、十字路や豚小屋に捨てるなどする。②ハジマキ・ハジマカー（漆かぶれ）には、煙草の煙を吹きかけて呪文を唱えたり、ハゼの木の枝に石を吊るして呪文を言ったりする。③イリガサ（はしか）には、水撫でをして、火の神や仏壇で祈願をする。親戚を呼んで夜伽をして祈願をするという例もある。④マブイゴメ（魂込め）は、子供が転んだり、驚いたりした時にマブイウティォーン（魂が落ちている）といって、母か祖母、宗教的職能者が儀礼を行なうのが一般的だが、民間医療行為者が関わることもある。マブイを落としたと思われる場所で酒、米、線香などを供えてグシチ・サン（結び目を作ったすすき）や着物でマブイを持ち帰る。また小石を持ち帰る。家で子供に呪文を唱えながら着物を着せる、グシチを頭上で回す、水を額につけるなどをするという。「御魚も御飯もはやくきていただけよ」、「魚ン蛸ン　メーメ　煮チェーンドー　早ク来ヨ　マブヤー（魚も蛸も飯も煮てあるよ　早く来なさいよマブヤー）」、「マブヤーマブヤー　タックヮティクーヨー　ウーティクーヨー（マブヤーマブヤー　くっついて来なさい　追って来なさい）」などというという。⑤ハブの咬傷治療の呪文。ただし、これはほとんど聴取できないので、ことわざに近いとしている［玉木　一九九八］。

吉永真理と大塚柳太郎は、粟国島における皮膚疾患に対する伝統的民間療法を分析し、「現代科学的医療」では代替不可能なことから、まじない（呪文とともに煙草の煙や硬貨を用いる）が現在も実施されており、かつ今後も継続されると予測している。首の後ろをカミソリで切って血を出す「ワジュン」、熱くした中空の器状のものを患部に吸着させて血を吸い取る「ブーブー」という血液を除去する療法も部分的に実施されているが、一方で、ブタやネコの脂を塗ったり、オオバコ、ソテツ、ホウセンカ、クスノキなどをつけたり、草履でなぞる、海水や土で洗う、酢を食事に入れる、イオウを湯に入れる、といった「物質の使用」、またクチビ（尋常性ウイルス性皮膚疾患）を髪の毛でくくって取る、疔《ちょう》（毛嚢炎、おでき）やニーブタ（膿瘍）を切って膿を出すという「患部の除去」は、現在は行なわれていないと報告している［吉永・大塚　一九九四］。

『沖縄県史』にもカミソリでこめかみなどを切って血を出すチジャシ、頭頂部、眉間、肩、脊《せ》をチザシという鍼《はり》やカミソリを使って血を出し、また竹筒に泡盛を入れて火を点けて真空にして傷口に押し付けて血を吸い出す「瀉血」が行なわれていることが書かれている。そのほかにも薬草を塗ったり、灸をすえたり、腹痛に腰部を指頭で抑えるなどの「指圧」、背中を叩き、イトバショウの芯をほぐしたものでこすり、解熱させる「平手打ち」

などの療法があるという。またミーインデー（ものもらい）にはニーテテモーモー（ニヘンジンヂン）を門などに下げて、病気を追い払うことも沖縄本島では一般的である［琉球政府編　一九七二：八六八―八六九］。

平良《ひらら》（宮古島市平良）でも「生きダマス（魂）が身からはなれていた時、病気や、事故などが起こりやすいといって、家ザス（ヤーザス、個人の家の儀礼を行なう宗教的職能者――引用者注）の手やユタなどで、主として家庭内で行うワタマシ、タマスウカビの儀礼がある」。儀礼では水を飲む、カヤの小片を頭頂につける、共食をする、石を抱く、名前を大声で呼ぶなどを行なうという［平良市史編さん委員会　一九八七：四七五］。

また、行事や祈願の祭祀もまじない的な療法に分類されるだろう。沖縄本島では一般に病気の治療のための祈願はヒヌカンや仏壇に対して行なうが、「病人のさわりを除くため」首里や南部の聖地や御嶽《うたき》を巡り、また部落や個人レベルの聖地巡拝を行なうこともあるという［岡本　一九七六］。一方、宮古列島の池間島では重病の人を助けるためにタスキブンニガイ、ヌッタイニガイ、治った時にはス・ウサギ・ニガイという神願い（祭祀）が行なわれる［野口　一九七二：二七〇―二七一］。また、平良では病気が長引いたり、重い病気を患ったりした時、厄年などで健康がすぐれない時には、ユタなどの指示によって「マウ神」といわれる個人の神を勧請する［平良市史編さん委員会　一九八七：三三二―三三四］。

村落の疫病予防の行事には、シマクサラシやカンカーがある。饒平名によると「村［字のこと］の入口に〆縄［方言フィジャインナ］をはり、縄の真中に豚や山羊の骨を下げ、その左右五十センチメートルおきにトベラかガジュマルの枝に豚血、山羊血をぬって挿してある」（［　］は原文）というものであり、戦前はどの村落でも行なわれていたという［琉球政府編　一九七二］。池間島では遭難者の漂着にともなう疫病を防ぐためにスマフサラ（カウルガマともいう）が村落祭祀として行なわれる［野口　一九七二：二四一］。

3　南西諸島研究について

南西諸島は、民俗学や文化人類学の対象となり、多くの資料が蓄積されてきた地域である。しかし、それぞれの視線の注ぎ方は、時代や政治性を反映したものであった。まず、戦前の民俗学は奄美・沖縄を「原日本を映し出す鏡」と規定して、「かつて日本本土で存在したであろう消滅した民俗が残存する」地域と考えた。そのため南西諸島内の民俗の偏差や特徴が深く検討されることなく、日本列島との同質性を前提にした中での一偏差に位置づけてきた［崔・石川・森・渋谷　一九九六］。中村淳は、それらの研究には、アイヌや朝鮮半島などと同様に、帝国の版図に含まれる周辺諸集団に政治的状況を正当化する根拠となる言説を提供し、実践を監視する「モニタリング」の役を果たす面があったと指摘している［中村　一九九七］。

第二次世界大戦後に統治国が変わってもその構図は変わらなかった。今度はアメリカの研究者が「琉球列島学術調査」（SIRI）や「戦後の沖縄プロジェクト」（Post War Okinawa）で調査を行ない、「琉球」の独自性や「少数民族」としての沖縄人を描き出したのである。マッレッキーは、「最近の琉球への関心は、また、東南アジア大陸・インドネシア・フィリピン諸島と中国及び日本の間をつなぐ地理的・文化的な marginal area への問題に集中している」と述べて、境界地域として日本との異質性を強調することに力点を置いた研究状況を伝えている。そして、今後は「米国の人類学者」の魅力的な「天然の実験室」になると期待している［マッレッキー　一九六二：九七・九九］。戦後の日本では、日本民俗学会が戦前と変わらず日本との同質性を強調する立場を取っていたが、一九五〇年の時点で大藤時彦が「日本の古形を示すとはいえない」と表明したようにその行き詰まりは明らかであった［大藤　一九五〇：一七四］。新しい理論展開ができないままに民俗学が南西諸島への関心を薄めていった一方で、その影響や教育を受けた南西諸島出身者たちが自文化研究として研究を引き継いでいったといえる。ところが、日本の人類学会は、マッレッキーと同様に考え、「教育」の場や異文化研究の手法による人類学の理論の検証の場として〔崔・石川・森・渋谷 一九九六〕、『民族学研究』誌上に二度の沖縄特集を組み（一九五〇、一九六二年）、また東京都立大学南西諸島研究委員会の『沖縄の社会と宗教』、九学会連合の『沖縄――自然・文化・社会』などの調査成果を上梓した。

このように研究対象として「まなざされる」立場にあり続けてきた南西諸島も、主体的に政治的な選択を行なってきたと小熊英二はいう。島津侵入後に書かれた『中山世鑑』は、琉球王朝内の政治的な権力争いにおける、親中派に対抗する親日派の立場表明であったし、明治以降の日本列島との同質論についても、「日本人」としての位置づけを積極的に受け入れる志向が伊波普猷などにはあったという。また戦中、戦後にアメリカが「琉球」の独自性を際だたせようとしたのに対し、当時の占領政策への不満から沖縄の人々が積極的に日本への返還を求める運動に流れたのだという〔小熊 一九九八〕。

そして、復帰以降は、沖縄県内では「琉球」文化への志向性が顕著である。歴史への関心は高く、特に沖縄本島では各家や門中《もんちゅう》で家系図を作成することも多い。県内の出版社による「県産本」の刊行も盛んであり、多くの書店が「県産本コーナー」を設けて、歴史書や戦争の記録とともに祭祀や行事に関する実用書を並べている。田里修によれば、復帰後の一九七〇年代後半から県内では市町村史の発刊が相次いで行なわれ、一九九三年の時点で五三の市町村のうち二七の市町村が何らかのスタッフを置いて市町村史の発刊や史（資）料収集活動を続けており、『沖縄の字誌等刊行資料目録――市町村別一九八二〜一九九二』によれば、ムラ、シマなどといわれる県下に約六〇〇ある旧字の四分の一以上にあたる一七五で、字誌等が刊行されているという。県内に広がるこのような動きは、一九六五年から全二四巻・別巻一を刊行した『沖縄県史』のために県史料編集室を作り、日常的な史料収集体制を整えた県の動きに触発されたものだという〔田里 一九九四〕。もちろん、その背景には沖縄の特殊な事情がある。戦争によって多くの記録が失われ、爆撃などによって戦前のくらしの痕跡すべてが失われた地域もある。さらに地域そのものが基地に接収されてなくなったり、移転を余儀なくされたりした旧字も多い。過去の記録への熱意はそのような状況を抜きに語ることはできない。

「南西諸島」は沖縄諸島を中心に奄美諸島、宮古列島を含む先島群島まで約一万五〇〇〇キロにわたって広がる範囲とされ、かつての琉球王国を中心にしたいわゆる「琉球文化圏」が重ねられている〔10〕。しかし各地域は、琉球王国への編入の過程や現在の県域など歴史的な状況が異なり、それぞれの文化は独立性が強い。実は各地の自称や他称はあっても、この地域を総称する民俗語彙はない。現在の県名である「沖縄」も沖縄県内では、沖縄本島のみを指す名称である〔11〕。ましてや地域内の民俗を一般化することはなおさら難しいだろう。九学会連合が行なった共同課題「沖縄の自然・社会・文化に関する総合研究」において、日本民俗学会が沖縄本島と宮古列島の民俗の比較を行なったが、家族、親族、村落をめぐる社会伝承では、祖先崇拝の観念一般に同質性が認められるが、その禁忌や慣行については異質性が大きく、また通過儀礼、年中儀礼、農耕儀礼の儀礼伝承や信仰伝承では異質性がいちじるしく大きいと述べられている〔伊藤・鎌田・竹田・源・湧上・和田 一九七三〕。

4 対象とする村落

本書では、南西諸島のうち沖縄県の二つの村落の事例を取り上げることにする。沖縄本島中部の中頭郡読谷村《なかがみぐんよみたんそん》の字長浜と、宮古列島の中にある伊良部島の池間添と前里添（二〇〇五年〔平成一七〕からは宮古島市伊良部池間添、同前里添となった。二つの行政区を総称して「佐良浜」と通称されるため、本書でも以降、佐良浜とする）である（本書巻頭の地図参照）。琉球文化圏内には多様性があり、特に「沖縄本島地区と宮古地区では民俗にかなり大きな相違が認められる」という〔伊藤・鎌田・竹田・源・湧上・和田　一九七三：一三〇〕。この沖縄本島と宮古列島からそれぞれ事例を取り上げることにする。

長浜は沖縄本島の中部に位置し、琉球王国時代には士族文化の影響をさほど受けなかったと考えられる。海岸に面した集落であるが、漁業ではなく長らく農業を主な生業としてきた。主要な街道から奥まった立地で、公共交通機関が利用できるようになるのは遅く、近代化の変化は緩やかにもたらされたといえる。ただし、戦時中は疎開を余儀なくされ、村落はアメリカ軍の上陸地となって破壊されたために戦後に一から作り直し、基地と寄り添って歩んできた点では、沖縄の戦後の姿をよく表している地域ということもできる。

佐良浜は、宮古列島の最大の島である宮古島から北西に四キロ隔たった伊良部島にある。宮古島の北一・五キロにある池間島（一九九二年からは橋によって宮古島と繋がっている）から耕作を目的に分村した村落といわれており、もともと畑作が主な生業であった。しかし、明治末以降に漁業が盛んになり、特に昭和初期の漁業収入が高額であったため、「漁業の村」という意識が自他ともに持たれている。母村である池間島への帰属意識を今も持っており、祭祀も言葉も池間島と「同じ」と語られ、伊良部島内の他の村落とは異なる民俗も多いといわれている。

どちらの村落も政治的中心地から離れた地にあり、その時々の政治と結びついた文化が直接伝わるような地域ではなかったといえる。それぞれの個別なあり方を、県外出身である筆者が比較の視点によって示し、民俗医療について普遍的なレベルで検討することを目指したい。

三　課題と方法

本書では、人々がどのように身体の不調と向き合って、それをなだめているのかを課題として、事例から検討を行なう。

まず、人々がどのように病いを捉えているのか、その原因論を示す。原因の判断が行なわれる文脈を明らかにすることにより、人々が生活の中でどのように病いを問題にするのかを理解できる。原因に応じて行なわれる治療儀礼については、儀礼を執行、あるいは依頼する人の視点から何を行なっているのか考えることにする。身体の問題とは直接結びつかないように見える儀礼を行なうことによって何を成し遂げようとしているのか、治癒の概念に繋がる議論でもある。また、人々に原因を示唆したり、儀礼を行なったりする専門家については、人々との役割の違いを意識しながら全体像を示したい。さらに専門家になる過程を詳しく追うことによって、専門家になることが治療的過程になっているしくみを明らかにする。

それぞれの事例を示したのちに、二つの村落を比較して差異と共通点を考え、さらに普遍的な問題である民俗医療における病いの理解と対処について議論するつもりである。

対象として、人々の考える医療全体を扱いたいが、民俗医療以外についてはは多くをさけない。沖縄においても他の地域と同様に近代医療は人々の生活の中に深く取り込まれ、文化の一部を構成している。人々は、多くの病気に際して、近代医療をまず選択する。それは、効果への期待や費用、時間、治療の受け易さなどを症状に応じて検討し、治癒へ至るための最善の方法を選ぶ中で、有効な一つの選択肢だからである。その受診の様子や解釈には文化的要素があり、興味深い問題を示している〔12〕。しかし、筆者の関心は民俗医療にあるため、対話の中ではそちらにより興味を示し、当然ながら話者はそれに応じた話をするので結果的に資料は民俗医療に偏って集まっている。加えて薬草の利用や鍼灸治療、またマスコミを通して享受される民間療法など、対象とする村落で実際に行なわれているさまざまな医療を網羅するべきであるが、焦点を絞るためにこれらも多くは取り上げなかった。

資料として用いるのは、筆者が各村落で聞き取りをした話と見聞きした人々の会話を文字化したものである。佐良浜には、二〇〇〇年の夏に行なわれた科学研究費助成事業による日本・韓国研究者の合同調査（研究代表者：津波高志）に修士課程の学生として同行して以来、数週間単位で年に何度か滞在し、村落内で生活をともにさせてもらった。それは二〇〇六年まで続き、その後も折をみて訪ねている。長浜には、博士課程時に二〇〇二年から滞在し、特に二〇〇三年から二〇〇五年までは居住しながらの調査も行なった。村落の人々が利用している村落外の医療者や宗教的な専門家にも話を聞いた。現在の人々のありようを主な関心としたため、過去については人々の語る範囲のみを扱い、文献は参考資料とした。

調査から時間が経っており、状況は少なからず変化しているが、第二章では二〇〇〇年、また第三章では二〇〇四年を現在とした当時の資料のままを示すことにする。聞き取りにおける話者の年齢表示も、その時点でのものである。ただし、「佐良浜の概要」「長浜の概要」は、再度まとめ直した二〇一五年の時点での記述とした。また他の章でもその後の変化の情報について、適宜解説を加えるものとする。

第二章　物語の作り方　宮古列島・佐良浜

一　課題

宮古列島にある伊良部島《いらぶじま》の佐良浜《さらはま》において、病いは人々の関心を集め、好んで語られる話題の一つである。それらの中には近代医学による説明とは異なったものも多くある。たとえば、神や死者、過去に起こった問題やいさかい、恨みなど、この世ではない世界や目に見えない世界の問題が人に病いをもたらすというのである。そのような原因に対して祭祀が行なわれ、そして「治っている」という。生物学的には佐良浜の人々も他地域の人々と同じ疾患を患っているはずであるが、その医療の説明や対処は独自のものである。

病いは本人にしかわからない内面的な出来事であり、人と比較することが難しい主観的な出来事である。そして当初は、本人にも何が起こっているかわからない出来事である。それらの原因や名称を明らかにするためには、その地域におけるさまざまな医療の表現の枠組みを利用することになる。それがある医療では神や恨みであり、また別の医療では風邪や胃腸炎である。表現の形式がなければ、病いに表明できないのである。

しかし、土地ごとに異なるさまざまな医療があるとすれば、病いとはいったいどのようなものなのだろうか。さらにいえば、「ヒト」とはどのようなしくみの存在なのだろうか。人が現実を把握するための方法の一つとして「物語」があることは、すでに述べた。個人の病いを外に表すための枠組みを知るためには、人々が語る話を聞き、その物語を考察することが有効と考えられる。まず本章では、佐良浜においてどのように物語が作られ、医療が形作られているのかを明らかにし、病いと治療の諸相を検討することにしたい。

二　佐良浜の概要

1　地勢等

宮古列島は、沖縄本島那覇市の約二九〇キロ南西にあり、台湾（台北）からは三八〇キロ東にある。九州の鹿児島から薩南諸島が島続きに沖縄本島に至るのに対して、沖縄群島から宮古列島までは島のない海域が続いている。逆に宮古列島からは八重山列島を経て台湾へと島が続いている。この沖縄本島と宮古列島の海域の距離により、昔は行き来は容易ではなかった。

宮古列島は宮古島のほか七島からなり、圏域の総面積は二二六・五一平方キロになり、沖縄県土総面積の一〇％にあたるが、人口は、五万三〇二一人（二〇一三年一二月一日現在）で県の人口の四％にしかならない。産業は県内の他の地域と比べても農業・漁業の第一次産業が占める割合が高く（二四％、県平均は五％）、所得の水準は

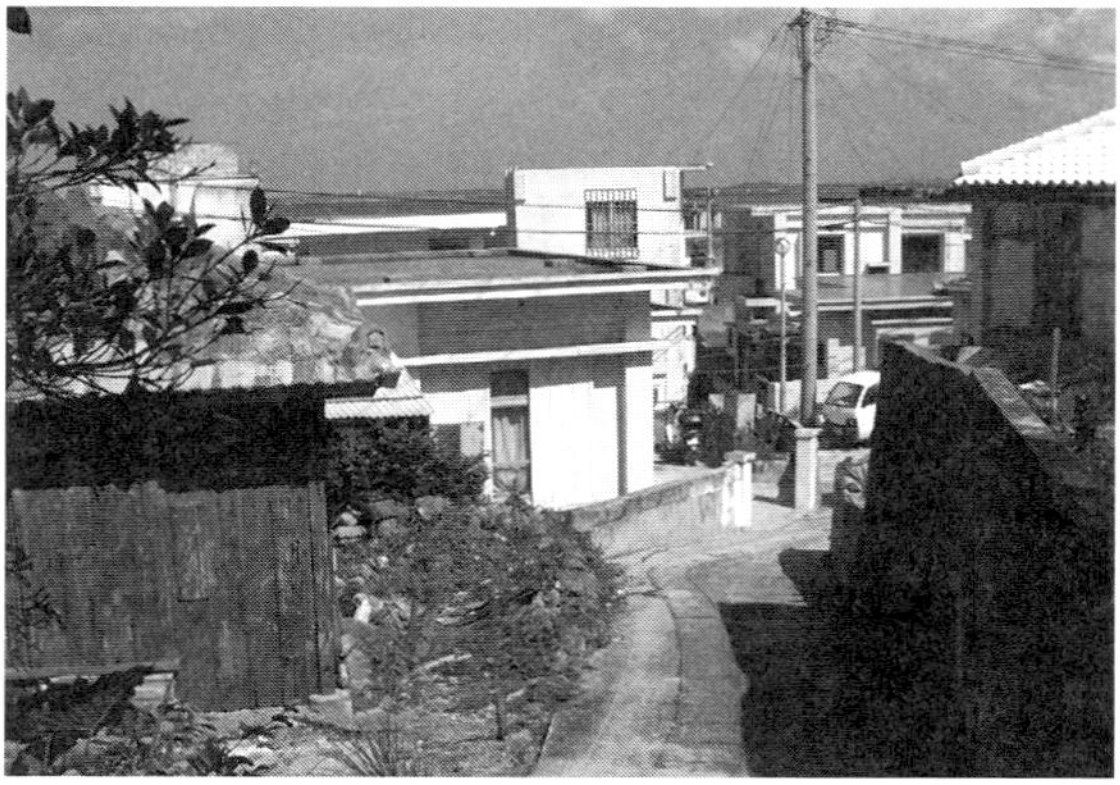

写真① 佐良浜の家並み（写真は筆者撮影、以下すべて同じ）

県平均二〇二万五〇〇〇円に対して、宮古島市は一九二万二〇〇〇円と低い［沖縄県 二〇一四a］。

宮古列島の中では宮古島に次いで大きな面積を持つ伊良部島は、隣接する下地島とともに二〇〇五年までは伊良部町（一九〇八年から一九八二年までは伊良部村）を構成していたが、平良市《ひらし》や城辺町《ぐすくべちょう》などと合併して、現在は宮古島市伊良部になっている。宮古島市伊良部には七つの行政区があり、そのうちの池間添《いけまそえ》と前里添《まえさとそえ》を合わせた地域の通称を佐良浜という。

佐良浜は、池間島（宮古島市平良池間）から漁や耕作のために来ていた人々が定住するようになって作った村落であり、二つの行政区名もそれぞれ池間島の地名に由来している。『伊良部村史』は、もともと佐良浜はざらざらしたさざれ石の多い浜辺のために「佐那浜（さなはま）」と称される、雑木に覆われた荒れた地であり、池間島からの漁民が泊漁場として利用していたという。そこに「池間邑」として村建てが許されたのが一七二〇年であり、人口増加によってさらに一七六六年に前里村を分村したという［13］［伊良部村役場 一九七八：二四三—二四四］。

一九〇八年（明治四一）以前は、佐良浜は池間島と同じ宮古島北部の平良間切［14］に属しており、伊良部島内の他の行政区が南部の下地間切に属しているのと異なっていた。墓地も池間島にあったので、昔は死者を船で池間島まで運んでいたという。行事や祭りの際にも行なっていたといい、「元島《もとじま》」である池間島との関係が今も意識されている。池間島は宮古列島の中でも独自の文化を持つ地域と目されており、同じ池間島からの移住地である宮古島の西原（宮古島市平良西原、通称「にしべ」）とともに「池間民族」を構成していると語られ、一九八六年からは三地区の人々がスポーツ競技や親睦を行なう「池間民族のつどい」も開かれている［15］。

佐良浜が漁業を中心的な生業としていた時期があったのに対して、伊良部島の他の行政区は農業を主な生業としていることもあって、他の行政区とは自他ともに違いが意識されている。地理的にも島の北東部に佐良浜だけが離れて立地しているので「北区」と呼ぶのに対して、他の五つの行政区をまとめて「南区」と言い慣わして二分している。このように佐良浜を構成する二つの行政区は共通の歴史と自意識をもち、一つのまとまった集落の景観を有しているので、本書では佐良浜を一つの対象村落として扱う。

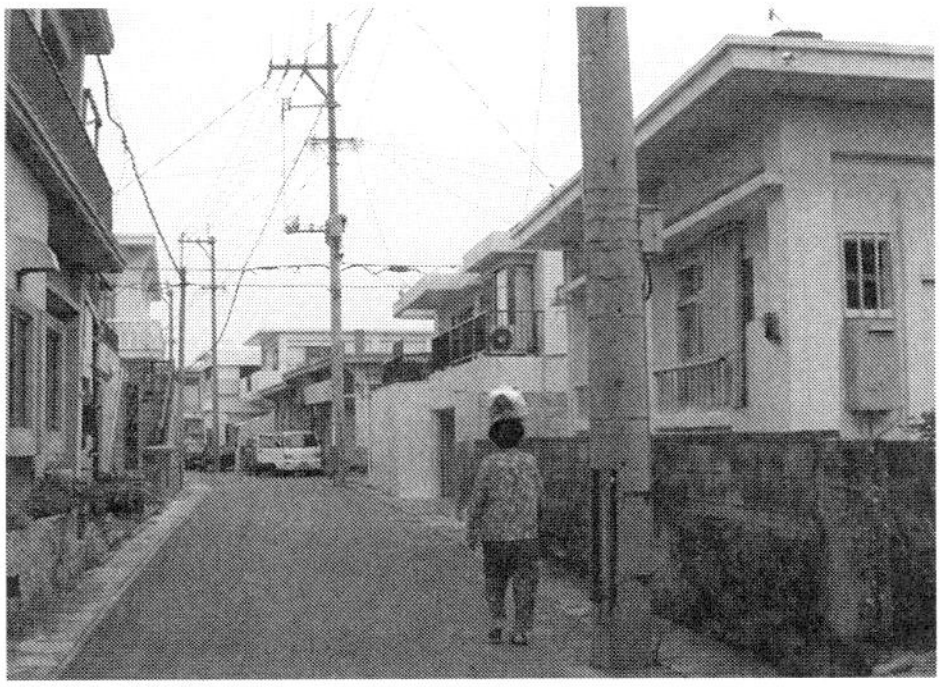
写真②　前里添の通り

佐良浜の人口は二〇一一年三月末日現在で池間添一一六三人（五四九世帯）、前里添一九六三人（九一三世帯）の合計三一二六人である。伊良部（旧伊良部町、伊良部村）の七つの行政区を合わせた人口五八四七人のうちの半数を占めていることになる（沖縄県「市町村の町字別住民基本台帳人口及び世帯数」）。伊良部の人口は、第一回の国勢調査時の一九二〇年（大正九）には六九九九人であったが、一九五〇年（昭和二五）の一万一九七四人までは増加をたどり、その後は少しずつ減少するが、一九七〇年（昭和四五）には九一三二人、一九八五年（昭和六〇）でも九〇三五人と、ほぼ横ばい状態であった。しかし、それ以降、急激に減りはじめ、現在は人口流出に歯止めがかかっていない［沖縄県 二〇一四b］。調査時の二〇〇〇年七月三一日の佐良浜の人口は、四〇五〇人、世帯数は一三七四戸だったので〔伊良部町 二〇〇〇〕、この一〇年で二割以上が減っている。

また、宮古島と伊良部島を陸路で結ぶ無料の伊良部大橋が二〇一五年に完成した。橋の完成は離島の抱える問題を解決する手段として長らく待たれていた一方で、生活に大きな変化をもたらしている。それまでの佐良浜港は、宮古島からの船が着き、島内へのバスが発着する交通の起点であったが、橋の完成により船便は廃止され、島の南部に橋が架かったために島の他の地域の人が佐良浜を通ることはなくなり、島内における佐良浜の位置づけは変化した。島にはこれまでにない多くの観光客が訪れるようになり、新しい開発計画も決まり、今後も変化が見込まれている。

2 生業

佐良浜は県内では漁村として知られているが、漁業がさかんになるのは明治末以降である。そもそも池間島からの移住は、荒地開発の政策であったといい〔伊良部村役場 一九七八：二〇五〕、近代以前は畑作による貢納が基本であり、佐良浜でも農業が生業の基盤であった。村落の重要な祭祀は、粟と麦と芋の祈願と収穫感謝であることからも、これらの作物の生産が重要な関心事であったことがわかる。現在の農業で大きな比重を占めている甘蔗（サトウキビ）は、一八九三年（明治二六）に伊良部島の伊良部、仲地に導入され、大きく発達したのは沖縄製糖会社宮古工場が設置された一九二〇年（大正九）以降である〔伊良部村役場 一九七八：七〇〕。その前年一九一九年の『伊良部村勢一班』では、村内の農産物のうち収穫高、価格がずば抜けているのは甘藷（芋）であり、ほかの農作物として甘蔗、粟、麦、豆、黍や瓜類があげられている〔伊良部村役場 一九七八：四六〇〕。

漁業が生業として成り立つようになるためには、道具や技術の移入が必要であった。糸満（沖縄県糸満市）で発明された水中眼鏡が佐良浜に伝えられたのは一八八八年（明治二一）頃といい、現在も続く「伝統的漁法」といわれるアギヤー（追込み漁法）は一九二二年（大正一一）頃に、やはり糸満の漁師から教えられて定着していった。しかし佐良浜の主要な産業となったのは一九〇九年（明治四二）から始まったカツオ漁業である。大正期に発動機船が導入されることで漁獲高を上げ、鰹節製造工場も建設された。伊良部村漁業組合は一九二三年（大正一二）に設立されている［伊良部村役場　一九七八：七六―七九・一二七―一二九］。昭和初期からは、水産会社からの依頼によってパラオ（パラオ共和国）などミクロネシア地域へカツオ漁に出漁するようになる。経済の不況もあいまって南洋への出漁は増え、戦中の引き揚げをはさむが一九七〇年頃には再び多くの船が南方出漁を行ない、高額の収入を得られるため大多数の男性がそれに携わってきた。たとえば一九七四年の伊良部村の主要産業である甘蔗の総生産額が村全体で七億円だったのに対して、南洋からの佐良浜への送金は総額二五億円にものぼった［伊良部村役場　一九七八：七三一―七三三］。しかし、現在は伊良部での漁業受持者は一六一人、うち五〇歳以上の従事者が七八・三％を占め、若者の参入は少ない［沖縄県　二〇一三］。

海に出ていた男性に対して、農業には女性が携わってきた。現在は、甘蔗を生産したり、その手伝いに加わったりしながら自家用の農作物を作るなどしている。

3　社会組織

佐良浜は行政上は池間添（アガイジャト）、前里添（イイジャト）の自治会から成り、さらにそれぞれ一～三分会、四～七分会に分かれている。老人会、婦人会なども自治会ごとに活動しており、池間添児童館と前里添多目的共同利用施設などが集会所として使われている。自治会にはどちらも長らく務めている区長がいるが、専業の仕事ではなく常駐する場所もない。広報などを配布する行政事務連絡員は区長とは別に置かれており、漁港近くに町役場の支所（二〇〇五年からは宮古島市役所の伊良部支所佐良浜出張所）がある〔16〕。行政区が、意識されたり、その単位で集まったりするのは、年に一度の「部落常会」やハーリーの行事、伊良部島の七行政区が集まる運動会、敬老会などである。昔は「添で」（行政区で）対抗して綱引きをしていたという。

王府時代は伊良部島で一つの番所が置かれ、一九〇八年（明治四一）に伊良部島と下地島を範囲にする伊良部村が創立されると村単位で行政が行なわれてきた。池間添、前里添はその中の北区とされ、区長が一人置かれていた。現在も、小・中学校区として「佐良浜」があることもあり、地域としてのまとまりは強く、島内の他地域との差異を自他ともに表明している。

佐良浜では、大正期、昭和期には大多数の男性が漁業に従事し、また女性もカツオ加工業に携わり、多額の収入を得る時代を経験しており、当時は「組合」や船、作業場の中の人間関係が重要であった。昔は、若い男女がそれぞれ仲間で集まる家「トゥンカラヤー」があり、夜に一緒に作業をし、話をし、そのまま泊まっていた。祭りや村落祭祀は男女とも四九歳前後の同級生が集まる機会となっており、島外からも多くの人が参加する。また、公的な婦人会、老人会と並んで年齢では区分できない「仲のよい人たちの会」といわれる団体もあり、「人みな、ハラウズ（兄弟）」といって個人的なつきあいが大切にされている。夕暮れ時、漁師だった年配の男性たちは見晴らしのよい場所に集まって海を眺めて時間をともに過ごし、年配の女性たちは商店の前などに座って話し込むのが日常の光景である。

祭りや村落祭祀になると、現在の行政区とは別にその家が池間島時代に属していたといわれる四つの地縁集団

「ムトゥ」と、それをもとにした二つの「ムラ」が現れてくる。各家は現在の居住地とは関係なく、「遠い祖先が一緒」といわれるムトゥのどれかに属している。マジャムトゥ、マイヌヤームトゥ、アギマスムトゥにはそれぞれのムトゥの建物があり、さらにこの三ムトゥが属する「池間ムラ」（「モトムラ〔元村〕」ともいう）にはムラの建物もある。それ以外の家はすべて「前里ムトゥ」になり、このムトゥのみで「前里ムラ」（「ナカムラ〔仲村〕」ともいう）が形成され、建物がある。

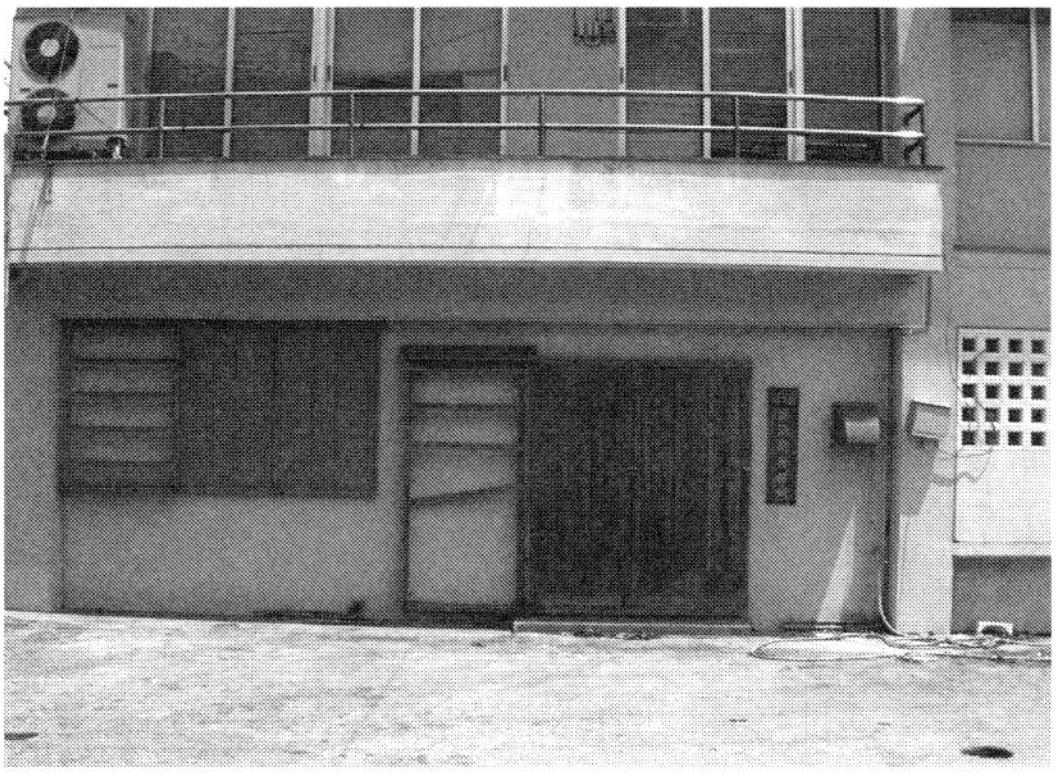

写真③　モトムラの拝所・集会所
（「旧池間村拝所」の表札がある）

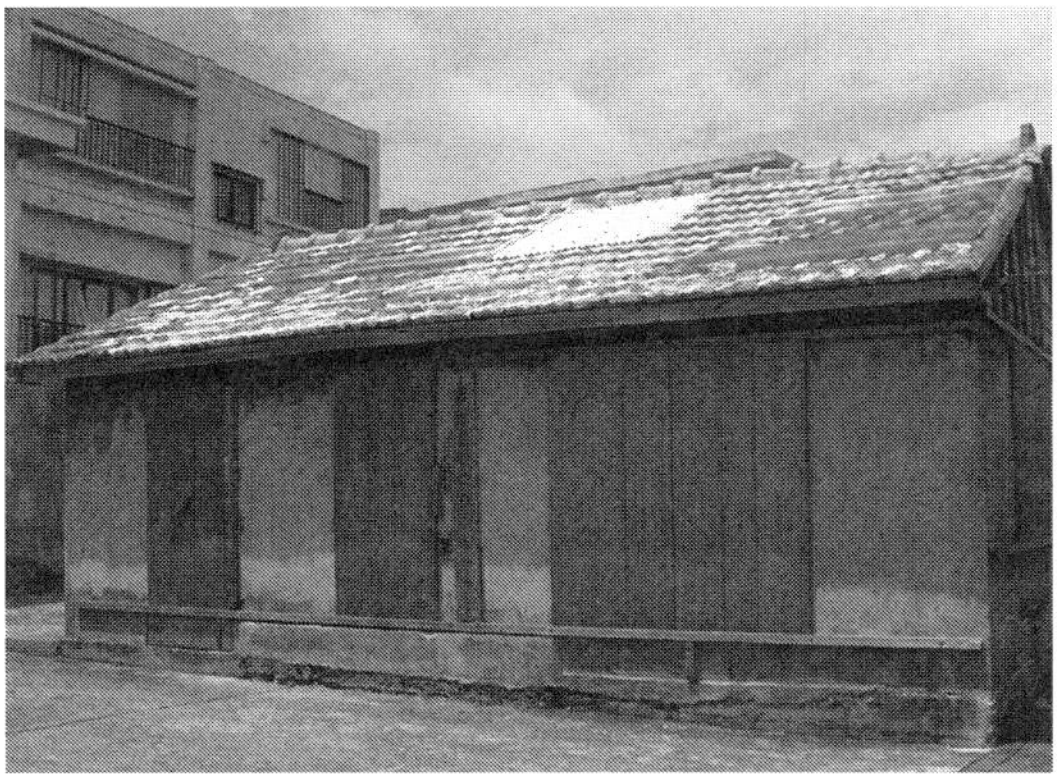

写真④　ナカムラの拝所・集会所
（「旧前里村ブウンミヤア」の木の表札がある）

ムトゥは年に一度行われる祭り、ミャークヅツにおいてのみ所属が意識され、それ以外の時に集まることはない[17]。ミャークヅツでは一定年齢（モトムラ四七歳、ナカムラ五〇歳）以上の男性がウヤ（親）としてムトゥで祭りを行ない、その祭りの前年度に生まれた子供を登録するマスムイという行事を行なう。しかし、子供はその後、ムトゥに関わることはなく、男性であれば中年期に祭りに参加する時に初めてムトゥの所属が問題になる。女性も同じ頃に祭りに参加するが、その時には婚家のムトゥに所属しているので、出生時に届けられた生家のムトゥと関わる機会はない。

一方、ムトゥをもとに二つに分かれるムラは村落祭祀の単位になる。祭祀は、モトムラ、ナカムラのムラが合同で行なっているが、ムラごとに神役が選出され、各家の女性もムラに分かれて祭祀に加わる。現在は自分がどのムトゥ、またムラに属するか知らない若い人もおり、他人の所属ムトゥはわからないという人も多い。神役選出の際には、古老を呼んできて候補者のそれぞれのムラを教えてもらって振り分けているという[18]。

4 家と親族

家は、「ヤー」といい、家族はヤーニンジュという。ヤーはヤーヌナー（家名、屋号）で呼ばれていたが、最近は他人のヤーヌナーを知らない若い人も多い。方角や地形などを示すもの、職業や家の特徴、人名由来のものなどがあり、池間島から引き継いでいるものも多いが、特定できる祖父などの時代に作られた愛称のようなものもある[19]。

現在では、長男がヤーを継ぐと考えられているが、事情が許さない場合に他の男子を選ぶことには規制はない。「長男がいいが、末子でもいい」といわれる。過去には、女性は結婚後も二、三人の子供が産まれるまで親元で暮らし、また、長男だけでなく次男、三男家族も実家で暮らすことが多く、どの家でも大勢が世帯（キナイまたはキネー）に共住していた［20］。今は結婚を機に夫婦が共住を始め、次男、三男は分家することが多く、また若い世代は沖縄本島や県外で暮らすことも多いため、多くの家が一世代か二世代の家族構成である。一九九八年に行なった琉球大学社会人類学教室の調査では、池間添の八五二世帯中、構成員が二人の世帯が二四二（二〇％）、一人暮らしの世帯が一七二（二八％）、合わせて四八％になり、また二世代が暮らしている世帯が三八九（四六％）、一世代が三五六（四二％）であった［琉球大学法文学部社会人類学教室 一九九八］。

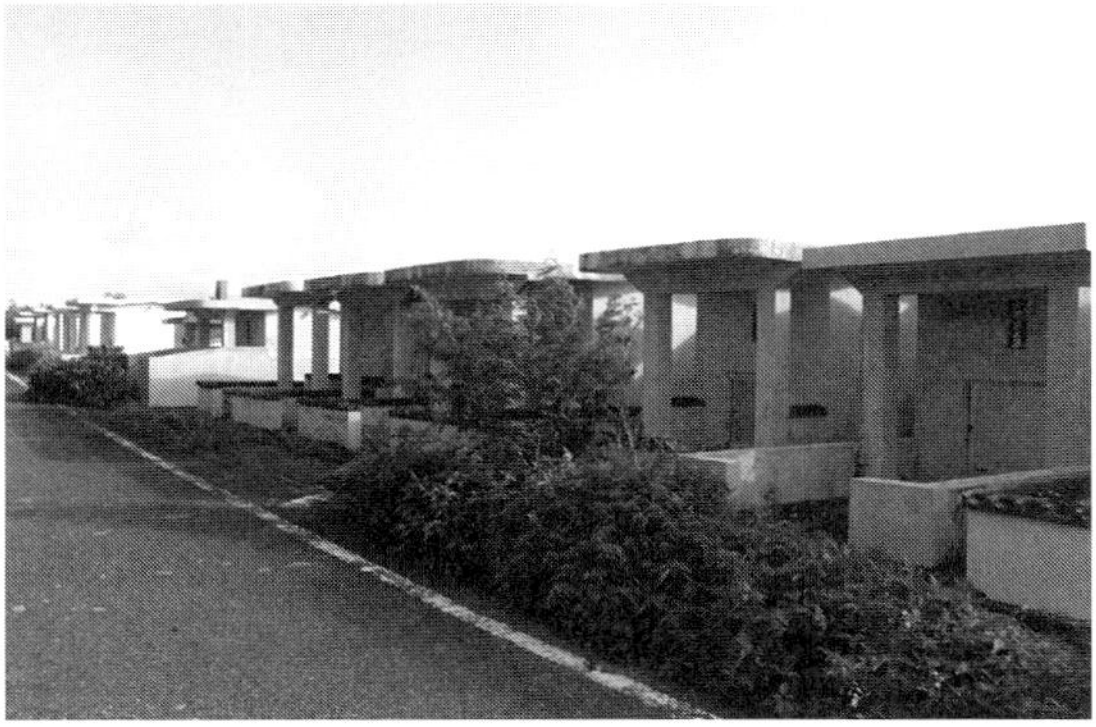
写真⑤　佐良浜の墓地

このように現在は、佐良浜の各家の世帯人数は多くない。しかし、島の外に暮らす子供も祝い事などには帰ってくることが期待されており、家族の各員に対して行なう健康願いなどの祭祀は、一緒に暮らしていない子供に対してもそれぞれに合ったヒューイ（日・暦）を「取って」行なっている。同居の有無にかかわらず、結婚して新たな世帯を持つまでは、「ヤーニンジュ」であると人々は言い、現在佐良浜に住む世帯の人数だけではない、家族の人数が存在するのである。

シンセキ（以下、親類とする）は、ハロウズやカタイ、イツムンなどともいい、妻方、夫方ともに日常的に行き来がさかんに行なわれる。年中行事には、互いを訪ねあい、また頻繁に行なわれる祈願の祭祀に参加しあい、準備を手伝うのもハロウズである。伊良部島で社会調査を行なった玉城隆雄によると、佐良浜の親類間での依存や交渉は、双系的な関係を持っているが、夫方と妻方を比べるとわずかに妻方がまさるという〔玉城 一九八三：四五〕。たしかに家の祭祀では、妻の母親が手伝いに来て、行事を取り仕切っている様子がよく見受けられる。旧暦一月のジュウロクニチ（十六日）や九月のジュウゴヤ（十五夜）には、夫方と妻方双方の親類の家を行き来して祖先への祭祀を行なう。また、「ファのナーツキ」（子の名付け）で名前をもらった祖先や、仮の親になってもらった人（生後の発育のよくない子供は仮の親をたてた）にも、供え物を持って行く。

一九七八年発行の『伊良部村史』には、「北区は本来的にお盆を行わない」と記されており〔伊良部村役場 一九七八：一三九八〕、最近は沖縄本島と同じような盆行事が行なわれるようになったが、しない家もある。仏壇や位牌は、多くの家で見られるようになっているが、第二次世界大戦での戦死を機に作った、親が亡くなった時に作った、といったように現在の世代が親のために作ったものが多い。また、それまで共同墓であったのが個人で墓を持つようになったのも、同様に墓地が整備された一九八〇年代頃以降という。

5 年中行事

家で行なう年中行事は、以下のとおりである。ただし、ハーリーは行政区ごと、ミャークヅツは祭祀のムラごとに行なう村落の行事である。旧暦の日、また日の十干十二支によって決まっている行事が多いが、正月は新暦によって行なう。

- サウガツ（正月）（一月一日）――大晦日に豚を炊いて供え、親類、仕事仲間などを訪ねあう。
- 十六日ユーイ（旧暦一月一六日）――豚を煮たものやイカや蛸など、陸のもの、海のものを重箱に詰めて供え、先祖への供養として親類が訪ねあう。昭和三〇年頃までは池間島にも行なっていた。

・サニツ、ハマウリ（旧暦三月三日）――魚や貝などを供えて食べる。また島の北端の白鳥岬などに行き、海でサザエを取り、海岸で豚やヤギの鍋を食べて遊ぶ。昔は浜で顔に三回水をかけた。「ミナンガハナ」という。

・ハーリー（旧暦五月四日）――漁を休んで大漁旗を飾り、村落の拝所を拝むように回航する。刳《く》り船競漕や相撲大会をする（池間添、前里添の自治会それぞれで行なう）。

・ナンカヅツ（旧暦七月七日）――この日に洗骨をしていた。昔は餅などを入れた重箱を持って墓に行っていたともいうが、現在、墓参りをする人はあまりいない。

・十五夜（旧暦八月一五日）――フキャギ（小豆をつけた餅）を供え、親類を訪ねあう。昔はサンのハナ（池間添の崖）の下にフキャギを供え、崖の上に座って集落を見て、「きれいに煙が上がっている家は上等、旗が見える家では戦死者が出る」などと占っていたという。

・ミャークヅツ（旧暦八、九月の甲午の日からアラビ〔一日目〕、ンナカヌヒー〔二日目〕、アトヌヒー〔三日目〕、ブートイヌヒー〔四日目〕まで行なわれる）――村落の祭り。ムラごとに広場で踊る。

・トンデ（冬至）――「トンデショウガツ」とは言うが、特に何もしないという〔21〕。

そして、各家では毎年、家の各人のガンジューニガイなどといわれるカミへの祭祀、ニガイ（願い）を行なう〔22〕。家の主婦が自分でできるが、専門家に頼む人も多い。一年（旧暦）の早い時期に各人の十二支に合わせてヒューイを取って、その年の健康や幸運を祈る。

6　村落祭祀

村落祭祀はブラクのニガイ（部落の願い）といわれ、人々の関心のもとに数多く行なわれている[23]。各行政区が徴収する自治会費の中にはウガン料が含まれており[24]、その費用で供え物を用意し、神役に謝金を払い、人々の健康、安全、出世を祈願し、災いを祓い、畑の豊作祈願と収穫御礼、また虫除け、そして海の大漁を祈願する。「ウフ（大きな）ニガイ」といわれる重要な祭祀では、各家の女性たちが家から盆に載せた供え物を持参して参加する[25]。巻末資料①「佐良浜と池間島・西原の村落祭祀の比較」は、一九八九年に就任した神役の祭祀の覚え書きから作成したものである。その年は実に三九回の定型のニガイを行なっており、さらに各月のツイタチニガイ（朔日ニガイ）のほか、ツカサのためのニガイや依頼を受けて行なう町長や議員の位アガイニガイ（任期終了のお礼）・当選ニガイ（当選を祈る）、個人のガンジュウニガイ（健康の祈願）や船長、機関士のカリウスダミニガイ（大漁祈願）、また事故への対応のニガイ（拝所に子供たちが入っていたずらをした詫び）など数多くのニガイを行なっている。定例の祭祀は、『伊良部村史』にある一九七五年のそれと内容も回数もほぼ変わっていない［伊良部村役場　一九七八：一二三九―一二四五］。池間島で行なわれていた祭祀を「そのままにしている」と人々が言うとおり、生業が異なるにもかかわらず野口武徳が池間島で一九六一年に確認した祭祀三六のうち［野口　一九七二：二二一―二四四］、一八が引き継がれており、念を入れて「重ねて願う」カサンバンを行なうなどして、回数などはむしろ増やしているようにみえる。同じように池間島から分村した西原でも、新しい祭祀を加えるなどして池間島よりも多くの祭祀を行なっている［平井　二〇一二：七五―七八］。

祭祀は、ナナムイ、ウハルズウタキなどと呼ばれる拝所や村落内に点在する各ムイ（拝所）で行なわれる。モ

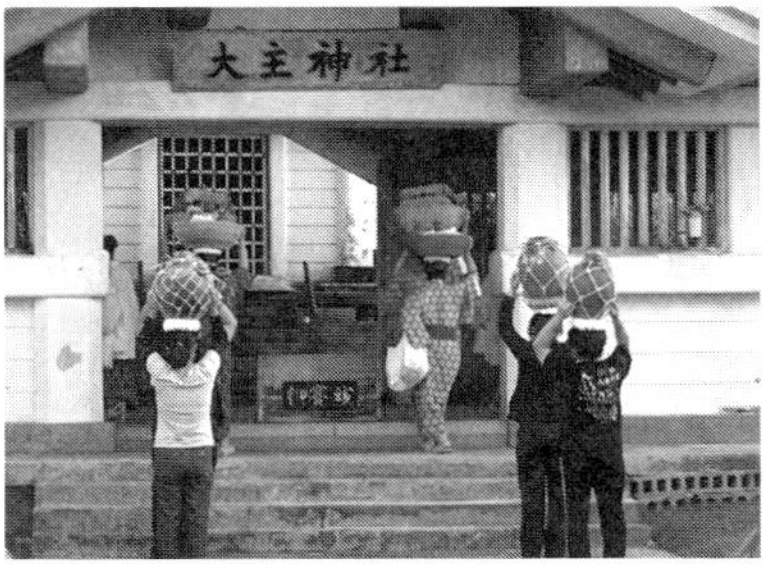

写真⑨　アワビューイ
（ウハルズウタキへ入る、2011年）

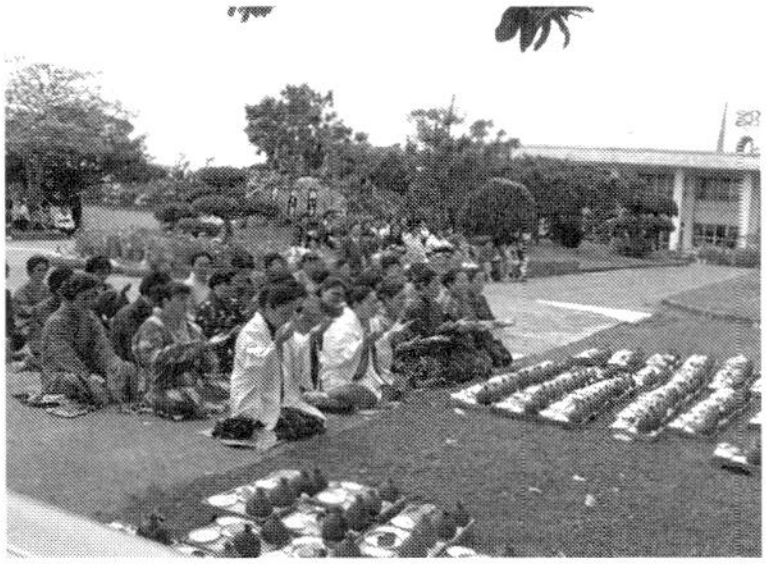

写真⑥　セイトガンニガイ
（小学校での祈願、2003年）

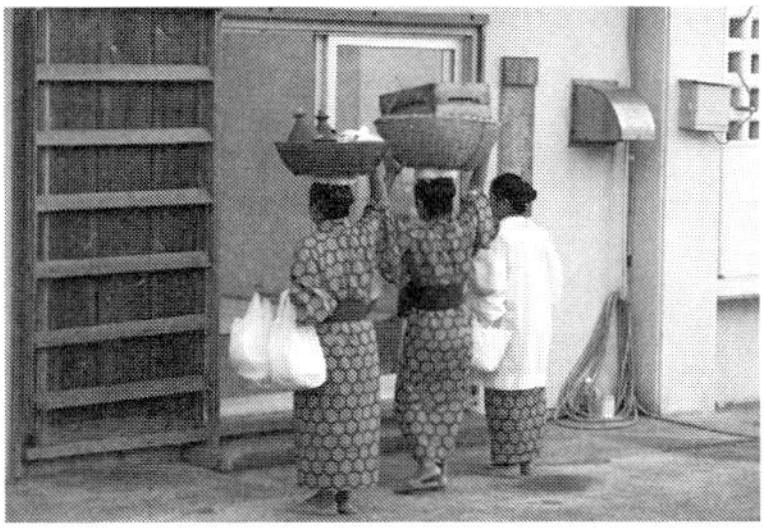

写真⑩　アワビューイ
（モトムラの拝所に酒を供える、2011年）

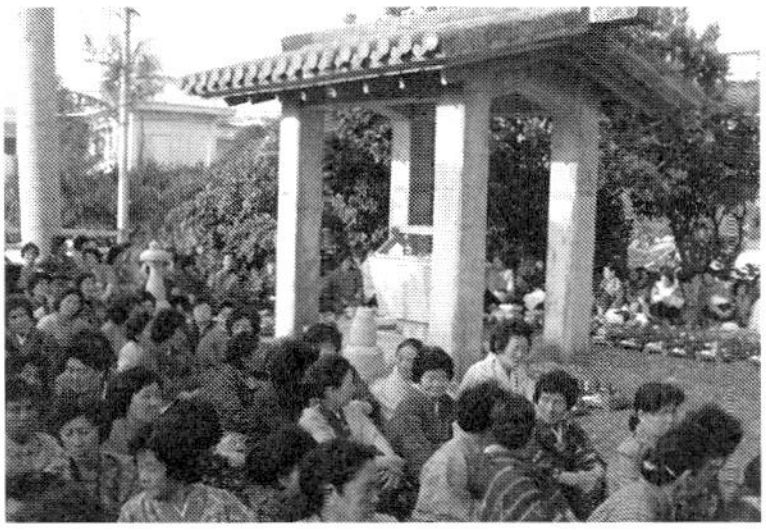

写真⑦　セイトガンニガイ
（各家から参加する女性たち、2003年）

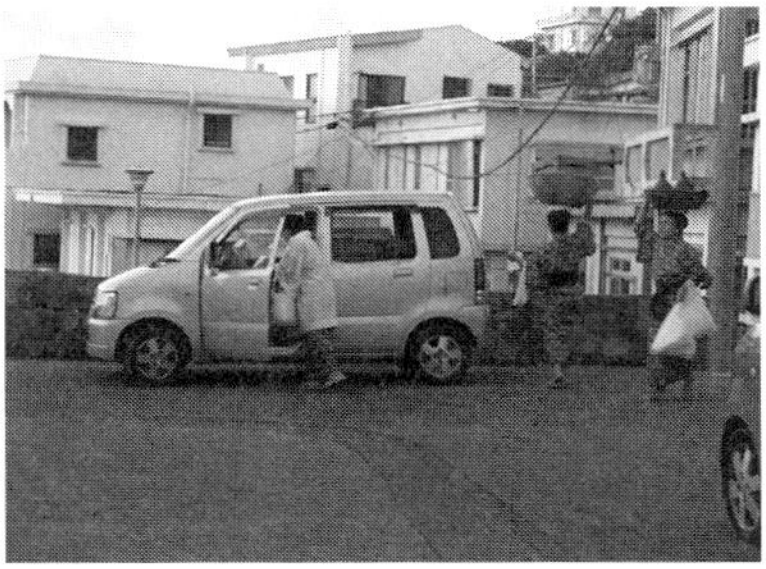

写真⑪　アワビューイ
（途中まで車で移動、2011年）

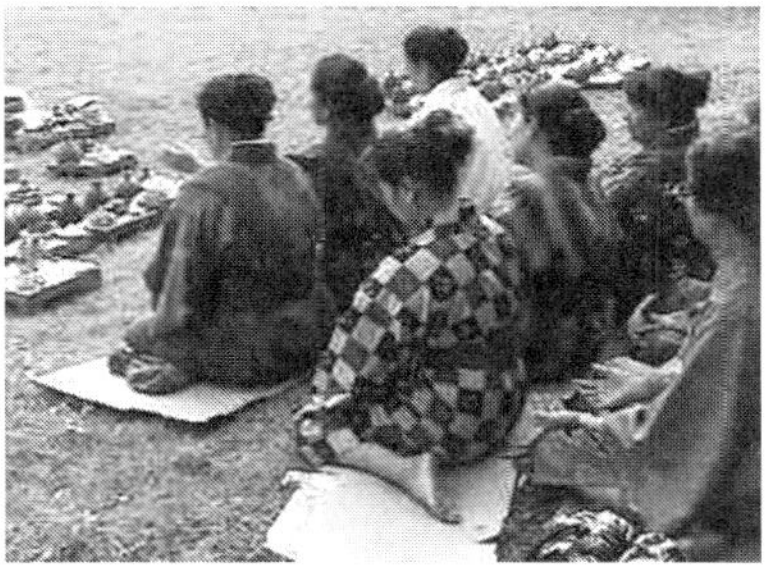

写真⑧　サンバシニガイ
（海岸前の広場での祈願、2006年）

写真⑥〜⑪　ブラクのニガイ

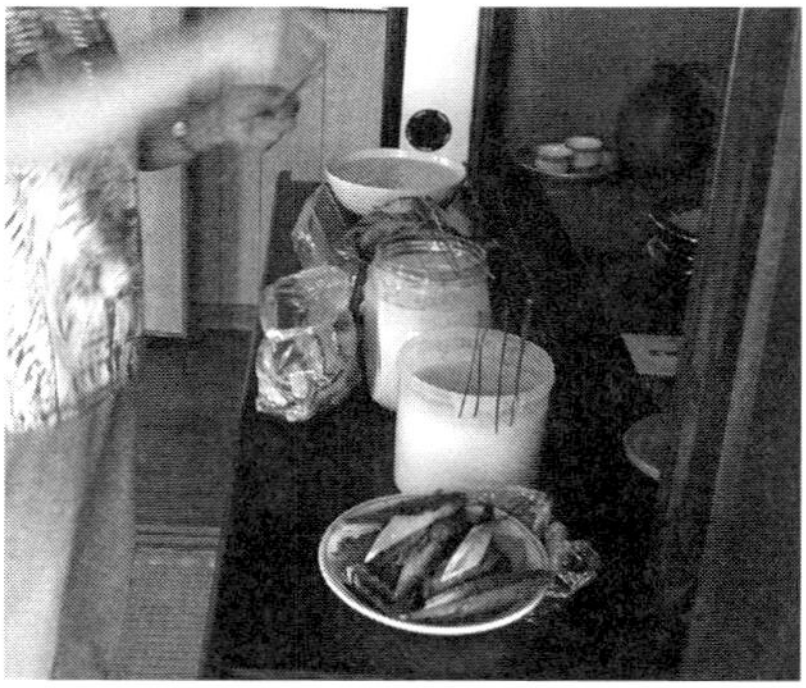

写真⑫　アワビューイのときに家で作った酒を仏壇へ供える（2011年）

トムラとナカムラの二つのムラが合同で行なうのが基本であるが、浜ニガイのように異なる場所でそれぞれに分かれて行なうこともある。祭祀では線香が焚かれ、供え物が盆に載せて供えられる。神役たちは煙草を吸って、酒に口をつけ、祈願の言葉を唱える。神役の一人がオヨシ（神歌）を歌い、その間にカミサマからの知らせがもたらされることもあり、それによって歌詞が変わるといい、他の神役や人々は注意深く聞いている。ニガイによっては踊ったり、他の拝所を回ったりする（巻末資料③「佐良浜のウホンマのノート」参照）。

数多くなされる祭祀の中には現在は意味を失ったものも多い。たとえば、現在は粟や麦は作っていないため、その収穫祝いに使用する酒を造るための粟や麦は商店で買わなくてはいけない。また、井戸ニガイは重要な祈願とされているが、一九六〇年に簡易水道が設置されて現在はどの家も水道を使っているので、だれも使っていない荒れた井戸に降りてニガイをするのである。実は不要な祭祀を整理するべきかどうかは、神役やその周囲の人たちの間では長年検討されているのだが、人々のカミへの畏れは大きく、祭祀の改変によってもし災いが起これば責任を追及されることになるので決断できないでいるという。現在の生活から乖離している面がある一方で、祭祀はその行事によって村落の歴史を伝えていると考えることもできる。また人々の生活が刻まれた場所をセイケツ（掃除）によって保存しているという見方も可能である。

佐良浜には「サト」（里）といわれる各地区にも拝所があり、地区の女性たちがサトの神役（サトンマ、ウジャトゥンミ）としてそれぞれで祭祀を行なっている。神役は神籤で選ぶ任期制であったり、特定の家の女性が担う終身制であったりする［26］。

7 ツカサとムヌスー

ツカサ

村落祭祀は、島内に居住している一定年齢の女性の中から選ばれた神役である「ツカサ」が行なう［27］。一般的には「ンマ」（お母さん、女性一般）と呼ばれ、「ツカサンマ」「ナナムイヌンマ」などとも称される。

ツカサは、ンマユーイ（ンマ揺い）と呼ばれる神籤によって祭祀のムラごとにそれぞれ三人が選ばれて、三年間の任期を務める。ンマユーイでは、夫の名前が書かれた紙を盆の上で揺すって落ちた回数でウホ（大）ンマ（ウフンマ、フンマなどとも。以下フンマとする）、カカランマ、ナカンマの順で選ばれ、その妻へ就任が依頼される。フンマは祭祀を主導し、カカランマが線香を供えてオヨシを歌う。ナカンマはフンマを補佐し、供え物を用意する。モトムラでは四七歳から五四歳まで、ナカムラは五〇歳から五四歳までの女性を選ぶのが基本であるが、候補者を多くするために最近は年齢に幅をもたせているという。ツカサの一人が病気になったことで一九九八年から一時期中断した祭祀を二〇〇〇年に復活させるにあたっては、総会などで話し合いが持たれ、負担軽減の対策がなされた。各家からのウガン料を増額しツカサへの報酬を増やし、またさまざまにあったツカサの行動や身なりへの制約を緩和した。また、それまでは佐良浜生まれの女性だけを選んでいたのだが、他村落から嫁いだ女性も候補者に加えている［28］。

ンマユーイは、ツカサウヤといわれる男性の長老たちが中心になって行なう。各家からウガン料を徴収し、ツカサたちにそのつど渡すのは各自治会長であり、ツカサたちがニガイがとどこおりなくカミに届いているかを占いに行く時にも同行する。負担軽減の話し合いも彼らが中心になって行なった。ブラクのニガイは公式の村落行事であり、女性神役によって執行されているが、その運営は男性たちが担っているのである〔29〕。

ツカサたちは、旧暦一二月の井戸ニガイのあとに選出され、旧暦一月のマビトダミニガイまでの間に祭祀の手順を覚え、親類の女性に手伝いのユウムチャア（ユウを持つ人、供物や弁当の準備などを手伝う）を頼み、揃いの着物を作って準備を整える〔30〕。祭祀の準備は毎回、各ムラのフンマの家であるフンマヤーで行なわれるため、フンマになれば、祭祀の道具を揃え、それらを置く場所を準備しなくてはならず、物置を急造することもある〔31〕。最初の一年間はアニ（姉、前任のツカサ）がついてくれるので、一緒にニガイをしてそれを学んでいくのである。

祭祀は、早朝に行なわれるものが多いが、酒を造る豊作願いなど深夜にまで及ぶものもあり、また浜ニガイのように供え物として豚を屠って供えるニガイもある。昔はすべての行程を歩いていたが、現在は拝所から少し離れた場所に車を停めてそこから歩いて行くようにしている。

ムラは、モトムラ、ナカムラの順、ツカサの中ではフンマ、カカランマ、ナカンマの順に厳格に序列があり、拝所に入る時にはモトムラが必ず先になり、その中でフンマを先頭にカカランマ、ナカンマの順になる。ナカムラのツカサたちは早く着いてもモトムラが来るのを拝所の前で待っていなくてはならない。ツカサの中では、フンマがすべてを決めて主導する。ただし、各ムラはそれぞれに祭祀を行なっているので、モトムラがナカムラに意見するなどということはない。

ツカサは村落を「抱く者（ダツンマ）」として、その行動がムラのユウ（豊かさ）を左右するとされる。現在は制約が緩和されたとはいえ、まだ多くの決まりがある。祭祀の時にはどんなに日が照っても雨が降っても傘をさしてはいけないし、帽子を被ってもいけない。天から降り注ぐユウを傘や帽子で遮ることのないようにとのことであり、フンマはユウを受け取るように手の平を上に向けて歩く。過去には、ユウを持ち出すことになるためフンマはシマから出てはいけない、他のシマを見ることすらしてはいけないともいわれていた。ツカサたちは不浄を嫌い、葬儀に行ってはいけないとされ、祭祀の前には夫婦関係ももつべきではないという。特別なカギ言葉（きれいな言葉）を使い（金を「お金ユウ」というなど）、荒い言葉を発したりけんかをしたりしないように常に心がけているという。

ところで、ツカサは女性たちの中から選ばれるが、戦前や戦中には「ツカサオジイ」などといわれる男性のツカサもいたそうである。彼らは占いをしたり、予言をしたりする特別な素質があったようであり〔32〕、そのためにツカサに推されたのかもしれない。

ムヌスー

一方、人々は何らかの問題があった時、また不漁の時など、ムヌスー（物知り）といわれる卜占の専門家を訪ね、問題に対応するために個人の家のニガイを行なう。ツカサたちが祭祀が「カミサマにとおっているか」を聞きに行くのもムヌスーである。広義には祭祀や治療に携わる専門家たち全般を指し、彼らはみな何らかの形で「カミサマからの知らせを受けている」と考えられている。ムヌスーは主に外科的な治療にあたるヤブーと宗教的な専門家に分けられ、後者はさらに個人の家に行って儀礼を行なうニガインマ（ニガイを行なう女性）と卜占ができるムヌスー（アカス〔明かす〕ムヌスー）とに分けることができる。最近では卜占をするムヌスーを沖縄本島で使われる名称である「ユタ」と呼ぶ人も多い。

ヤブーは、目を診る専門家やヤイチュ（灸）のうまい人などであり、彼らは「カミサマから習って」治療にあたっていると言っていた。ニガインマは儀礼の専門家であり、頼まれて各家で祭祀を行なう。占いを専門にしてはいないが、それでも儀礼の中で「おばあさんが○○と言っている」など、カミの世界と交流して卜占をすることもある。卜占を専門にするムヌスーは自宅の祭壇などでカミを祀り、そこで依頼者の相談に応える。頼まれれば個人の家に行き儀礼を行ない、そこで卜占もするので、ニガインマとしても人気がある。つまり人々にとってはみな同じ「ムヌスー」なのである。戦中に警察が行なった「ユタ狩り」では、ムヌスーたちとともにヤブーも連れて行かれたという。しかし、本書では、「ムヌスー」を、卜占を専門にする狭義のムヌスーの意味で使用する。ただし、事例中では本人の言葉のとおりに「ユタ」なども使用する。

葬儀は、最近では伊良部島内の僧侶に依頼する人も多いが、もともとは死者を扱う特定のムヌスーによって何日にもわたる一連のニガイであるママーイ（葬儀）として行なわれるものであった[33]。その中でもミズノニガイといわれ、カンクイ（カミの声）という死者の言葉を聞くニガイは、人々の関心を集め、それを行なうことが死者儀礼の中心とされる。村落内には人々が相談に行く「明かす」ことができるムヌスーが四人ほどおり、そのうちの二人が死者を扱えるムヌスーであった。みな女性であったが、過去には男性もいたという。また、島内や平良（宮古島市平良西里や下里）の評判のよいムヌスーを訪ねることも多く、特にツカサたちは平良のムヌスーを訪ねることが多い[34]。

8　ムイ（拝所、御嶽）

佐良浜の人々にとっての「カミ」とは、ツカサたちによって崇められる村落の拝所やサトの拝所のカミ、十二支のカミ、自分たちが家で祀るマウのカミ、また亡くなった人や祖先などである。

村落の拝所は、ムイといわれる。村落祭祀でツカサたちが回って祭祀を行なう拝所や、村落の一定年齢の女性たちが参加する祭祀であるユウクイの時に回る拝所、また各地のサトの拝所である。ムイは、用もないのに近づくとカミの怒りを買うと考え、入る人はおらず、近くを通らないようにしているという人さえいる[35]。各拝所の名称やそこにいるカミの性格などは、一般の人々が知るものではなく、ツカサやムヌスーが持つ知識とされている。カカラが歌うオヨシの中で名前があげられているカミについては、ツカサたちには共通の理解があるが、ムヌスーが語る内容には異なるものもある。すでに文字化されている情報も複数あり〔沖縄国際大学文学部社会学科（赤嶺ゼミ）一九九一など〕、それらを参考にして多くの人が同意できるものを記す（拝所の位置は図①）。なお、①～⑧はユウクイで回る拝所である。

①「ウハルズウタキ（大主御嶽）」大主神社、ナナムイともいう。池間島からの分祀。
②「ウイラニイ」女神。ユウ（豊かさ、富）の神。
③「ナッブアニイ」リューキューの神、女神という。
④「ウジャアキニイ」酒の神、陽気な神という。
⑤「ナカマニイ（仲間御嶽）」ウプユーニー（大世根）の神。航海安全の神。
⑥「ニカムラヒヤズ」ヒューズ中取りとも。二カ村御嶽。安産の神。
⑦「アカマミー」赤豆の神。豆を豊かに実らせてもらうよう祈願する。

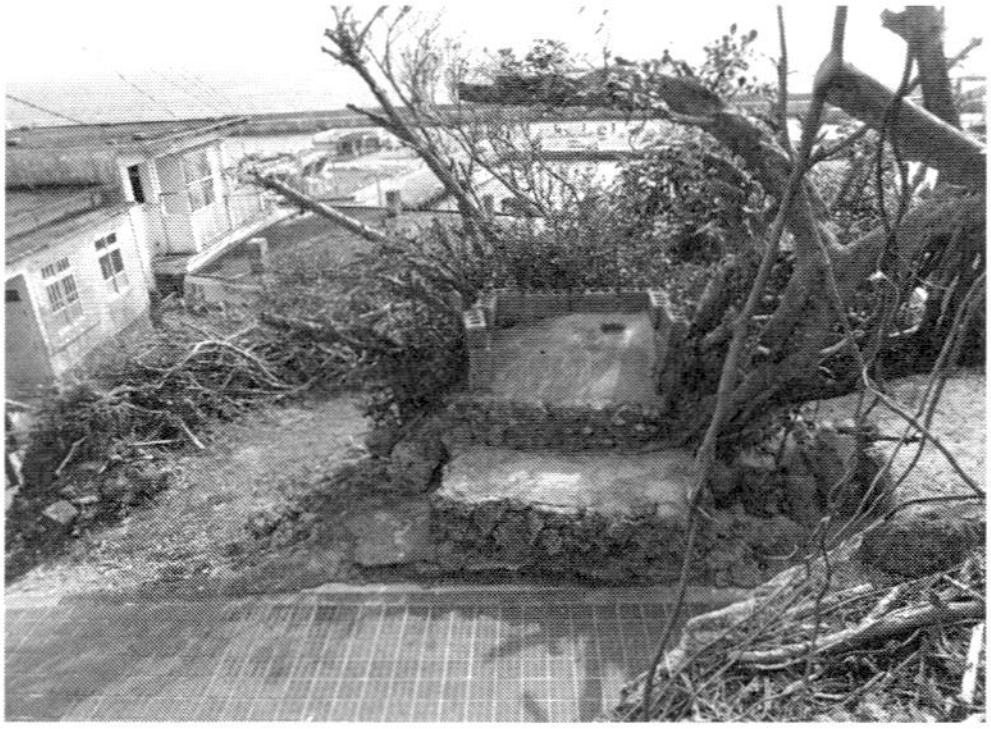

写真⑬　サトガン（㉔）

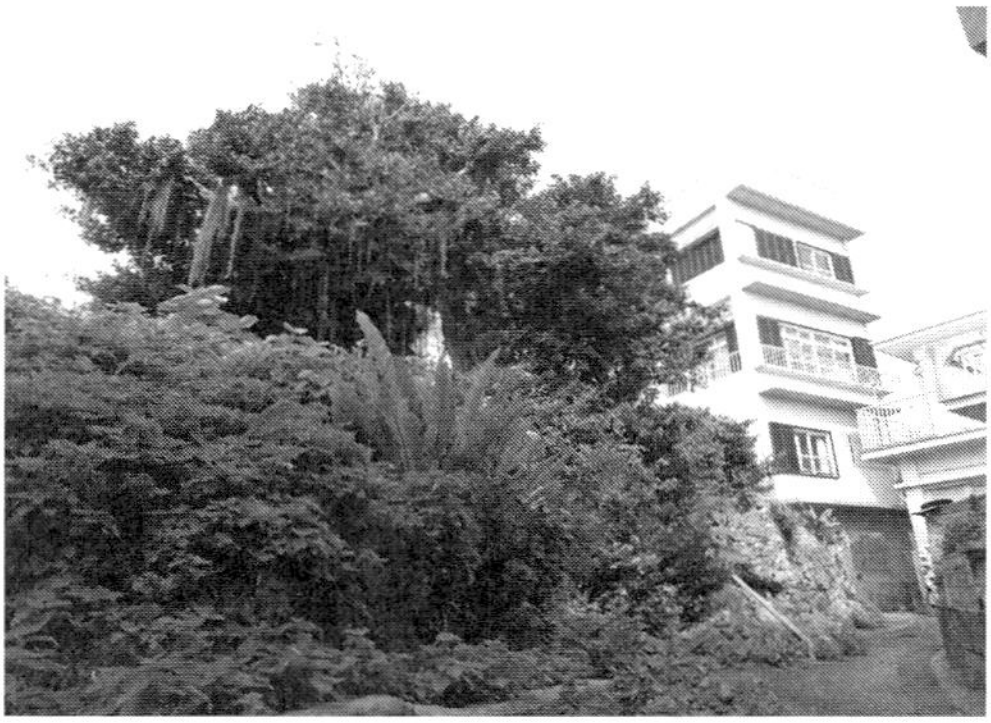

写真⑭　サトガン（㉗）

⑧「タウチュー」ヤマトガン。本土から来た神、学問の神。遭難者を葬ったという。
⑨「ンヌツニイ（命根）」生命の根の神。人の生命や寿命を司っているという。
⑩「ツヅキシ御嶽」健康の神。
⑪「ニッラハツマル」
⑫「ホンミヌ神」大峰の神、女神。子宝の神。
⑬「ハマニガイの拝所」リューグーの神様。

⑭「トマンテカマツ」ミャークヅツの時に踊りができるよう祈願する。
⑮「小学校の神」位上がり（出世、立身など）の神。
⑯「中学校の神」位上がり（出世、立身など）の神。
⑰「旧池間村拝所、ブーンミャー」「ズンミジャア」[36]
⑱「旧前里村拝所、ブーンミャー」「ズンミジャア」
⑲「サバウツガー」
⑳「アガイヌガー」
㉑「ハーリーウガン所」
㉒「ジャーガマ」
㉓「サトガン」
㉔「サトガン」
㉕「ジャーガマ」学問の神ともいう。
㉖「サトガン」
㉗「サトガン」
㉘「サトガン」
㉙「ヒヤズ」比屋地御嶽（牧山）からの分祀。図①の地図外。

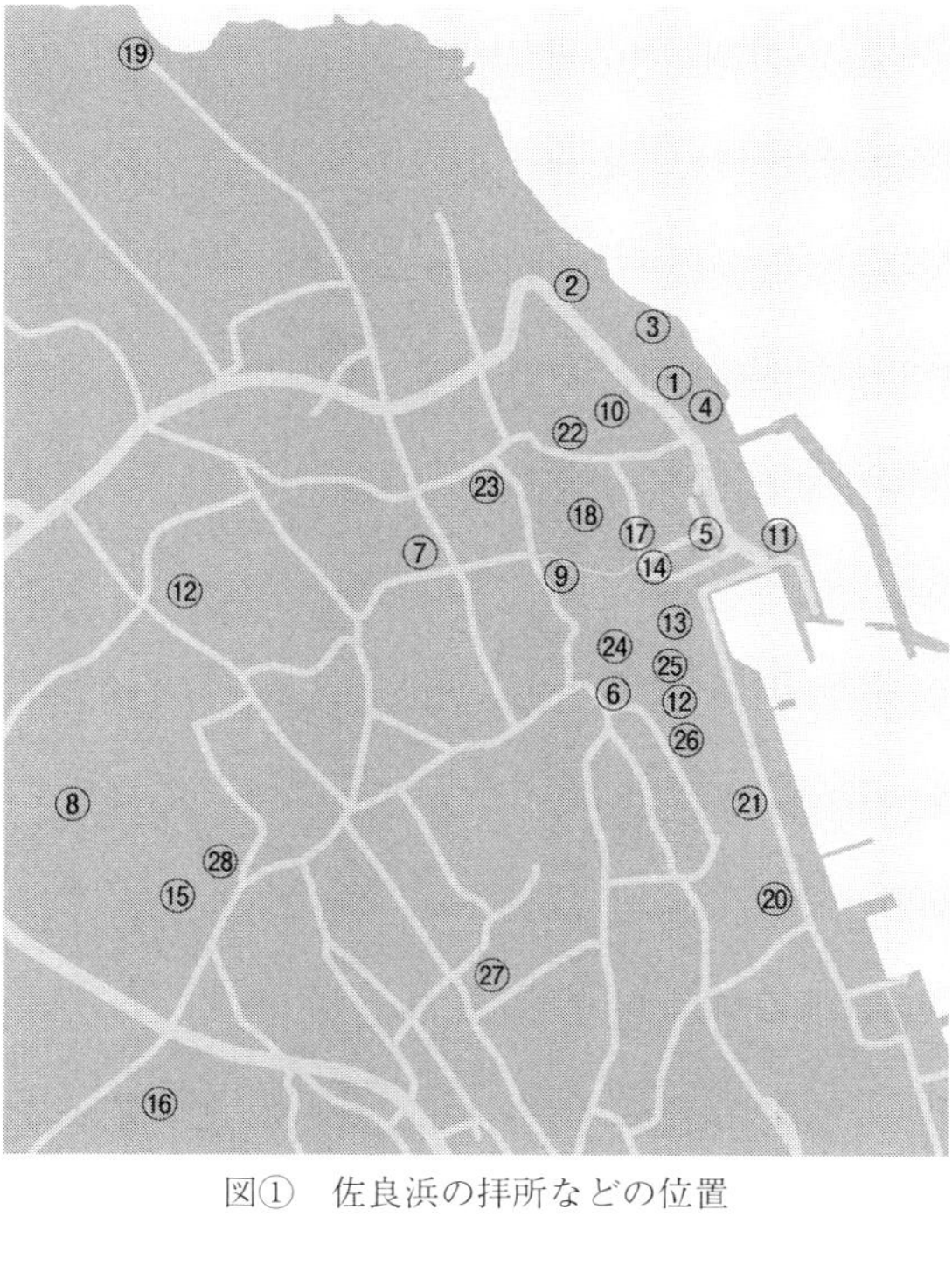

図①　佐良浜の拝所などの位置

三　病いの経験の語り

1　ツカサの話

佐良浜において病いは、単なる心身の不調として近代医学の原因論によって語られるだけの経験ではない。さまざまな意味を持った出来事として、さまざまな価値を付与して話される。病いを得ることは本来、個人にとってはつらい経験であり、負の価値が与えられるのが普通である。しかし、ここでは秀でた経験として語られることがある。病いを得ることをカミから直接「知らせ」を受けた経験としてとらえ、カミに選ばれた人である証拠として誇るべき体験とされるのである。そして周囲の人々も病気を繰り返す人を、ツカサやムヌスーになるようにというカミからの知らせを受けていると考え、その挙動を見守る。

一九八〇年代後半にツカサ（フンマ）を務めた女性Lさんは、自家用の農業を行なう主婦である。健康そうで穏やかなLさんは、ツカサとして祭祀の説明をする中で、神役になった経緯に話が及び、次のように話してくれた。なお、事例の文章は、録音ではなく、会話後に書いたノートによっている。Lさんが語った文脈に基づいているが、筆者が必要と思う言葉を（　）で補い、わかりやすいように方言を標準語に改めたり、表現の言い換えを行なったりして整理している。筆者による質問や応答は省いた。以降の事例でも同様である。

事例①「ツカサの話」（六〇歳代女性・Lさん）

自分なんかは、生きるか死ぬかの人だった。若い頃からずっと胃腸の病気だったが、どこが悪いのかよくわからなかった。たとえば、「胆石だから手術しよう」といわれて入院しても、検査をしてみると「（胆石とは）違う」とわかり、退院する、というようなことが何度もあった。「カミサマが下りているからそれを信じなさい」とユタに言われていたので、病気を治すためにとマウ（個人のカミ）を上げる（祀る）ことにした。「ユタのオカアサン」に頼んで、マウを上げるニガイをしていると、自分でも気付かないうちに泣きながら「ティンガナスの歌」（村落祭祀で歌う「天のカミサマ」を称える神歌）が口から出ていた。ユタは、「あんたは、ティンガナスのカミをカミて（敬って、持って）いる。五〇歳になればトゥエムツンマが出る（上に立つ女性になる）」と言うので、「自分はムヌスーになるのかね、不思議だね」と思っていた。マウをあげてからも病気がちで、胆石や胃潰瘍で三回も手術をした。五〇歳の時に胆石の手術をすることになり、手術台にのると歌が歌いたくてしかたがなくなり、「ちょっと待ってね、歌をひとつ出すからね」と先生に言い、「ティンガナスの歌」を歌った。退院すると今度は、夫がサメに襲われた。ふとももを咬まれただけで命は無事だったが、大変な思いをしたので、平良のユタに行き、「どうして、うちの人があんな目に遭うのか」と聞いた。ユタは「あんたは、佐良浜で一番大きいカミサマを信じているか」と聞くので、「自分は、違う。〇〇のカミだ」とサトガンを答えたが、「違う。もっと大きなカミ」とユタは言った。夫が退院して帰ってきた日の翌日がンマユーイだった（その時にフンマに選出された）。夫が助かったのは、ツカサは夫婦がそろっていないといけないから、「佐良浜のシマムツ、ムラムツ（島持ち、村持ち。神役）になるべき人の夫だから、カミサマが許した」と、ツカサに「出た」後にユタが言った。

ツカサは眠る暇もないから大変だったが、カミサマが助けてくれて無事にやり通した。寝ていても時間になるとカミサマが起こしてくれて、ニガイに遅れるようなことはなかった。不思議なことがたくさんあった。

（たとえば）ナナムイには七つのウコウル（香炉）があるべきだが、最初から一つ「水の香炉」がなかった。セイケツの時に「不思議だね」と思い、アニンマ（姉司）に聞いたが「最初からそうだから、自分なんかにはわからん」と言う。そうしていると、夢を見た。水がなく枯れてひび割れた土の七つの鉢が転がっている。一つを手に取って「水をあげないからだね」と思った夢だった。気になったので、ユタに行った。ユタに「水の香炉が探しきれない」と尋ねると、「トラヌハ（寅の方）か、ウマヌハ（午の方）にあるから、探してごらん」と言う。その当時は新しく神社を建てた後だったが、砂や木やごみでいっぱいだった。お賽銭を置く所も水が流れていかずにたまって濡れていた。みんなは、カミサマに怒られるのではないかと怖がって、何も取り払おうとしなかったが、自分が掃除をしようと言った。フンマは自分では（作業は）できないから、ナカンマにするように言ったが、嫌がるので、自分が（ごみを）取るから運ぶのはしなさいと、カカラを使って掃除をした。「何か（罰が）あればフンマ（である自分）に来るから、大丈夫。自分が責任取るから」と言って、全部のごみを下ろし、砂を運び、掃除をした。すると、寅の方から水の香炉が出てきた。中に草が生えていた。ずっと雨が降らなかったが、「これで雨も降るね」と言ったら、そのとおりに雨も降った。探し出した香炉を「何の歪みもない香炉にして下さい」という「ビシニガイ」をした。三代前のツカサに聞いていたとおりの香炉だった。

その年、神社（ナナムイ）で今までできたことがなかった椰子の実が六つ実った。カミサマがンマたちの分にとならせてくれているはずだと言って、取らせてみんなで食べた。

ツカサに出てからは、病気ひとつしない。カミサマのおかげと思っている。毎日カミサマにお礼を言い、きれいな言葉だけを使っている（怒らない）。

ツカサは荷の重い大変な仕事である。時には早朝から深夜にまで及ぶこともある煩雑な手順のニガイを頻繁にみなの前で行なうことが求められる。村落の安寧、豊作、豊漁は「ツカサ次第」と考えられているため、普段から定められた振る舞いをして人に非難されないようにしなくてはならない。そのような大役であるツカサ就任の知らせを受けた際の衝撃は、経験者のだれもが語ることである。それまでの日常と決別してカミに仕える身になることをすぐに覚悟できる人は少ないが、断るとカミの罰が当たるという怖れもあり、よほどの理由がないかぎり、不安な気持ちを持ちながら引き受けるのだという。

ツカサ就任が決まれば、わずかな間に前のツカサの祭祀のノートを書き写して手順をなんとか覚えなくてはいけない。そしてツカサになれば日頃からその言動は注目を集め、祭祀には間違いがないよう気を使い、気の抜けない日々を送ることになる。特にフンマの振る舞いが村落の吉凶と結びつけて語られるために、責任は重大である。

ツカサは心身ともに過酷な仕事を課せられるが、同時に村落の代表として人々の尊敬を受ける役割であり、任期を終えた後もツカサの中の役職名で人々に呼ばれ、「ツカサ経験者」として敬意が払われ続ける。たとえば村落最大の祭りであるミャークヅツでは、現在のツカサに続いて歴代のツカサたちが、一般の人々にさきがけて踊り始めるというように、村落の中で特別な存在になるのである。

Lさんの事例は、ツカサへの就任を中心に、それ以前の出来事を振り返って語られた話である。ツカサに選ばれることは、「特別な人であった自分」が自他から発見される出来事である。それを契機に過去の「よくわからない」病気がカミからの知らせだったと気付き、意味のあるものになったのである。それまではユタの言うあいまいな暗示も腑に落ちてはいなかったが、神役就任を経てすべてがツカサになることを主題としたまとまった経験の一部としてとらえ直されたのである。それは周囲も同様で、ユタもLさんの就任後に、初めて夫の事故をツカサと関連付けて説明している。

過去に起こった病いは、起こった出来事のままで存在したり、一つの意味のまま固定化するのではなく、新たに起こる出来事によって、その意味を更新しながら、現在の自分のあり方を構成する人生の物語になる。つらい病いが誇らしい自分の物語を構成する要素になるのであれば、それは理想的な経験の「収まり方」といえるのではないだろうか。

ところで、Lさんはツカサに就いている間、たびたびカミサマに助けられ、不思議な経験をし、折につけ、カミサマの気配を確かに感じたと語った。Lさんだけではなく、多くのツカサ経験者が、就任中はカミサマがいつも一緒にいると感じていたと言う。佐良浜のカミは一般には恐ろしいものである。しかしツカサになり、カミに奉仕することによってカミが自分たちを導き助ける存在に変わり、そのような大きな存在と共に生きていることを実感できるのであれば、ツカサの経験は個人の人生において得難いものだと想像できる。ツカサを終えた女性たちは一様に口をそろえて「健康になった」「カミサマに助けられた」と言い、そして確かに彼女たちはみな元気で朗らかであり、威厳に満ちているようにみえる。

2 ムヌスーの話

一方、同じようにカミからの知らせを受けるムヌスーが語るのは、嫌がっても許さず、カミの道へ進ませるというカミの恐ろしい側面である。

「もともとムヌスーになるべき人が、忙しいから、と（ムヌスーを）しないでいるとツカサに選ばれる」と説明する人がいるように、佐良浜ではツカサとムヌスーは、互換性のある、ともにカミからの知らせに敏感に反応する「ツヅダカ」といわれる人であると考えられている。しかし同じように病いを経験しながらも、ツカサは神役への指名という社会からの承認によって劇的に環境の変化が起こるのに対して、ムヌスーは自分で病いの意味を探し出し、カミとの繋がりを発見し、カミに選ばれたことを自ら社会に宣言しなくてはならない。そのようなムヌスーにとって病いは、自らが紡ぐ物語の目に見える証拠なのである。

Mさんは、卜占を行なうムヌスーである。家に相談者が来れば、白い着物を羽織って神棚を拝み、カミからの声を聞き、それを相談者に告げる。佐良浜で生まれたMさんは、一六歳で県外に行き、その後は長らく沖縄本島などで暮らし、十数年前に佐良浜に戻ってきた。「よそ者」なので地元のニガインマに恨まれないように、他人の家のニガイは引き受けないようにしているが、家に訪ねて来る人の相談には乗っているという。Mさんは、「カミサマの仕事」をするようになったいきさつを次のように語ってくれた。

事例②「ムヌスーの話」（七〇歳代女性・Mさん）

物心ついた頃から霊感があった。カミサマの提灯行列が見えて、夜は怖いのでお使いにも行けず、家の人に怒られていた。一六歳で関西の紡績工場に働きに行ったが、工場の慰安旅行で奈良に行くと、大仏さんが口を動かして言葉を言っているのが聞こえて、怖くなった。一緒にいた友達に言ったが、わからないという。旅行から帰った後は、怖いので寮から外に出られなくなった。

一九歳で沖縄の那覇に帰り、佐良浜出身の人と結婚した。三三歳で次男を出産した後に体調を崩し、寝たり起きたりの状態になり、県外の大学病院を何カ所も回ったが、どこが悪いかわからないといわれ、病名も付けてもらえなかった。急に目が見えなくなり、あわてて救急病院に行き検査をしてもらうが、「異常がない」と言われたり、吐き気がして起きあがれないので病院に行くと、何日も何も食べていないのに「食あたりじゃないか」と言われたりした。お針子の仕事をしていたが、「おかしいね」と思う時には、針に糸を通せなくなり、気持ちが収まるまで何日もご飯を食べず、水も飲まないで、自分の部屋で暴れていた。機嫌が直ったら病院へ行くが、結局どこが悪いのかわからなかった。

五一歳の時、鹿児島の大学病院に入院した。入院して三カ月ほどした頃、昼間に寝ていると医者のような白い服の男の人が「起きなさい。これ、持っていて、自分の言うことを聞けば、元気になす（する）から。一一月二五日に退院しなさい」と、大きな額に入った菊の紋のある賞状を渡してくれた。しかし、起きてみると額はなく、隣の人に尋ねてみたが、だれも来ていないと言われた。その数日後の朝早く、また同じ人に「アサミ神社に行って、お参りしなさい」と起こされた。言われた通りに、病院を出て歩いて行くと神社があった。夫婦杉の間にある階段まで来ると、「七七段ある。必ず、読んで上がるよう」と、また声が聞こえるので、そのとおりに教えながら登った。参道を進み、拝所を見つけ、そこで手を合わせていると天から十二色の羽衣を着た人が下りて来て座っているので、じっと見ていると、合わせていた手が外れなくなった。手を外そうと苦しんでいると、ふいに後ろから肩に手が置かれ、そのとたん手が自由になった。振り返ると神主さんが立っており、「あんたはちょっと不思議な人ではないか。目の前にいたものが見えたでしょう」と言った。沖縄から来て、病院に入院をしていると話すと「あんたは普通の人とは違う。沖縄の人なんかは、ハンジ（判じ）［37］を当てることが上手ってよ。いつかはやるんじゃない」と言いながら、手を貸して立たせてくれ、明治天皇が行幸された時に発見されたという、山の上のきれいな湧き水の出る所まで案内してくれた。そして、神主さんは「三回、それを飲みなさい。自分があんたを清めて帰すから」と手をかざしてくれた。「お礼ができないけど」とMさんが言うと、「あんたは連れられて来たんだから、そんなもんではないよ」と言い、降り口まで送ってくれた。階段を下りようとするとまた頭の中で「その階段を忘れないように、数えて下りなさい。そして、下りたら後ろを振り向かずに自分の行く所までまっすぐに行きなさい」と声がした。病院に帰ると、急にいなくなったMさんをみんなが探していた。昼すぎに病院の先生が来て、「二五日に退院しなさい」と言うので、前にも言ったかと聞いたが、「いや、初めて言うよ」と言う。

夫に電話をすると、すぐにパスポートを作り、お金を持って迎えに来てくれ、一緒に那覇へ帰った。それからの毎日は修行で、「明日はどこへ行きなさい、明日はどこ」と、カミサマから指示を受けてウタキ（拝所）を回り、そのためにお金もたくさん使った。夜も夢に白衣を着けたカミサマが出てきて、ニガイの方法、線香の読み方を教えてくれたり、自分のことを悪く言っている人を知らせてくれたりした。そのような日々を過ごしていたある日「三月にモアイ（模合、無尽講）仲間からハンジを取りなさい」とカミサマに言われた。自分がそんな人（ハンジをする人）とは知らないはずだった友人が、モアイが終わっても帰らず、何か相談があるような様子をしていたので、思いきって「線香でハンジを取りたいと思うよ」と言ってみると、その人は「本格的にして」と頼んでくれた。ハンジを終えると、その人は満足したようで、「明日から弁当持って（Mさんの評判を）言って回る」と言いながら一ドルを置いて帰った。その晩に夢で、「あんたの給料九一ドルだよ。これは九〇ドルだから一ドル、自分で足しなさい」とカミサマが言い、給料袋が渡された。

数日後にはお客さんがどんどん来るようになった。人のハンジを取ってからは、病気をしていたのが嘘のように元気になり、自分の体を治すためにはカミサマの使いにならなくてはいけない、と自覚もできていった。

人にお礼をもらい始めてから最初のツイタチ祝い（旧暦一日の祭祀）に、今までの一カ月間で貯めていたお金を出し、夫に数えてもらうと九〇ドルであった。最初のモアイ仲間にもらったお金を足すと九一ドルだと考え、ハッと夢を思い出し、カミサマの言うとおりにしようと改めて思った。夫も「カミサマの言うとおりさす（させる）から、病気にさせないで下さい」と一緒に拝んでくれた。

今でもきつくなってはすぐに寝込み、カミサマにお願いして起き上がらせてもらっている。今でも夜は修行。

Mさんも先述のLさんと同様、過去を振り返って、自分の病いはカミの仕事をするようにという知らせであった、と理解している。

しかし、Mさんの場合は病いの途中でその理解を得ており、それによって病いをコントロールしている様子も見ることができる。Mさんは、子供の頃から人と違うものが見えていたといい、病院ではわからず、治療もできない不調とは、身体的なものと同時に精神的なものであったと察せられる。その不調を、カミと意思の疎通ができる特別な人である証と理解し、カミに祈ることを「するべきこと、修行」として取り組み、他人と関わってハンジをとるという仕事をすることによって管理し、治めていったとみることができる。その道筋を「現在の病いの状態は、カミがもたらしている知らせ、つまり一時的な不調である」という一貫した物語が支えているのである。そして、周りの友人も家族もその物語を否定せず、同調し、さらに専門家として新たな役割を担わせて頼ることによって積極的に後押ししている。

Mさんがムヌスーとして活躍するまでには長い道のりがあった。白衣を着たカミや菊の紋、県外の神社などの権威のある場所や事柄によって、「人とは違う」選ばれた存在であることへの自信を深めていき、カミの使いであると確信するようになる。また賞状を与えられたり、カミサマから給料を与えられたりするなどの不思議な経験があり、そのたびに自覚が生まれていったという。しかし、同時に体調が現在も完全ではないことも語られている。ムヌスーたちは自分に起こる不調は病気ではなく、ハンジのための知らせと考え、解釈し、それを人々に伝えている。カミの使いとなって人を助けるというムヌスーの日々の実践は、心身の不調に意味を与え、不調とつき合っていくための対処法であるとも考えることができる。

Lさんにとってもさんにとっても病いの体験はつらいものであり、それが起こって良かったと考えることは難しいはずである。しかし、カミの仕事をするという価値ある出来事に至るための必然であったと考えれば、その負の面を納得できるのである。あるいは、通らねばならなかった試練であったと積極的に考えれば、肯定的な評価を与えることも可能になる。そして、それを自らの進むべき道を示している兆しとしてとらえ、カミに仕える道を歩むことによって病いを治めていけるのであれば、病いは特別な自分を保証してくれるものでもある。LさんやMさんの事例からは、病いと付き合い、病いを管理し、さらには病いを利用している姿をみることができる。

ツカサもムヌスーもカミとの関係において自らの病いの経験の意味を理解し、それが特別な人である証ととらえている点では同じであるが、ツカサたちが神役就任という外から与えられた出来事を起点としてそこから遡って、カミからの知らせだったと理解するのに対して、ムヌスーたちは自分の身体の様子を顧みながら意味付けの試行錯誤を行ない、カミと結びつけて徐々に理解し、行動し、物語化していく。それが専門家になる過程になっているのである。

病いがさまざまな意味を持つのは、専門家でない一般の人々においても同様である。しかし、神役への就任や専門家になって今までとは異なる人生を歩むようになるという、自分の役割が変化する出来事は、人生における大きな転機であり、物語の生まれる機会である。変化が病いに意味を与え、物語として語る体裁を与える。病いの意味を求める人々にとって人生の変化はその機会であり、物語の生まれる場となり、また物語に後押しされて人生の変化を受け入れ、さらには自らを変化させているのである。

四　経験の過程

1　原因の探求

ツカサやムヌスーの病いは、人生の中で大きな意味を持つ出来事になっていたが、すべての人々がそのように病いを体験するわけではないだろう。

佐良浜は離島部ではあるが、近代医療を享受できる環境は整っており、「病気になったら、すぐに病院に行く」と人々は言う。島内の伊良部（宮古島市伊良部伊良部）などには明治三〇年（一八九七）頃から医師がいたが、宮古島の対岸に位置する佐良浜の人々は、陸路を歩くよりも四キロ隔てた海を渡り、宮古列島の医療の拠点である宮古病院（宮古島市平良西里）[38]に行っていた。村落内に一九四一年（昭和一六）からの一時期は村医がおり、一九六一年からはその後長きにわたり村落の医療を担う本土派遣の医師が常駐するようになる〔伊良部村役場 一九七八：四八九・七一六―七一九〕。この医師は休日も夜間も区別なく対応してくれたこともあって、人々は軽微な不調でもすぐに診療所に行き、治療を受けてきた。さらに一九九九年には医療法人グループの総合病院が村落内に開業し、専門的な医療も受けられるようになった。したがって離島ではあるが、近代医療とまったく疎遠であったとはいえない。しかし病院での治療にもかかわらず、思ったような回復の経過をたどらないと感じた時や重篤な病気の時に、人々は「おかしい」と考えるのである。時には、病いを得たこと自体への疑問が生じることもある。

病いは、ヤン、ヤミなどといい、痛みの状態もヤミであり、「アタマドゥヤミドゥン」（頭痛）、「クスンドゥヤミドゥーイ」（腰痛になっている）などという。しかし、具体的な病いではなくても、「風向きが変わる頃（初夏）」によく起こるというスタリといわれる体調がすぐれず「ダルーダルーしている」状態、ナマダムヌ（怠け者）に見えるような状態も人々は気にかける。病いを得て働かない様子は人々の口に上ることであり、「ヤーグマイ（家にこもっている）している」と言われないように、外に出るのだという。

倦怠感のような軽微な症状は「病院に行ってもわからないはず」と思い、また、原因についての心当たりがすでにある場合などにはムヌスーを訪ねる。LさんやMさんの事例のように医師たちが「（病名が）わからない」と言うのとは対照的に、ムヌスーは「わからない」と言わない。それどころか、聞かなくてもあれもこれもの可能性を示し、相談者はその中で得心できる原因を考えることになる。また、普通の人が理解できないことを言ったり、意味もなく歩き回ったりする心身の異常な状態は、カミの病気に特有の症状とだれもがわかるので、その場合には病院に行くよりもムヌスーに行くことが適切な行動とされる。近代医学とは異なる原因を探し始めた時点で、すでにムヌスーが原因を判断できると人々は見当をつけているのである。

では、実際にはどのように原因が「わかる」のか。次の事例は、Y夫妻が一九九〇年代中頃にムヌスーに行った時の経験である。

事例③「主のある木」（四〇歳代男性・Yさん、四〇歳代女性・Yさんの妻）

（Yさんは）めったに風邪などひかない。しかし、急に喘息みたいに咳をするようになった。初めは風邪をひいたと思い、診療所に行き点滴を打ってもらったが、何週間してもよくならなかった。Yさんも夫人も「おかしい」と思い、ムヌスーに行ってみようということになり、近所に住むYさんの姉に頼んで、彼女がよく行く村落内のムヌスーに連れて行ってもらった。Yさんたちは病気のことは告げなかったので、ムヌスーは夫人の気持ちが落ち着いていないとか、亡くなったお母さんの話などさまざまな問題を語り、その一つとして「庭に木があるね、（その木には）ヌシ（主、死者）がいるから、返しなさい」と言った。どの木を指している話なのかすぐにはわからなかったが、ムヌスーと話し合っているうちにずいぶん前に山から取ってきて、庭に植えたミカンの木のことだとわかった。帰ってすぐに木を山に返しに行き、その場所に酒と塩（マース）を供えて謝った。そうするとYさんの症状はすっかり治った。

Yさんの夫人は、「そういえば、（その木のそばを）通るたびにゾクッとしていた。なんかそこだけ、ひんやりして、違うようだった」と後から思い当たったという。

人々がムヌスーを訪ねると、ムヌスーはマウや祭壇に線香を供えて目をつむって手を組み、カミからの伝えを聞いたり感じたりして、一方的に「〇〇（十二支）の人がいるね」とか、「〇〇（十二支）は昔、病気をしたね」、また「オジイにこんな人がいたね」などとカミから伝えられたことを告げ、相談者の答えを聞きながら話を進めていく。相談者が不調や不幸など来訪の目的を告げ、それに応じた原因が示されるのではない。たとえムヌスーからそのような問題があるのかと聞かれても、相談者は本意を伝えることなく、「運勢を聞こうと思って」などと言うのが一般的である。ムヌスーからはさまざまな事柄が提示され、相談者はその事柄に心当たりがあれば、それに応じた情報や自分の考えを開示し、ムヌスーから詳しい話が返される、という対話によって問題が絞られ、その詳細が浮かび上がってくる。Yさんたちには、「主のある木」以外にもいくつかの事柄が示されたが、それらの中からその時の問題と照らし合わせて原因に「気付き」、自分の過去の状況や行動を思い出すことによって、原因が明らかになったのである。

この過程では、相談者が懸案と考えていた問題だけでなく、気付かなかった出来事や気にしなかったことが新たに問題化することも多い。沖縄本島から佐良浜に嫁いできたYさんの夫人の気持ちが「落ち着かない」という話は、その後に他のムヌスーからも繰り返し語られ、「いつか（ニガイを）しなくては……」と考えるようになり、後日、対応することになる。

病いなどの問題を引き起こしている原因は、ムヌスーによって一方的に与えられるのではなく、相談者とムヌスーのやり取りによる共同作業によって作られていき、ある時点で相談者自身によって発見される。このような過程をムヌアカシ（物あかし）とかミチアケ（道あけ）という。ムヌスーのIさん（六〇歳代女性）は、「線香を焚くと、手のひらにテレビのように（映像が）見えるが、その意味がすぐにわかるのではない」と説明する。見えるものを相談者に告げて、それについてお互いに心当たりをあれこれ考え、話し合っているうちに「意味がぴったり合う」のだと言う。たとえば、大きな荷車をひいて坂道を登っている様子が見えれば、相談者が気にしている問題が大きく、達成が困難であることを示しているとわかるのだが、その荷物が何であるかは、相談者と考えていかなくては見えてこないのである。ムヌスーたちはみな、「(相談者が自分で)考えなくては、道はあかない(問題は明らかにならない)」と言う。積極的にムヌスーの話に乗り、物語を共同で作ろうとする相談者の心構えがなくては、ムヌアカシの場は成立しないというのである。ムヌスーは、受け身で話を聞くだけの相談者を、「アカス」力を試している、協力的でない、と非難する。

ムヌアカシでは、ムヌスーがさまざまな原因を語るが、長年ムヌスーのもとに通っている年配の女性たちはその説明論理をわがものにしている。また、病気の原因についての知識も持っているため、ムヌスーに行かなくても自分で推測して、「わかる」場合も多い。筆者が近況を尋ねた時にPさんが語ったのは、次のようなことであった。

事例④「クチがきた話」(七〇歳代女性・Pさん)

このところ、ずっと調子が悪い。病院に行っている。「心臓(が悪いの)じゃないか」といわれて薬をもらっている。(その一方で、ある人の)クチ(口、悪口、噂)が来ているのがわかっている。前の選挙の時、支持を頼まれたが断ったので、それ以来、(自分のことを)おもしろく思っていないはず。いろいろ悪く言っていると人から聞いている。この前、たまたま予定から遅れた船に乗ったら、その人たちが示し合わせて一緒に船に乗り、あれこれ言っているのを見かけた。それでその人たちが悪口を言っていることがわかった。その時には直接、「あんたたちなんか、どんなことしてるか わかってるの」と言ってやった。

Pさんは、心臓が悪いといわれて病院に通う一方で、他人の悪口が作用して不調が起こっているのではないかと考えている。Pさんは、人の上に立つ役割をすることが多く、またはっきり物を言う性格でもあり、これまでにも同様の原因をムヌスーからたびたび示唆されてきた。また「人のクチ」は、一般的な病いの原因として広く人々が知っており、選挙の時に問題があり、人から噂を聞き、さらに問題の人々が集まって話している姿を見たことによって、人のクチという原因にPさんは自ら「気付い」たのである。

2 病いの原因

このように佐良浜には、近代医学の説明とは異なる病いを起こす原因があり、その中にはムヌスーから教えられて人々の知識になっているものもあると考えられる。原因は、大きく分けると①カミが知らせる、怒る、②悪霊が当たる、死者が怒る、まねさせる、③生きている人のクチが来る、思いがかかるなどである。まず一つ目として、カミは病いをもたらす存在として人々から畏怖されている。以下は、Oさんがニガインマをしていた五〇歳代の頃の話である。

事例⑤「カミサマがオジイを病気にした話」（九〇歳代女性・Oさん）

Oさんは、当時は毎晩のようにニガイを頼まれて家を空けていたので、たまりかねたオジイ（夫）が「どうして家で眠らないでいるか。家で少しは眠りなさい」とOさんをなじった。「そんなこと、言わないよ（言ってはいけないよ）」とOさんが言うと、夫は「言うさ」と、言い返した。夫はいつもは怒ることもない穏やかな人だったが、その時には珍しくそのように言い、それはマウの下でのことだった。

次の朝、夫は起き上がれないと訴え、「もう命はない」「病院に連れて行きなさい」と言う。びっくりしてすぐに船で平良の病院に行き、そのまま二〇日間入院した。

Oさんは、カミサマから豚の頭の夢を見せられ、「モモタン、シンタン、トウタンでターデ（何度も何度も祈りなさい）」という意味（豚を供えてニガイをして命乞いをしなさい）だとわかった。また、平良のユタに聞きに行くと「あんたはビドイ（トリ）の人（夫は酉年）のことで来るね」「あんたを怒って病気しているね」と言われたのだが、（ユタに行く時の作法どおりに）「わからん」と嘘をついたという。しかしユタは「カミサマのこと、できないと言うのが悪い」「あんたはファーイ人（元気）だから、病気もやらんからダンナにあたっているよ」と言っていたという。

夫が退院して島に戻ってから「イノチダイニガイ（命乞いのニガイ）」をした。カミサマのことなのに不満を言って悪かったと詫びたのだという。

Oさんの夫がどのような病気だったのかはもうわからない。しかし、急に苦しみ出し、Oさんも夫もこの不調をカミのこと（ニガイ）をしているOさんを非難したせいだと理解したのである。夫は周囲の人に「○○（Oさんの愛称）怒ってみたら、大変なことになった」と語っていたといい、その後ニガイに不満を言うことはなかったという。専門家の家族であるとはいえ、このように一般の人であるOさんの夫にもカミは怒って病いをもたらしたのである。

事例①「ツカサの話」や事例②「ムヌスーの話」のように特別な資質を持つ人には「カミに仕えること」にこ

知らせて病いをもたらす。これとは別に、事例⑤のようにカミへの不敬な言動や拝所での行動などによって、一般の人にもカミは罰として病いを与える。マウを上げている人は、その世話を疎かにすればかえって病気になるともいう。カミの怒りは病気やけがだけでなく、死までも引き起こすとされる。ツカサたちはカミに直接関わるためにその怒りを受ける可能性が高いとされ、人々は彼女たちの病いや不幸からカミの意図を測り、噂するのである。

病いをもたらす二つ目の原因には、悪い「もの」や死者などがある。成仏できずにさまよっている「マズムヌ」、または「スマヤフ」と呼ばれる悪霊は恐ろしく、人に病気を「うつし」たり一緒に連れて行こうとしたりするといい、過去には「マズムヌと当たったので、急に寝込んでしまった」とか、「マズムヌにさらわれて病気になり、亡くなった」などと語られていたという。マズムヌは、竜巻のような風として見えることがあるというが、多くはムヌスーにしかわからない存在という。しかし、死期が近い人には見えるともいい、意識がはっきりしない老人がおびえた表情をすると、家族は「マズムヌが見えているのか」と疑い、心配する。事例③のYさんを喘息のようにした「主のある木」もそのような悪い存在である死者が「ついていた」のだと考えられる。

このような見ず知らずの死者だけでなく、死んだ家族や祖先も病いをもたらす。亡くなった家族であるオジイ（おじいさん）、オバア（おばあさん）も恐ろしい死者になる。「かわいさのあまり孫を（死者の世界に）連れて行こうとする」とか、「自分のしたこと（病気や悪いこと）をさせる」のである。そのために人々は平素は墓地には近づかず、行事以外に墓参りに行く習慣もない［40］。ムヌスーのIさんは「佐良浜にはそんなに昔の人はいない」から病気の原因となっている「祖先」は、見知ったおじいさん、おばあさんであるという。

知り合いの家のおじいさんが亡くなった日の話を、Bさんは「オジイが船員手帳を返せと来ていたよ」と、話してくれた。

事例⑥「オジイの船員手帳の話」（五〇歳代女性・Bさん）

急に（体が）きつくなって起きあがれなくなって、とうちゃんに「何でかね」と言って休んでいた。黒い服（喪服）の人が（歩いて）回っているよ、と聞き、「だれが死んだかね」と（夫と）言っていた。（きつかったので）昼間、寝ていると「バガムン（私の物）、返せ」と（夢で）聞こえた。起きた後に知り合いのおじいさんが亡くなったと聞き、もしかしたらと思って、家の中を探すと（そのおじいさんの）船員手帳が見つかったので、喪家に返しに行った。昔、（Bさんの家は）「船長ヤー（家）」だったのでその時の物を返せと（乗組員だったおじいさんが）言ったはず。

Bさんは神役の経験者であり、「（カミのことが）わかる」という人であるが、ムヌスーではない。しかし、亡くなった人の気持ちが作用して「きつく」なり、それに対処したというのである。だれもがBさんのように死者の具体的なメッセージを聞くことができるわけではないが、死者は知らせたいことがあれば、それを気付かせるために不調を起こすのである。

事例⑦「おばあさんを緩ませた話」（四〇歳代女性・Qさん）

年に一回はムヌスーに聞きに行く。ムヌスーは佐良浜の人を代わる代わる使う。去年行った時にに、死んだおばあさんの話が出た。（Qさんは）知らなかったが、夫のお母さんが、少し「おかしい」と家に閉じ込められていたことがわかった。ムヌスーに「カミ（の時代）からのユルシブン（謝りやお礼のニガイ）をするように」と言われたので、祖先が暮らしていた地である池間の大主神社まで行って「お礼ブン」のニガイをしておばあさんの気持ちを「緩ませ」てきた。

この場合、死んだおばあさんはまだ病いを引き起こしてはいないが、そのような原因になり得る何らかの問題と考えられており、対処の儀礼が行なわれたのである。ムヌアカシでは相談者をめぐるさまざまな事柄が提示されるが、そのような項目の一つが死者なのである。これをQさんが放置しておくと、それは自身や家族の病いになって現れてくるかもしれないのである。

三つ目は、人の言葉や悪意などの気持ち、またイズイッダマ（生き霊）である。事例④「クチがきた話」のPさんは、他人の悪口が原因になって不調が起こっているのではないかと考えていた。フツ（口、言葉）は力をもっており、特に悪口であるヤナウツ（悪い口）は、人に「かかって」（作用して）病気を引き起こす。たとえ、悪意を持たずに単に噂をしただけであっても同じように働く。善悪の区別はなく、他人が寄せる気持ちが作用し、関心を持たれたり、うらやましく思われたりすることによって病いがもたらされるのである。

たとえば、二〇代の女性は、広報誌に子供の写真が出た話をする中で、そのためにその子が熱を出して大変だったと教えてくれた。広報誌を見た人が「かわいい」と思うだけで、その気持ちが「来る」のだと言う。それを彼女は、「人のクチが来た」ので熱を出したと言い表した。クチがもたらすのは、熱や腹痛など比較的軽微な症状である。これは、だれもが知る一般的な病いの原因である。

さらに悪意や恨みなどの気持ちが抑えきれずにイズイッダマとして他人を攻撃してしまう人もいるという。過去の話として、恋愛関係の嫉妬や恨みが相手に病いをもたらしたと語られていた。イズイッダマがもたらすのは、寝込んでしまうような重い病いである。

その他に、ムヌスーが提示する原因として「タマスィ」（魂）もある。ムヌスーは、驚いた時にはタマスィが落ち、そのままにしておくと不調になるという。重病の人に対しては「タマスィを落としている」と説明され、ツカサやムヌスーが依頼されて行なう病いの回復のためのニガイは「タマスィを付けるニガイ」という。昔は、子供がけがをした時など、驚いてタマスィが落ちたと考えて、親が驚いた場所で石を着物の脇にはさんで持って帰り、床柱においてニガイをした、などというが、そのような話は知らないという人もいる。現在もタマスィを驚かせないようにしないといけない、タマスィを抜けさせてはいけない、と語る人もいるが、タマスィを落とした、それで病気になったという話を一般の人々から聞くことはなかった。

このように病いの原因になるのは、カミ、死者、人の気持ちなどである。しかしこれらのどれもが等しく病いの原因として現れるわけではない。拝所を荒らすなど特別な行動を取らない限り、カミが一般の人に怒りをぶつけることはない。カミの知らせを感じるのは、カミの道に進むべき選ばれた人であり、一般の人々の病いの原因となるのは、死者や生きている人のクチなどが主である。

3　原因の個別性

ムヌスーが語る病いの原因は、病いに特有のものではない。人々は個別の問題を抱えてムヌスーを訪ねてくムヌスーはそれぞれの問題に対応した答えを出すのではなく、人々が知ることができないあの世の状況などを説明するのである。そのような状況が原因になって病いを引き起こしているかもしれないし、子供ができない、家庭の不和などの別の問題を引き起こしているかもしれない。そして、その解決のために個人のニガイを行なうのである。したがって、ニガイも病いなどそれぞれの問題に対応するのではなく、あの世で起こっている原因に対処するのである。ニガイは朝に行なうか夜に行なうかによって二つに大別され、内容も異なるが、その差はニガイの名称には関係しない。同じ名称のニガイが、朝に行なわれることもあり、また夜に行なわれることもある。問題の大きさによって、朝に簡単に行なうか（朝のニガイ、シトゥムティヌニガイ）、もしくは念を入れた大きな行事として夜に行なうか（夜のニガイ、ユーカヌニガイ）の選択が、依頼者によってなされるのである。

ただし、不漁の問題は船主の妻などが「船のダツンマ」（祭祀者）として相談に行くため、初めから問題を限定して相談し、ムヌスーも不漁に特有の原因を示す。しかし対応はやはりニガイによってなされ、朝のニガイ、もしくは夜のニガイが行なわれる［41］。

これらの原因についての説明からは、近代医学のように、どのような原因がどのような症状を起こすのか、あの世でどのようなことがあれば、人の世にどのような問題を起こすのかという対応関係を明らかにすることはできない。そのような因果性によって病いが起こっているわけではないのである。あくまでも問題が起こってから原因がわかるのである。

しかし理解のためにその大枠を示そうとすれば、表①「ムヌスーＩさんのニガイ一覧」のようになる。Ｉさんは多くの依頼者が訪れる「よくわかるムヌスー」であるが、ツカサの経験もあり、ニガインマとしても支持されている。表①は、まずＩさんにニガイの名称を教えてもらい、それを目的ごとに分け、どのような原因でそれが

相談の目的			ニガイの目的	ニガイの名称	災因						
病気	人間関係	不漁			死者の霊 先祖	死者の霊 悪霊	不和	運勢	カミ	魂	物の不在
○	○	○	死んだ人をなだめる	スマンカヌースニガイ	○	○					
○	○	○		オモイバンニガイ	○	○					
○	○	○		キガズンニガイ	○	○					
○	○	○		スマガラニガイ	○	○					
○	○	○		スマバキャーリニガイ	○	○					
○	○	○		タマスウカビ（死者）	○	○					
○	○	○		ヌギファーニガイ	○	○					
○	○	○	マズムヌを祓う	ハラウニガイ		○					
○	○	○	人の口、不和を防ぐ	アグノパナニガイ アグノマスニガイ			○				
○	○	○		フツダミニガイ			○				
○	○	○		ワゴーブンニガイ			○				
○	○	○	運勢を上げる	フンビニガイ				○			○
○			健康、安全	タスキブンニガイ	○			○			
○				ノッタイニガイ イノチダイニガイ	○			○			
○		○		スルキニガイ	○			○			
○		○		ンマガジュルキニガイ	○			○			
○		○		ガンジューニガイ	○			○			
○		○		タビダスキニガイ	○			○			
	○		子孫繁栄	ソルキニガイ	○			○			
	○			アトナウニガイ	○			○			
	○			ツヅウリニガイ	○			○			
	○		心穏やかにする	ツムユルスニガイ			○	○			
○			マウを上げる	ツヅナオシニガイ					○		
○				カンサウズニガイ					○		
○	○	○	カミへの感謝	お礼のニガイ	○	○	○	○	○		○
○	○		カミへの謝罪	謝りのニガイ					○		
○			魂を戻す	タマスウカビ						○	

表① ムヌスーIさんが語る個人のニガイ一覧

必要になるのか（災因）、またそれが現れる場合（相談の目的）の事例を整理したものである。出来事が生起する順序を逆にたどって表にしており、文脈は無視している［42］。ニガイの名前や考え方はムヌスーによって異なっており、依頼する人々はそれを詳しくは把握していない。人々はニガイを名称で依頼することはなく、朝か夜かの区別でニガイを頼むのである。

表①からわかることは、次のような感触である。原因は死者やカミなど大きなカテゴリーでいくつかあるだけだが、ムヌスーはその人の問題に応じた固別の話を、枝葉のように原因からそのつど語り、その物語に対応する個別のニガイが行なわれているのである。しかし、その儀礼は名称にかかわらずどれも同じ内容であり、近代医学の薬のように病いの症状にそれぞれ対応する対処の儀礼があるわけではない。つまり、共有された原因論の枠組みの中でそのつど、個人に合わせた原因と対処の物語を処方するのがムヌスーの役割であり、それによって自動的に儀礼が執行できるシステムだといえる。

4　原因に気付く

病いの原因になる事柄に、人々が「気付く」ということについて、もう少し考えてみたい。事例③「主のある木」では、ムヌスーが示したいくつかの話の中の一つである庭の木という話に対して、木を取ってきたという「行動」が過去にあったことに夫妻が思い至り、「主のある木」という原因とYさんの病いの間に関係性を築くことができた。事例④「クチがきた話」のPさんは、ある人たちといさかいがあったことをさほど大きな問題として考えていなかったようだが、不調を感じ、いさかいをした人たちが何か相談をしている様子を目撃することによって、過去のいさかいがPさんの中で問題となって立ち上がり、彼女たちのクチがPさんに「来ている」ことが「わかった」のである。

死者も悪口も、どちらも一般的に語られている原因である。しかし、その一般論が個人の原因になるためには、本人とその原因とを結ぶ事柄に思い至らなくてはならない。そのような「気付き」をもたらすのは、①過去の行動と②社会の中における関係性である。木を取ってきた、いさかいがあった、など過去のある時点での自分を特定することによって、原因をめぐる物語の主役が自分であることに気付くのである。病いや不調を感じた人が、自らの行動や状況に思いをめぐらし、過去の問題に思い至ることもある。特に日頃からムヌスーに相談している女性たちは、その説明体系を身に付けているので自ら気付くことができる。また、村落祭祀の時に人と言い争ったなど、禁忌への違反を自覚している人は、体調が悪くなればすぐにそのことを原因と考えるだろう。

しかし、確信が持てない場合、また思い当たらない時には、ムヌスーを訪ねる。するとムヌスーから「このような場所を通ったね」とか、「こんなことがあったね」と、過去の行動や状況が「当てられる」。確かにそのような行動や状況があったと思い出すと、その時に「魂を落とした」とか、「マズムヌに出会った」などと説明され、原因を特定することができるのである。それは、倫理的に問題のある行動や特別なことである必要はなく、良くも悪くもない日常の一コマが確かにあった、と思い出せれば、あとはムヌスーが説明してくれるのである。また、関係性の説明によって原因と結びつくこともある。「病気をしていたオバア」のような特定の祖先が、家族や血縁の中で見出されることで、本人と原因を結びつけることができる。ただ、家族や祖先との関係性は、家族の成員であればだれもが同じ条件であるため、さらに「(特定のオジイに)かわいがられていた」「(性格が)やさしい(から伝えに気付くことができる)」などと、個人の特性が説明に加わることもある。このような目に見えない世界の話、あの世の話は、一般の人が知ることのできない事柄である。これらを説明できるのはムヌスーであり、このような説明を与えることがムヌスーに求められているのである。

項目としてあげることのできる病気の原因は、だれもが知っている一般論である。しかし、その一般論が個人の病いの原因になるためには、個人の「気付き」を経なくてはならない。気付きは、「そうだった」という感情の動きである。過去のある時点の自分、また社会の関係性の網目のある一点を占める自分の姿を確認することによって生じる小さな納得である。ムヌアカシでは過去や知らないことを当てられたという驚きが生じ、感情の動きをともなって納得がもたらされる。ムヌスーは物語を提示するという大きな役割を担うが、しかし一方的に答えを与えているのではなく、相談者の気付きを促し、相談者が自ら原因を発見し納得するのを助ける。それをムヌスーたちは「(相談者が)自分で考えなくては、道はあかない」というのである。

行動を原因にする場合には、本人が意識しなかった行動であっても何らかの状況を引き起こしていると説明されるのであるが、その行動のあやまちや責任が追及されることはない。いさかいを起こしたり、争いを起こしたりした場合でもそのことが責められることはなく、あくまでも状況を変化させた行動として究明されるだけである。この価値評価の保留は徹底しており、たとえ他人との喧嘩やいさかいを本人が起こしているとしても、ムヌアカシの場で過去が責められるようなことはないのである。

5　説明の作られ方

病いの物語を作る作業は、どのように行なわれているのだろうか。人々の語る過去の「治った話」では、原因があり、そのために病いが起こり、何らかの対処を行なったから治った、と語られるのであるが、実際には出来事はどのように生起しているのだろうか。

事例⑤「カミサマがオジイを病気にした話」を語ってくれたOさんはツカサ経験者であり、その後ニガインマをしていた。Oさんは、夫が亡くなってから初めての盆行事の際、足の痛みを訴えたことがあった。その後にOさんは、家に遊びに来た友人に向かって足が痛かったのは「オジイ（夫）が（足を）痛ましていた」と語り、また「（足の痛みがひどく）歩けなかったのに、〇〇（嫁）が刺身をあげたら治った」とその治癒を説明して聞かせていた。筆者は彼女の足が痛みだし、それが治癒するまでをそばで見ていたが、その経緯は、以下のようなものであった。

事例⑧「オジイが痛ませた話」（九〇歳代女性・Oさん）

Oさんが足の痛みを訴えたのは、盆行事が始まる日の朝であった。Oさんは夫を亡くしたばかりで、家から出ずに過ごしていたが、前日は筆者が来たので久しぶりに出かけ、普段は使わない階段を上り下りした。そのため家族は「疲れだろう」と判断し、Oさんの足に湿布を貼る処置を行なった。Oさんは、その時は痛みの原因について何も述べず、痛いと言いながらも歩くには不自由のない様子で、ふだんと変わりなく過ごしていた。しかし翌日、盆行事の二日目の朝になるとOさんは、「痛くて歩けない」と訴えた。家族は病院に連れて行こうとしたが、Oさんは「行っても治らない」と言い、病院に行こうとはしなかった。Oさんは高齢にもかかわらず健康であり、足の痛みがひかないことが腑に落ちない様子で「こんなこと、今までない」と繰り返しもらし、そして「オジイ（夫）が痛ませているのかね」と独り言を言っていた。家族はそれを聞き、「あんなにいいオジイが、どうして死んだら急に悪さするかね」とその意見に反対し、「オバアはまたあんなこと言うよ」と、Oさんの話には耳を貸さなかった。

昼前になり、平良に住むCさんの長男の嫁（沖縄本島出身）が「お盆だから」と言って訪ねてきた。彼女は、持参した刺身をブツダン（仏壇）に供え、その横でOさんは「オジイ、○○（嫁）が来てくれたよ」とブツダンに向かって話しかけ、手を合わせた〔43〕。その後の昼食時にOさんは、足が「痛まない」と家族に告げ、「オジイが痛ませていたはず」と今度は自信をもって言った。Oさんはブツダンに手を合わせて、謝りの言葉を述べていた。そして、その日の夕方に遊びに来た友人に対して、「オジイが痛ましていた」と語ったのである。また翌朝には、Oさんは足の痛みは治ったと言い、湿布も貼ろうとはしなかった。

佐良浜では盆行事を行なう習慣が一般的ではなく、Oさんの家でも村落内の親類の家でも今までに行なった経験がない。しかし、最近では沖縄本島での様子を見聞きし、見習って盆行事を行なう家が増えてきており、Oさんの家でも夫の死後に初めて迎える盆をどのようにするか、家族の間で何度か相談されていた。初めは沖縄本島出身の知人に教えてもらって三日間の行事を全て行なうことに決まり、Oさんもそのつもりだったのだが、最終的には「佐良浜式でいい（＝簡単でいい）」ことになり、盆の三日目にのみ供え物をすることになった。Oさんは「するのは○○（家族）だから」と言って、反対はしなかった。しかし、Oさんによると、夫は三日間の盆行事をしてほしいとOさんの足に痛みを与えて知らせたのである。そして、沖縄本島出身の嫁が二日目に盆行事として仏壇に供え物をしたことによって、訴えに応えたことになり、知らせの痛みが治まったのである。Oさんは、この一件を「ひもじく（空腹に）させたから、オジイが痛ました」とその後も何度か語った。

Oさんは、死者であるおじいさんに対して、自分や家族が盆の最初の二日間に供え物をしなかったという「行動（の欠如）」が希望にそうことなのか、気にかかっていたのであろう。足が痛くなった時、その痛みはおじいさんが不満を「知らせ」ているのではないかと考えたのである。しかし、その物語が立ち上がったのは、Oさんの嫁が知らせに応える行動をとった後である。供え物をすることによっておじいさんの知らせに対処し、痛みもなくなったというのである。

出来事は、必ずしも原因が症状を起こし、それに対処をすると治るという経過をたどるわけではない。この事例では、偶然に嫁が供え物をし、その後「痛くなくなった」という、対処と治癒によって「オジイが痛ませていた」という原因が確認されているのだが、Oさんが語る物語は、原因があり、それが病いをもたらしたという因果関係に従って述べられる。足の痛みが治癒を得たときに、一つの語りうる物語の全体ができあがったのである。

病いの原因は最初から自明なものとして存在するのではなく、症状に疑念をもって過去を探究する中で発見され、立ち上げられていくものなのである。たとえば、前日に出かけた時にマズムヌに当たったのかもしれない、人に羨ましいと思われたかもしれない、などさまざまな可能性の中から、盆に供え物をしていない、という過去を確認し、それが「死者の怒り」を引き起こしていることに「気付く」のである。人々は、病いの問題に対して、自らが関わった過去の出来事を見つけ出し、関係を整理して理解しようと努めており、それが病いの物語を作る行為となる。しかし、治癒はいつ訪れたのだろうか。Oさんは、嫁が供え物をしたから痛みがなくなったと語っている。予め用意された可能性（オジイが怒っている）があり、嫁の行動によってそれが確信になった。つまり、原因と対処が揃ったのであれば、結果は当然もたらされるのであり、物語の構成が整った時に治癒は約束されたと考えられる。

Oさんのこの物語を、本当は盆行事をしたかったのだが、家族に気兼ねしてできなかった不満を、足の痛みとして表明した「弱者の戦略」として読む人もいるかもしれない。ただし、これはこの場の実感とは異なっている。

本人が事態を変えたいとまでは思っておらず、これまでしたこともない盆行事は強い要望にまではなっていなかった。ただ、気がかりではあった。日常に生じる小さな不満や不安、それらは状況の変革までは求めていないが、表明の機会をうかがってはおり、その発露の場として不調の原因になった、とはいえるのではないだろうか。そこで表された不満は、物語の収束とともに日常の中に霧散していくのである。そのような調整の場として、物語が作成されたとみることができる。

ところで、以前であれば盆の供え物が原因と考えられることは、なかったはずである。沖縄本島での盛大な盆行事のあり方を聞き及び、佐良浜でも新たな行事が取り入れられ始めており、死者がそれを望んでいる、と考えられるように変化してきたのである。しかし、Oさん以外の家族はその規範をまだ受け入れてはいない。Oさんにしろ、必ずしもしなくてはいけないとは考えていなかったはずである。しかし、痛みが起こり、原因を探求する時に候補にはなり得たのである。そして今後は、Oさんにとって、ぜひ実施するべき行事になるのかもしれない。

また、Oさんの夫は、「怒ったこともない」といわれる温和な人格者であり、家族は、「おじいさんが怒って害をなす」という説明に納得していない。優しかった家族が、死ねば急に病いをもたらすような存在に変わるのはおかしいという疑問は、佐良浜では日常的にもよく議論されている。家族が生前の人格のままの死者を想定しているのに対してOさんは、「死んでカミになっているんだから」と言い、死者はこの世の論理とは異なる存在になる、死者は言葉を持たないから何かを伝えるためには病いで知らせるほかにない、というムヌスーが語る説明を引用する。病いの原因としての「家族の死者」は、世代によって概念の差が出てきている項目といえる。

6　原因論の論理性

佐良浜でも、近代医学とは異なる病いの説明が常になされているわけではない。人々が病いのあり方に疑念を抱き、日常の論理とは異なる世界の原因があるのではないかと疑った時に、説明が立ち上がるのである。通常とは異なる説明が求められる時に新たな病いの物語が必要とされるといえよう。これらの目に見えない世界の事柄が病いを引き起こす物語は、一般的にみなが共有している知識であり、それが具体的にどのように病いを引き起こしているのかについての論理性や整合性は、問題にはならない。その関係は自明であり、ブラックボックスで構わないのである。納得するための説明、説明するための説明ともいえる。

たとえば、事例⑦のように、「おかしくなっていたおばあさんがいた」ということが、どのように問題化するのか人々に尋ねれば、「気持ちがかかってくる」「緩ませないといけない」などと答えが返ってくるだろうが、その詳細は説明されないし、問題とされない。ムヌスーも人々も「そのようなもの」と考えているのである。船のユウビッ（ユウがひいている、不漁）は病いと同様にムヌスーに相談される問題であるが、よく語られる説明に「何か船から落ちた物があった」という原因がある。これは、だれが落としたのか、さらには何が落ちたのかさえ明らかにされないままで話が進むこともある。船の物、漁具や作業の道具、料理の道具などはなくしてはいけない、つまり船から物、ユウを減らしてはいけない、という人々が共有する前提があり、それがなくなったという説明で構わないのである。過去のある時点で、自分たちの船でそのような出来事があったことを「そうだったのか」と気付けば、それで納得されるのである。そして何より原因が特定できれば、対処のニガイを行なうことができるが、これも具体的である必要はない。たとえば、小石を船長が舵に置き「（なくした物の代）これだってよ」と言えばいいという。

人々に起こる痛みや不調などは、そのままでは説明のできない日常の不協和音である。それらは、原因の説明を得ることによって、はじめて「病い」の経験となり、処置できる問題になるのである。そのために物語が求められ、感情の動きが必要とされているのであり、論理は必要とはされないのだ。

五　病いの治癒

1　治療の構成

では、人々はどのように治っているのだろうか。人々が語る過去の病いの話は、治癒したことが前提となっており、それは原因に対する処置を行なった結果にもたらされた、と語られる。

対処は、山に木を返すような原因に対する具体的な行動であったり、ニガイという儀礼であったりするが、いずれにせよ何らかの行動をなすことが必要とされる。しかし、すぐにニガイができない場合は、「いつかニガイをしますから」とカミサマに言えばいいともいう。

実は、原因に直接働きかける対処は多くはない。たとえば、「恨まれている、クチが来ている」とわかっても、その人を探し出したり、それを引き起こしたいさかいを解決したりすることは求められない。かわりにクチを「おさめる」ためのニガイをする。不漁においても原因が「包丁を落とした」からとわかっても、包丁を探したり、新しく買ったりはしない。やはり、ただ「包丁を落としました」と言ってニガイをするのである。

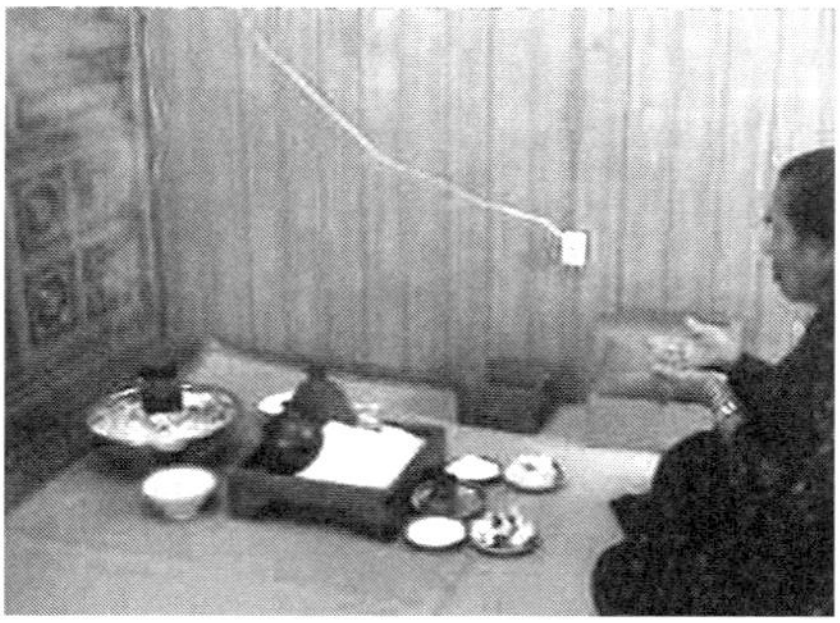

写真⑮　家の女性が行う朝のニガイ（2004年）

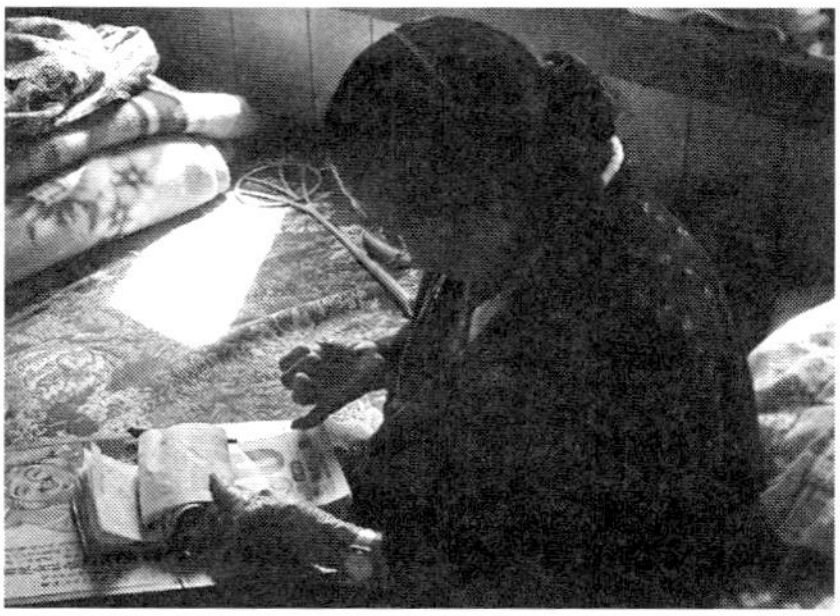

写真⑯　カレンダーの干支を見て家の祭祀の「ヒューイを取る」（2005年）

処置のニガイは、各家で行なうヤーキのニガイ（家の祭祀）でできる。佐良浜の各家では、健康や安全を祈願するために家族それぞれの十二支に「合った」日を選んで、ガンジューニガイ（健康を願うニガイ）を行なっており［44］、それに加えて家族全員の健康を願うためのニガイもあり、一年に何回ものニガイを行なう。さらに気になることがあれば、「重ねて」その人のガンジューニガイを行なう。病いに際してもガンジューニガイを重ねることが最初の簡単な対応である。このようなニガイは早朝に行なうために朝のニガイといい、線香が燃え尽きるまでの間がニガイの時間とされている。短時間で行なえ、また供え物も米、酒、塩、小魚など比較的少なく、簡易なニガイと考えられている。専門のニガインマに頼む人もいれば、家族のために自分で行なう人も多い。これに対して、もう少し深刻な病いや不幸に対処するために行なうニガイは、夜のニガイである。その名のとおり、夕方から深夜にまで及ぶ儀礼である。実施をニガインマに頼み、多くの場合、豚を屠って供え、親類を招いて行なう。夜のニガイは、朝のニガイより規模が大きく、「効く」ニガイである。病いの時だけでなく、問題を解決するためや、出世などを願っても行ない、また家の新築や子供の進学を祝う時も夜のニガイの形で行なう。事例③「主のある木」のYさん夫人が「心を落ち着かせる」ために行なったのも夜のニガイであった。

　夜のニガイは次のようなものである。

　Hさんは次女のためにニガイを行なうことにした。Hさんが平良のユタに運勢を聞きに行った時に「何年か前に足にけがした人いる?」「オジイサンがニガイをしてほしいと知らせている」と言われたが、その時はそれが何を示しているのかわからなかった。その後に何人ものユタから「お礼をしなさい」と言われ、気になったのでよく考えてみたところ、次女のことを言っているのだとわかった。次女は中学生の時に足の骨を折り、それ以降はよく足を捻挫したり、腰を痛めたりしていた。Hさんは、すぐにニガイをしたかったが、その時は次女が沖縄本島にいたためにできなかった。次女が帰ってくるタイミングで、Hさんの母親がヒューイを取り、親類のニガインマに頼んだのだという。


事例⑨「次女（一九歳）のためのニガイ」（四〇歳代女性・Hさん）

　ニガイはHさんの家で行なわれた。豚が軽トラックに載せられて連れてこられ、家の前に用意された。親類の男性（夫方、Hさん方の兄弟など）たちが集まって庭で飲食をしながらニガイを待っていた。

　あたりが暗くなり始めた一九時前にニガインマが着物姿で来た。彼女はテレビの置かれた居間にムシロを敷いて座り、その前に供え物を盛った盆などを置き、たらいに線香を焚いて[45]、まず豚を解体するにあたって事故がないようにと祈願した。供え物は酒と米とたばこ、小魚と塩である。Hさんの兄弟など総勢六人の親類の男性たちが家の前の道路で豚を殺して手際よく解体し、供え物用に部位ごとに切り分け、それぞれたらいに入れて家の中に運び入れる。明日のニガイ用や持ち帰り用は冷蔵庫に入れ、それ以外を庭で煮る。

肉が煮えたらそれを供えて次女のためにニガイを行なう。ニガインマは、線香を焚き、たばこを吸い、ニガイの言葉をつぶやくように唱え、歌を歌う。庭にいる男性を含めてみなに酒の入ったコップを載せた盆が回され、供え物の米や塩、小魚、肉の一部が台所のオカマヌカン（竈《かまど》のカミ、現在はコンロの上に水、塩、クロトン〔ヘンヨウボク〕などを供えた盆などを置く）と寝室のマウに供えられ、線香が燃え尽きる頃に、豚を供えてのニガイは終わった。

祈願の間もテレビはついており、バラエティ番組がにぎやかに流れていた。Hさんと次女たちは、集まった親類の食事の世話に立ち働き、供え物の出し入れをする以外は、ニガイの進行を見たり聞いたりすることはなく、ニガインマの女性が一人で淡々とニガイの手順を進めていた。いったんニガイが終わると、Hさんの母親と妹、娘二人の女性たちはニガインマとともに歓談しながら、男性たちは外で酒を飲みながら夜がふけるのを待ち、深夜になってからニガインマが家の外で祈願を行なった。このニガイは「先祖が来る」「死ぬべき人が来る」ので、見てはいけないという。生理が終わった女性だけが手伝えるので、Hさんの母親が供え物を持ってニガインマとともに外に出たが、他の人は家の中に隠れて終わるのを待った。一二時前にニガイが終わり、参加した親類たちはビニールに入れられた豚の塊と豆（ささげ）ごはんの大きな丸いおにぎりを持たされて帰っていった。

ニガインマは、ニガイの前日にも線香の準備のために家に来ており、ニガイの翌日の昼過ぎにも来て、豚の内臓を供えて、前日のニガイを「重ねて願う」ニガイを行なったそうである。翌日のニガイには本人が同席する必要はなく、次女は遊びに行っていなかったという。

ニガイの詳細はニガインマによって違うが、健康を願って豚を潰して行なう夜のニガイは、おおよそ次のとおりである。①豚をつぶすためのニガイ（作業の無事を祈る）をする。②供え物をして、ニガイを行なう。言葉を唱え、歌を歌う。③夜遅くに家の敷地の端で屋敷のニガイ（屋敷のカミ、方角のカミへの祈願）を行なう。④翌日にも重ねてニガイをする。供え物は、線香、たばこ、酒、米、塩、小魚などと豚である。

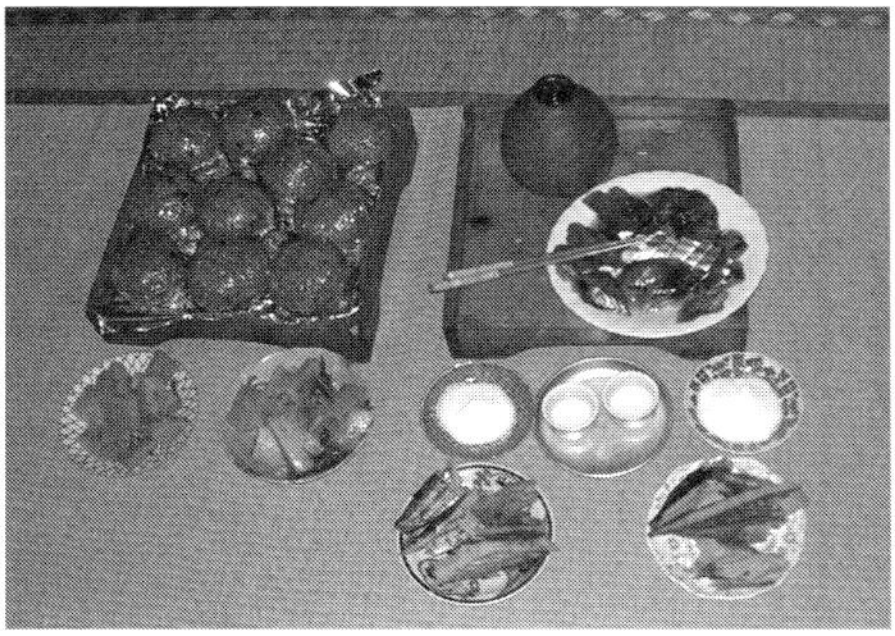
写真⑰　個人の夜のニガイの供え物
（豚を供えないニガイ、2003年）

ニガイは、それぞれの原因に対して行なわれるというが、その供え物や唱える言葉、儀礼の内容は、どのニガイもほぼ同じである。夜のニガイであれば、おおむね事例のような内容であるが、豚を供えない場合もある。

事例⑨は、Hさんの次女のためのニガイであり、具体的には次女の足腰の不調の解消を念頭に置いているが、それを知らせているのは、ムヌスーによっておじいさんであったり、カミサマであったりとさまざまだった。また、それを明らかにしたムヌスーとは別のニガインマにニガイを頼んでいるので、はたしてそのニガインマが次女の不調とその原因について共通の認識をもっているかどうかはわからない。

ニガイの名称を人々は気にしておらず、ニガインマによっても名称は異なり、それぞれの目的でニガイを称することが多い。Hさんにニガイの名称を尋ねると、しばらく考えてから「タスキブンニガイというのではないかと思う。人の身代わりに豚を供える、助けてくれたお礼という意味」と教えてくれた。親類に伝える時には「〇〇（次女）の夜のニガイをするから」と言ったという。ニガイの目的は実施する当事者にとっては明確であるため、特に名称は必要とされず、ただ「夜のニガイ」なのである。ムヌスーが語るニガイの名称の例は、先述の表①のとおりであるが、それらの名称を一般の人々は詳しくは理解していない。人々にニガイの名称を聞くと「もうこんなことはさせないで下さい、というニガイ」、「〇〇を元気になすようにというニガイ」と目的を教えてくれるのが常である。

ムヌスーを専門とする人がニガインマをつとめれば、夜のニガイでは家や家族の問題についてや気を付けることなどを託宣する場にもなる。女性たちは、それが夜のニガイの楽しみという。Hさんが頼んだニガインマは「アカス人」ではなかったからか、このような託宣はしなかった。

2　処置としてのニガイ

ニガイは、近代医療の「治療」とはかなり異なるようにみえる。そもそも原因に対応しているのかさえ疑問である。死者が不満を言っている、人が恨みに思っている……などの個々の原因は、「ニガイが必要」という大枠の原因群に取り込まれて個別性を失い、すべてに対応する「ニガイ」という対処法によって処理されている、とみえる。人々は「ヤスバイよりカンニガイ」（畑の大変な仕事よりニガイ）といって、何かにつけてはニガイを行なう。

では、ニガイは何をしているのか。物を供え、カミを讃え、カミへの志願を示す。そのような一連の行為を目分でしたり、発注して専門家に執行してもらったりしているのである。ニガイの種類には個別性はなく、ただ夜のニガイであるか、朝のニガイであるか、つまり手順や費用をかけ、大勢の参加を募るか、そうではないかという区別しかない。朝のニガイは日常的なニガイであるが、夜のニガイは共食をともなう非日常的なイベントである。多くの場合には豚を供え、その解体や調理には親類の男性たちが携わり、その男性たちの食事の世話やニガイの供え物の準備に周囲の女性がかかりきりになる。家の外で豚の解体や飲食が行なわれるために、ニガイの実施は近隣の人々に明らかであり、だれのためになぜニガイが行なわれたのかは、人々の話題になる。

ニガイは、ツカサが行なうブラクのニガイを理念型として、それに準じたものである。供え物も唱える言葉もツカサが行なうようにすることが一番「カミサマに通る」と考えられている。そのため、任期を終えた後のツカサたちはニガインマになるよう期待されている。

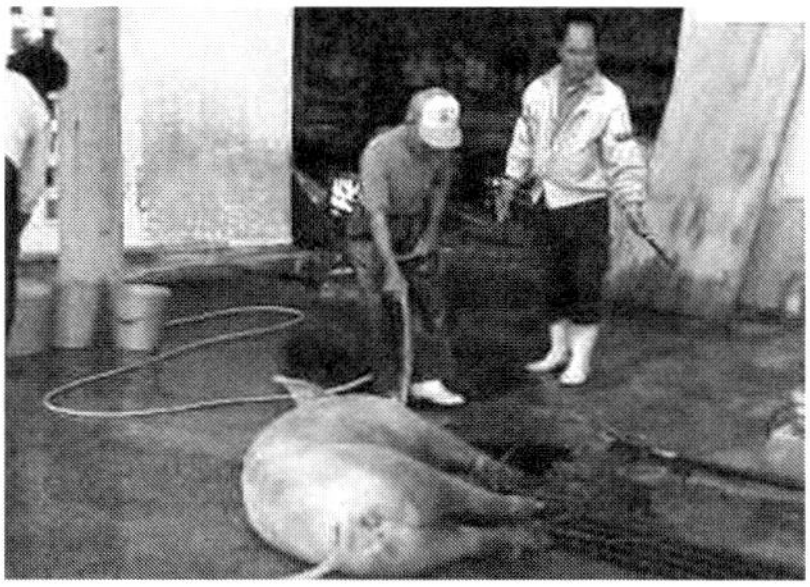
写真⑱　個人の夜のニガイの準備（2000年）

現在では、各家で行なう夜のニガイには豚を供えることが多いが、昔はそのようにはしなかったという。村落の祭祀では豚を供えるのは、「浜ニガイ」と「カエルニガイ」だけであり、元島である池間島のニガイでは魔除けの骨を使う「カエルニガイ」のみで豚をつぶしていたことから、特別な供物であったはずである。しかし、佐良浜では漁業者の収入を背景に費用をかけることによって効果を増やそうと意図したことから広まったと考えられる。正月など特別な時に行なう豚の屠殺と共食の非日常性が大きなニガイにふさわしいと受け取られ、それだけの費用をかけたニガイであるという証明になっているのだ〔46〕。

3　処置の二段階

では、ニガイは治療になっているのだろうか。事例⑨のニガイによって次女の足腰の状態が好転したかどうかは不明であるし、またそのような直接的な効果を重視していないようにもみえる。Hさんにニガイの結果を聞くと、「これで安心」と答えた。次女は、自分のためのニガイであることはわかっていても、その時に足腰が気になる状態ではなく、ニガイと症状の変化との関係を意識していたようにはみえなかった。

そもそもニガイは、原因がわかったからといって、すぐに施行する必要はないと考えられており、またニガインマの手配を行ない、ニガイに適した日を選ぶなどの準備があるためにすぐに行なうことはできない。そのような時には、マウなどに「いつか、（ニガイを）しますから」と申告しておけばいい。しかし、たとえ症状がなくなっても、ニガイは実施しなくてはならない。人々は、症状を治める対処療法としてニガイを行なうのではなく、原因へ働きかけ、根本的に問題に対処するためにニガイを行なうのである。

しかし、症状の緩和が求められないわけではない。痛みは、「ミチアケすれば治る」とよくいわれる。ムヌスーに行き、ムヌアカシによって原因が明らかになった時点で痛みが治まるというのである。また、「（ニガイの）日を取れば（決めれば）治る」ともいわれ、ニガイを行なうことを宣言することによって症状が消えるともいう。原因を確認できた時点、ニガイを決めた時点、などいくつかの治癒が得られる機会が語られる。ムヌスーに相談することに決め、ムヌスーから何らかの原因が示され、それに納得してニガイを行なうことに決める、そうすれば治癒はもたらされるのである。しかし、それで対処を終えることなく、日数を経てもニガイをすることによって根本的な原因に対処することができ、「安心」できる。すなわち、対処療法的な効果をもたらす一段階目の対処と、本質的な問題の解決を目指す二段階目の対処とがあるといえる。

　しかしニガイもやはり対処療法的な効果があり、実は多くの人が「不思議だけど……」と語る。四〇歳代の女性は、別の家に住むおばあさんがニガインマだったので「学生の頃までは、おなかが痛くなるとおばあさんに電話して、ニガイをしてもらってすぐに治っていた」と話す。おばあさんが具体的に何を言い、どのような儀礼をしていたかは知らないのだが、「ニガイをしてくれた」ことで治っていたというのである。ムヌスーのIさんも電話で相談され、こっちでカミサマに通してあげれば、治ったと礼を言われると言う。

　このように佐良浜の人々にとってニガイは、原因への対処であるが、その詳細を知る必要のない、定型の信頼できる処置である。原因としてカミや死者、クチなどさまざまな問題が語られるが、それらは全て定型のニガイをするだけで対処できるものなのである。

4　治療として「カミを持つ」

　人々の病いや不調は、そのつど原因が探られて対処されるが、それでも治まらない度重なる病いや重篤な病いの時には、別の説明が現れてくる。それが「カミからの知らせ」である。カミは、「カミを祀るように」と知らせるので、「マウを上げる」ことになる。

　マウは個人の守護神である。佐良浜では、四〇歳頃になれば男女ともにマウを祀るべきだと考えられている。特に漁船の船長やツカサには、マウが必要である。ツカサになればまずマウを上げることから始め、前任のツカサであるアニが作ってくれることもある。夫婦で揃って持つ「ミョート、メオト（夫婦）マウ」もある。マウは、寝室や居間の高い位置に棚を作ってそこに祀る。神体はなく、クロトンを供え、水やお茶、酒をあげて祈願する。

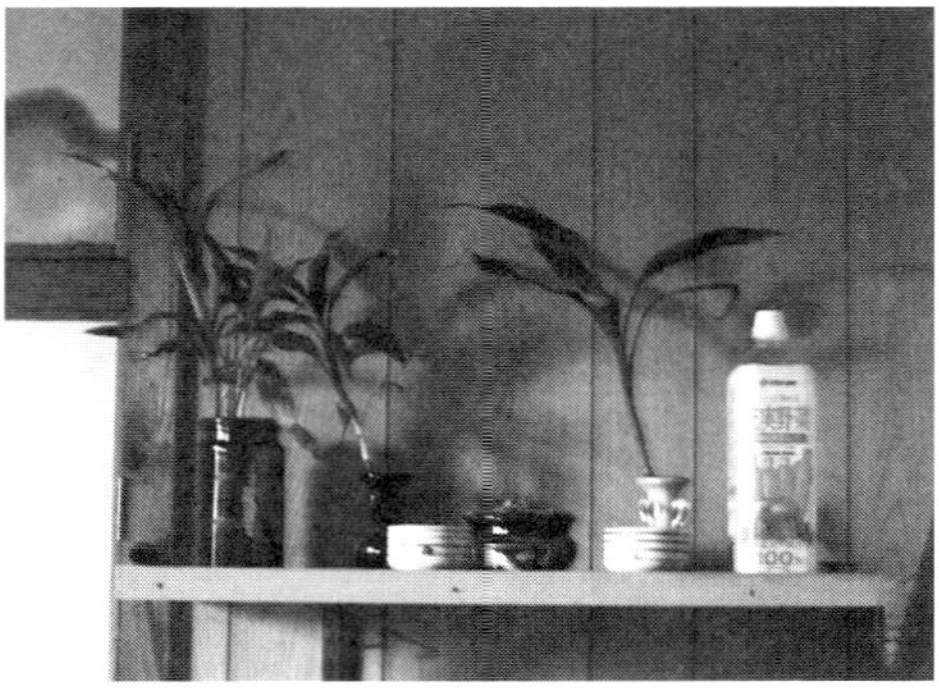

写真⑲　マウ棚（部屋の高い所に棚を設ける）

マウは、ニガインマに頼んで個人のガンジュウマウ（健康マウ）として各人の十二支のカミを「上げる」。それを人々は「マウを上げるニガイ」と呼ぶが、ムヌスーたちはカンサウズウキとかカンタダツニガイなどという。船長やツカサなどの役職に就くためにマウを上げる場合は、簡単に朝のニガイとして行なうことができる。

しかし、病いが重なり、それを治すためのマウは、夜のニガイで上げることが多い。自分の十二支に対して、「合う」十二支のニガインマと日を選び、数日前から食事や行動を節制し、ニガインマと本人の下着類一式などを新調して準備する。他の夜のニガイと同様に深夜にかけて行なわれるが、親類を招いたり豚をつぶしたりすることはない。あくまでもカミを招く儀礼が中心になる。

ツヅダカといわれるような病気を繰り返す人の場合は、マウを持つニガイが成巫の儀礼の役割を果たし、「うまくマウが上がる」ことによって今までの病気が治まり、専門家として「人助け」ができるようにもなるという。マウで祀るのは、一般的にはその人の生まれ年の十二支のカミであるが、「○○（拝所）のカン（神）」など個別のカミが儀礼に現れることもあり、祭祀を行なったニガインマから「あんたは○○のカミをカミているよ」と言われ、そのカミを祀る場合もある。一度上げたマウを粗末にすると余計に「病気する」といわれているので、気軽に上げることはできない。「マウを上げよう」と思いながらも実行できずにいたが、病いを患いそれを機会にマウを持つようになったと語る人は多い。

マウを上げた話は、病いの話の中でなされる。以下の事例⑩～⑫では、どの人も健康な日常生活を営んでいるようにみえるが、それぞれにマウを上げる契機があったと語られた。

事例⑩「マウを上げたら元気になった話」（八〇歳代女性・Jさん）

小学生の頃からよくお腹が痛くなっていた。四〇歳の頃には、胆石といわれた。ずっと体が弱かったので「マウを上げたら」と言われていた。

五〇歳になる前に夫と一緒にマウを上げた。ミョートマウ。その後は元気になった。風邪もひかない。疲れたら診療所に行って、注射してもらえば、次の日には畑に行ける。（マウを持つことは）「カミサマを信じなさい」ということ。キリスト（教）みたい。

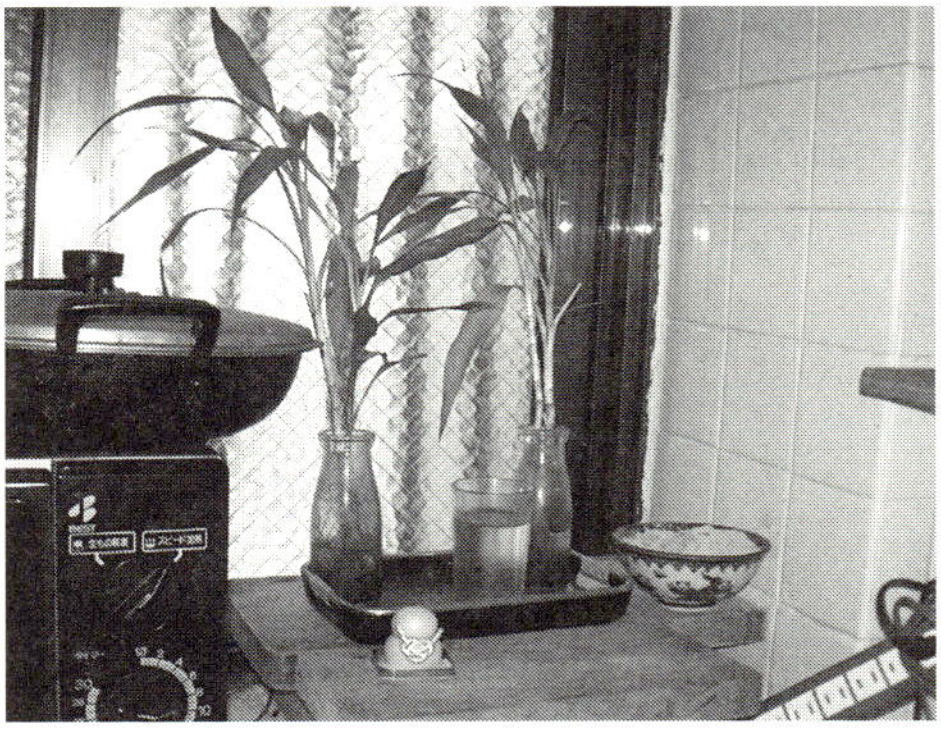

写真⑳　オカマヌカン（コンロの上に祀る竈のカミ。クロトン、水などを供える）

毎朝お茶をあげて、手を合わせている。ニガイの時には、酒をあげる。（自分は）シンドゥヤ（船長の家）のニガインマでもあるので、旧暦と新暦の一日に「ツイタチニガイ」をしている。オカマヌカンに酒をあげ、マウにも酒。ブツダンにお茶と酒を供え、「元気で、仕事を叶わせて下さい」とお願いしている。

家のニガイは、自分でヒューイを取って、自分でする。朝のニガイは、マウを「抱いた」人なら自分でできる。夜のニガイは、ニガインマに頼みに行く。

事例⑪「ムヌスーのような人なのでマウを上げた話」（六〇歳代女性・Vさん）

四四歳の時、急に腎炎になった。子供の頃から丈夫で、それまで一度も病気をしたことはなく、病院にも行ったことがなかった。最初にむくみが出たので、平良の県立病院に行くと「バセドー病」と言われ、驚いて、子供がいる沖縄本島に行き、総合病院にかかった。そこでは「腎炎」といわれ、食事療法が細かく指示された。生まれて初めての病気で心配になり、しゃべれないし、どうしていいかわからないし、先生はおかしい人なのではないかと思ったはず。もう心配でおかしくなった。食事療法も何から何まできっちりと守った。

嫁姉さんが佐良浜のユタを三、四軒連れて回ってくれて「ムヌスーのような人だからカンサウズするように」と言われたので、年の合うオバアを探し、日を取り、準備をして四七歳でマウを上げてもらった。ニガイの前の三日間は、塩味だけの食事をし、ニガイは一晩中かけて行なった。それ以来、元気になった。ずっと働いているが、病気もしない。

事例⑫「マウを上げなかったら結局するはめになった話」（四〇歳代女性・Hさん）

家を作った時から、マウをトモする（祀る）ように言われていたが、まだ若いからと思ってしなかった。でも病気をしたら、結局するはめになる。それまで風邪もひかないくらい元気だったが、急に胸が苦しくなり咳き込むようになった。最初は疲れのせいだろうと思っていたが咳が治まらないので、診療所に行った。しかし、治らないので、「おかしい」と思い、平良の県立病院に行くと今度は「異常ない」と言われた。いよいよこれは「おかしい」と思い、ユタに行った。「あんたは、何年もほったらかしにしたものがあるね」と言われて、マウのことだとピンときた。（自分の十二支に）合った年にしかできないので、すぐにはマウを上げられず、しばらくは苦しんだが、年（十二支）の合ったおばあさんにトモしてもらうと治った。もう何年も前のこと。

マウは、病弱な人を元気にする、病いを治すものとして語られる。また、ムヌスーのようなツヅダカの人は、マウがなくてはいけない。マウを上げないことが逆に病気の原因にもなる。

マウを上げるニガイは、ニガイを依頼する人を選び、日を取り、準備を行なってと、手間と費用のかかるニガイである。何事もなければすする必要のない儀礼であるが、病いの治療として効果があると考えられている。ニガイによってカミとの個人的関係を取り結ぶことになり、それ以降の生活や意識の変化が求められる通過儀礼である。線香がもうもうと焚かれる中で、ニガインマが歌を歌ったり、言葉を唱えたりするのを聞きながら、自分のカミが選ばれるのを見守る。ツヅダカな人であれば、先輩ニガインマが儀礼をする様子を見ながら自分でもカミを感じるようになるという。この儀礼を経て、病いを治めたり、専門家への道を歩み出したりするのである。

マウを持つことは、自分の守護神を持つことであり、マウを拝むという行動が生活に加わることである。マウを持っているか持っていないかは、外に向かって表わされることはなく、家族や友人以外から関心を向けられるものでもないため、社会の評価とは関係のない個人的な行為であるが、カミを祀る日常を送るという行動の変化を強いる。病気への対処として考えれば、常のニガイがきかない場合の最後の手段であり、多くの人がこれによって治ったと語る強力な治療法である。それでも病いが治まらない場合、それは「カミの道に進む（ムヌスーになる）ように」とカミから言われているのである。そのような人は、それを受け入れ、ムヌスーになる道を歩むことになる。

マウを上げる儀礼は、本来は卜占の専門家になる人がその職に就くために、カミとの関係性を問う成巫儀礼である。佐良浜ではそれを神役だけでなく、船長やその妻、また一般の人々までもが同様に行ない、カミと個人的に繋がろうとするのである〔47〕。

六　病いの物語と治癒

1　物語の専門家

人々はムヌアカシの場で、ムヌスーが語る話の中から自分の病いの原因にたどり着いていく。相談者の反応に導かれてムヌスーが物語を並べ、その人の気持ちにそった、独自の物語を編み出しているともいえる。なぜ、ムヌスーはそのようなことができるのだろうか。

Kさんは、佐良浜には二人しかいない「死者の声を聞くことができる」ムヌスーである。人々は、「ウマレムヌスー」（生まれながらのムヌスー）、「力が上」と評価する。

葬儀は、現在では僧侶が執り行なうが、少し前まではKさんなどがママーイのニガイとして行なっていた。Kさんによると「ミズノニガイ」というそうである。これができるのは、死者を扱えるムヌスーだけであり、現在も葬儀のあとに死者の言葉を聞きに来る人は多い。また、共同墓から新しい個人墓に移動する際など、死者に関する儀礼が特に依頼される。他のムヌスーたちが「死者は扱えない」「葬儀に行くと死者がかかってきて体がきつくなる」と言い〔48〕、死者儀礼や墓の儀礼には関わらず、葬儀を「ブソウズ」（不精進か。穢れているという意）

として忌避するのとに対照的である。

Kさんは、一九二一年（大正一〇）生まれ。八歳で母親を亡くし、叔母の家で育てられたが、一六歳で父親が渡っていたポナペ（ミクロネシア連邦ポンペイ。当時、日本の委任統治領だった南洋群島の島のひとつ）に呼ばれて行く。そこで佐良浜の男性と結婚して二児を出産し、二三歳の時に集団で引き上げてきた。夫は残って軍属で働き、終戦後に帰国して漁師として働くが、Kさんが二九歳の時に台風の時化で船が沈み、亡くなった。

ムヌスーになった経緯や卜占の様子は以下のようなものである。なお、Kさんの話は断片的に、また時系列を前後しながら数日にわたって語られたので、筆者が項目を作ってまとめている。

事例⑬「死者に頼まれるムヌスーの話」（七〇歳代女性・Kさん）

【成巫の経緯】

一九歳で変になる。いろいろ、迷わされたり、モチヌシサマ（守護神）に引っ張られて連れ回されたり。ムイを回りもしたし、部屋が急に海になって裸になって泳いだり。

南洋から宮古に引き上げ途中、鹿児島でおみくじをひくと「病来たれり。はや、神奉れ」とあった。宮古に帰ると、病気が始まった。

末の子が三歳の時、三一歳で「トシノオバア」（十二支の合うニガインマ）にニガイさせてマウをともした。そのオバアには話をさせず、自分で声が出ていた（カミの言葉を語った、ニガイの言葉を語った）。（ニガイから）一週間後には、ハンダン（卜占）に人が（頼みに）来て（寝ていても）起こされていた。

（カミからの）シラセは電波（のように来る）。シラセがない限りわからない。人のニガイが足りないのがオバア（Kさん）に来るから大変。人にした悪いこと、亡くなった人の病気が来る。頼みに来るのは断れない。（他人の問題を）緩ませないと、自分の体が緩まない（楽にならない）。モチヌシサマとともにがんばっている。

【ハンダン（卜占）】

ハンダンは、マウのカミに線香を立てると、すぐに教えてくれる。

（たとえば）長男に子供ができない、と母親が相談に来た。嫁が水子を山に埋めていた（ことがわかった）。（水子が）木になっている。木が「おいでおいで」していて、子供が産まれない。母親が嫁に確認すると、そのとおりだが、もうどこに埋めたかはわからないという。（Kさんが）場所を教え、そこを掘ると子供を包んでいた布から木が生えていた。緩ますよう、ニガイをして、カアスガマ（菓子）を供えた。そうすると、次の年から子供ができるようになった。

【死者との交流】

死ぬ人は、オバア（Kさん）の前に来る。（そうでない人は）この人は死ぬ、と周りの人が言っていても「オバアの前に来ないから死なないよ」と言う。道を歩いていても事故で死ぬ人がパッとやって来て、（びっくりして）ひっくり返る。

（Kさんは）人間になったり、カミになったり、仏になったり、色が変わる。

ママーイは、死んだ人の霊が乗り込んできて、その人になってしゃべる、泣く、そんな役。とても大変。疲れる。全身に乗り込んでしゃべっている時、むこうの（世界の）人になっているから、だれかが少しでも（Kさんに）触ると、（乗り込んでいる人が）驚いて逃げるから（Kさんは気を失って）バタッと倒れる。触らないように（周りの人に）注意してる。

だれも知らないこと、あれがどこにある、などしゃべる。亡くなった人が言わせる。（たとえば）母親の土地を巡り、裁判をしていた長男が亡くなり、「財産の登記書は来ているか?」と言う。（家族が「ある」と言うと、死者の気持ちが）休まる。

（Kさんには）ブソウズ（葬式、出産の禁忌）はない。でも、子供が産まれて祝いに行って、門の所で気分が悪くなり、入れない（時には）「だめだね（死ぬ）」（とわかる）。

【ニガイの依頼】

死者もオバア（Kさん）に頼みに来る。

先日も朝方、寝ていると男の人が驚かしに来る。また、昼にも風呂に来る。腐った臭いがしている（死後時間が経っている死者とわかる）。「おうちの人を寄こしなさい」と言うと、うれしそうな顔して「買った畑に行っていたよ」とだけ言って消えた。すぐに、電話が来て、女の人が依頼するので、「早くおいで。待っているよ」と言った。

奥さんが来たので「何で腐れるまで置いていたか」と、怒った。（畑に死体があることを教えたか。）暴力をふるう夫で別居していたので、畑で死んでいるのを見つけられなかった。その場所に行き、魂を箱に入れてブツダンに持ってきた。「迷わないで。お墓に緩ますからね」と言う。

「ジョウブツガマ」（死者）は、蝶になったり、バッタになったりする。

旅（島の外）で亡くなった人の「魂寄せるニガイ」は「スマーガラニガイ」。木で船を造って海に出す。何もしないで出すと、迷っているたくさんの霊がわれ先に乗ろうとして船がぐるぐる回る。名前と住所を船に書き、それを叫びながら海に出すと、（その人の霊が）船に乗る。（Kさんの）左指の先に（乗って）来るから持ち帰る。（霊が）カニになることもある。

南洋でカツオ船から足をすべらせて亡くなった人の母親はツカサをしていた人なのに、何もわからないからそのままにしていたら、ハンダンに出た（ムヌスーに行くと、問題が示された）。ムヌスーに「泳ぎ疲れているから早く寄せてあげなさい」と言われた（と言い、Kさんに頼みに来た）。浜でウツカビ（打ち紙、紙線香）を焼いて、リューグウブン（ニガイを）すれば、どこのカミサマにも通じるから、魂が来た。「帰りなさいね」と言い、（その人の）家に（連れて）帰ると、家に小鳥が飛び込んできていて、冷蔵庫にとまり、自分（死者）の部屋をまわり、ブツダンや奥さんにとまっている。子供たちが捕まえようとしたので怒った。「お父さんが来ているのに！」冷蔵庫にとまったのは、水がほしいということ。その鳥は、（亡くなった人が着ていた）青い作業服の色だった。母親は、この（色の）作業服を自分があげた、と言って泣いた。

Kさんが語る話は、その光景があざやかに目に浮かぶ。水子を埋めた場所には布から木が生えていた、亡くなった人の魂を乗せようとして海に出した船は、たくさんの霊がわれ先に乗ろうとするからぐるぐる回る、入ってきた鳥の色は死んだ人がいつも着ていた作業服の色だった、など、その場に居合わせた人は、体験にふさわしい説明を受け、身をもって実感し、心から納得するのではないだろうか。経験する事柄に的確な説明をしてもらったときに、気付きが生まれ、その説明を自分の物語として受け入れられるのであろう。

ムヌスーの成巫の過程は、制御不能な自分と和解し、外の世界と自分との間に折り合いをつけていく過程、といえる。つまり、外の世界で起こるさまざまな出来事を解釈し、説明し、自分との関係性を作っていくことを日々積み重ねているのである。ムヌスーのIさんが若い頃の成巫過程の「大変だった」話をしてくれた中で、

「調子が悪くなると、夜に唄いながら歩き回ったり、台所でキャベツをむき続けたりしていた、それは、キャベツをむくようにひとつひとつ物事を悟っていきなさいという意味だった」とわかった、と教えてくれた。理解できない自分の行動に意味があることに気付き、意味を解釈していくことにより、自らを管理下に収めていく様子がよくわかる。脈絡なく見える出来事の中から意味を読み取る力を得ることによってムヌスーになっているともいえる。ムヌスーは、意味を解釈し、物語を作る専門家である。その作業は自らのためであり、その力を人のために使うことによって人を助けることになり、職業として成り立っているのである。Kさんが「(他人の問題を)緩ませないと、自分の体が緩まない(楽にならない)」というように、人のため、自らのため、世界を読み解いて物語を紡いでいるのである。

そのムヌスーが拾い上げる微細な兆しを、人々が積極的に読み取り、自らのものとする営みが、ムヌアカシである。ムヌスーが状況に応じて、個人に合わせて示す物語を人々が受け入れ、ムヌスーの物語世界を共有するに至るのである。

2 佐良浜における病いと治癒

佐良浜では、病いの原因を示唆し、さまざまな病いの物語を語ってきかせるムヌスーと人々の距離は近い。ムヌスーは専門家であるとともに村落の住民の一員でもある。ムヌスーIさんが「あまり言わないようにしているが、悪いことが見えてどうしても気になる人には気を付けるように言う」というように、閉ざされたムヌアカシの場だけがムヌスーの語りの場ではない。人々は普段の生活の中でもムヌスーの話を聞くともなしに聞き、それを知識の一部にしていく。また、「ムヌスーが語った話」はおしゃべりにもってこいの話題であり、人々の間でも話し合われる。さらに特に女性たちは村落祭祀に参加して祭祀を行なう中で、ツカサたちの祈りや歌を聞き、彼女たちが語るカミの話を聞き、カミの存在への認識を深めていく。

現在の佐良浜では近代医療は身近であり、人々は気軽に医療機関を利用している。しかし、それは自らや家族の身体の調子を気遣い、良い状態に保っていく営みの中では一つの選択肢でしかない。まず、自分達で考えて、できる対処をしていくという生活の中での医療の営みが基本にあり、それを支えるのは病院で教えられた医学の知識とともに、ムヌスーやツカサたちが語る話や人々が噂する病いに関する考え方なのである。

そうであるから身体の不調のすべてをすぐに医療機関に委ねることはしない。病いはカミや死者、また他人からもたらされることもあるという原因論が整っており、それを人々が知っているので、不調の一部は自ら判断して対処できるのである。専門家に診断を仰がなくても自分の行動や関係性の中でその原因に気付くことができれば、わけのわからない不調の状態から脱して、理解ができる「病い」を経験できる。また、病いの一部はカミとの繋がりの中で意味づけられるため、病い全般が肯定的に評価されやすく、病いを患う自分を誇らしげに語ったり、病いの兆しに敏感に反応したりする。事実、神役やムヌスーの病いは「特別な人」である証として、新しい役割を担う根拠や自信の基になっているのである。

このように、自ら説明を見つけることによって病いをわがものとして、自らで病いを取り扱っていく営みが、医療の基本であろう。その過程では病いが物語の形を与えられ、体験として把握可能なものになっている。出来事の生起は、原因、対処、結果の時系列にはなっておらず、「オジイが痛ませた話」のOさんのように、結果までの全要素が出揃ったところで原因が確定して物語が完成し、語られることもある。物語を導く「原因」は、症状や処置と固定化した対応関係にはないため、身体的状態を鑑みて作られたり、変更されたり、破棄されたりして流動的に物語が作られていくのである。身体をケアする中で、時系列を飛び越えて自由に出来事を関連付けて捉え、自らの身体を理解のうちに置くという理念的な操作として民俗医療はあり、その理解のために「物語」があるといえる。

近代医療では、専門家である医師が病いの原因を一方的に診断して患う人に与えるのに対して、民俗医療の専門家が教えるのは人々が知りえない人々の行動や関係性であり、それらによって患う人が自ら原因に気付くのであるから、両者の診断は対象が異なっているといえる。ムヌスーたちは自らのために物語を紡ぐ中で、病いに苦しむ人が得心できるオリジナルな物語の作成を手助けしているのである。

原因がわかれば、人々が日常的に行なっている祭祀によって病いを処置することができる。原因に個別に対処するのではなく定型の祭祀を行なうだけなので、一般の人でも行なえ、また原因を診断した専門家でなくても執行できる。祭祀には、朝のニガイ、夜のニガイ、そしてマウを上げるニガイという効果の異なる段階がある。処置を行なうことが病いの物語の終わりであり、そのことをもって「治った」と語られるが、症状の治癒は原因がわかった時点や処置を行なうと決めた時点などでも訪れている。人々は症状の軽減を求めてではなく、一連の病いの物語の終わりを目指して祭祀を行ない、その結果、「治癒」するのである。

第三章　病いの処置と専門家　沖縄本島・読谷村字長浜

一　課題

本章では、沖縄本島中部地域にある読谷村《よみたんそん》の長浜に目を移す。長浜の拝所では、ビンシー（酒や線香を入れた祭祀の道具セット）を持ってユタと一緒に拝んで回る人々の姿が見受けられる。長浜にある拝所は、住民のみならず何らかのゆかりのある人々にとっても聖地であり、各地から人々が訪れる〔49〕。彼らは病気の回復などを目的にそのような拝所巡りをしているのである。長浜の人々も娯楽をかねて「健康のために」各門中の行事として本島内各地の拝所を拝んで回る。

また、「沖縄の宗教は祖先崇拝である」と人々は言い、仏壇や墓での祭祀を手厚く行なう。祖先は人々の大きな関心事であり、自分が死後に自らの子供によって祀られる正しい祖先になることが何よりの望みである。しかし、みなが正しい祖先になれるわけではなく、正しく祀られなかった死者は病いや災いをもたらす存在になる。そのため人々は祭祀を行なって彼らをなだめ、災いを治めようとする。

健康を増進するため、また病いの治療のために拝所を回ったり仏壇で祭祀を行なったりすることは、「儀礼」を行なっているとみなされてきた。原因と症状や、祭祀と治癒の関係が一般的な近代医学の知識では説明できないからである。しかし、人々はこれらの祭祀を慣例で形式的に行なっているのではなく、明確な目的をもって、日程を都合し、費用をかけて行なっている。人々にとっては、決して「儀礼」ではなく、費用をかけるに値する健康や疾気に働きかけることを期待できる手段の一つなのである。特に職業的な卜占の専門家になるような人は、この祭祀を必要とする。彼らは病いを患い続け、近代医学の病院からは対応不可能といわれて、唯一の「健康を回復するため」の方法として祭祀を行なうのである。

本章では、沖縄本島農村部における民俗医療の現在のあり方を明らかにするとともに、一般の人と専門家のそれぞれの祭祀を検討し、治療儀礼が何を行なっているのかを考えたい。

二　長浜の概要

1　読谷村

読谷村は、沖縄本島中部の北西部に位置し、本島北部地域と接している。人口は四万一〇四五人、一万五二四五世帯［読谷村史編集委員会 二〇一五a］、総面積は三四・一七平方キロだが、二〇一五年現在でそのうちの三六％を米軍基地が占めている［読谷村史編集委員会 二〇一五b］。旧藩時代の読谷山《ゆんたんざ》間切［50］が一九〇八年（明治四一）

の特別町村制によって読谷山村となり、一九四六年に読谷村と改められた。間切の下におかれていた自立的な行政の単位であるムラ（村）は、古琉球時代にはシマ〔51〕、近世にはムラ、近代以降は部落や区、字などと呼ばれてきており、生活の中ではどれもが使用されるが、本章では行政の単位としては「字」「行政区」を、概念的な地域のまとまりとしては「村落」を使用する。村内には戦後新たに作られた字も合わせて現在は二三の字がある。

読谷村には、三山時代〔52〕に護佐丸《ごさまる》により築かれたという座喜味城《ざきみじょう》があり、当時は座喜味城を中心に貿易が行なわれ、交易品とともにさまざまな文化がもたらされたといわれている。王国時代には、幹線道路の宿道〔53〕沿いの村落や、交易船のヤンバル船が着く比謝矼《ひじゃばし》などの限られた地区は商業で栄えたが、それ以外の地区では士族文化の影響を大きく受けることなく、農業を中心にした生活が営まれてきた。

戦時中にはアメリカ軍の上陸地になり、破壊された村落も多く、人々は戦後を収容所から始め、その後も多く残った基地とともに生活してきた。一九七二年には村の面積の約七三％を占めていた基地も徐々に返還が進んだが、それでも弾薬庫施設など二カ所が置かれ続けている。

二〇〇〇年代後半以降、沖縄本島各地では軍属向けの基地外住宅の建設が相次ぎ、問題になっているが、読谷村でも同様である。特に長浜の海を見下ろす高台地域には新築の住宅やマンションが次々と建てられ、短期間で景観が一変してきている〔54〕。

2　長浜の始まりと生業

長浜は読谷村の西海岸、県道から離れた北部の海沿いにある。集落は海岸の砂地部分に形成され、南側の段丘面が農地に利用されてきた。海岸線の両端部で山が海まで迫り、戦前は道が途切れており、他の村落への行き来には高い段丘を越えなくてはならず、隣の村落へ行くのも容易ではなかったという。かといって、船が一般に利用されることも少なく、悪天候時に海岸の入り江にヤンバル船が入り、荷が降ろされることもあったというが、それは特別な場合であった。

「長浜」の名称が初めて文書に現れるのは、一六七三年以前に書かれたとされる「琉球国高究帳」であり〔曽根 一九八〇〕、そのことから推して十七世紀後半には村落があったと考えられる。「大交易時代」には長浜の海岸が港として利用され、東南アジア諸国との貿易が行なわれたといわれており〔山里 一九六八など〕、長浜の郷土芸能の「チクタルメー」（作りたる米）などはその当時にもたらされたとされるが、それを裏付ける考古学上の発見はまだ得られていない。また、長浜のシマ建て（村落創始）の伝承では、北山王家の兄妹が戦を逃れて海岸沿いを歩くうちに長浜にたどり着き、ナナチネー（七家・世帯）という草分けの家々の始祖になったと語られている〔55〕。同様の伝承は各地にあるが、特に海を隔てて本島北部を望める長浜では、説得力を持って語られている。

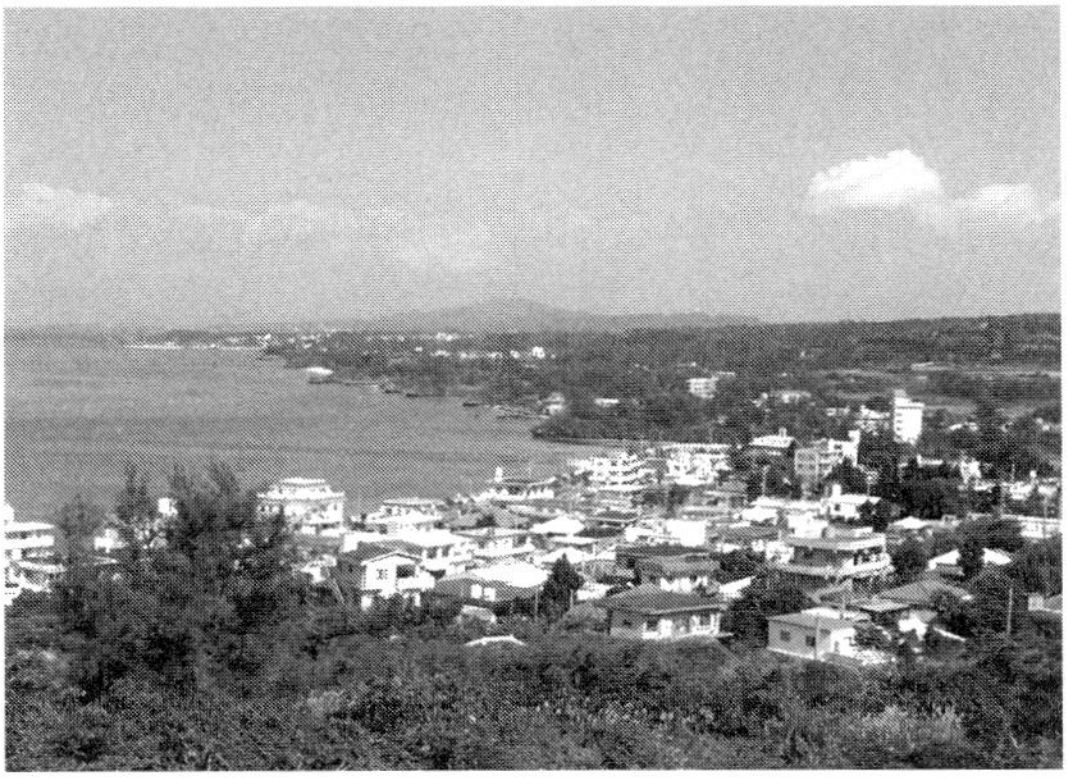
写真㉑ 長浜の景観（本島北部を望む）

戦前の長浜では、海岸段丘でイモやサトウキビなどを栽培し、また川沿いの低地では稲作も行なう農業を中心にした生活が営まれていた。イノー（礁池、サンゴ礁の浅瀬）の海に面した立地にもかかわらず、「海を歩いては（漁業をしていては）、生活できない」といわれ、アオ

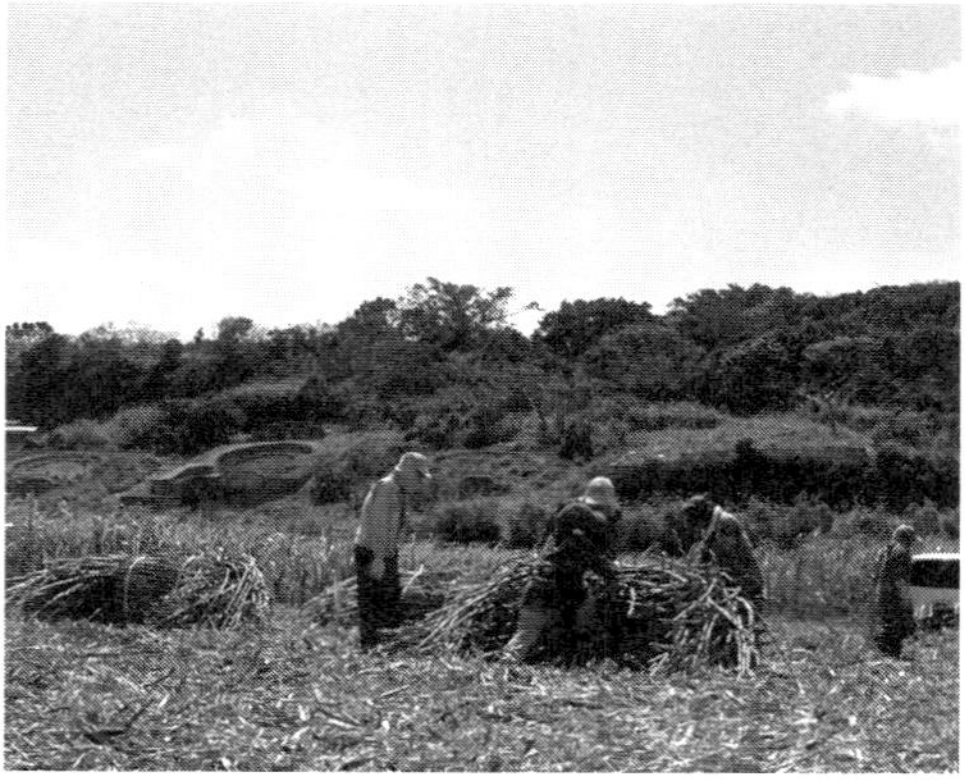

写真㉒　ウージートーシ（サトウキビの収穫）

サや貝を自家用などに採り、スク（アイゴの稚魚）やスルル（キビナゴ）の漁を季節的に行なう以上には漁業は営まれなかった。

第二次世界大戦では長浜の海岸は米軍の上陸地点の一つになり、家々は破壊され、その跡に米軍の工場が建てられた。避難命令によって本島北部などに逃れていた人々は収容所に入れられたが、その後一九五一年に返還された村落に戻って目にしたのは、コールタールなどの廃棄物で荒れ果てた土地であったという［56］。男性は米軍基地での土木作業、女性は基地従事者のハウスメードや洗濯物の請負などの基地関連の仕事をして生活を営みながら、集落と畑地を再興していったのである。

現在は、若い世代の多くがサービス業や建設業などに従事している。二〇一〇年（平成二二）の国勢調査結果によると、読谷村の就業者総数一万五六二三人のうち、一万一〇五二人（七七・七％）が小売、宿泊業、医療・福祉などの第三次産業に従事しており、農業従事者数は五〇〇人（三・五％）しかいない［沖縄県 二〇一〇］。長浜でも専業農家数は少ないが、年金の支給を受けながら、自家用の農業を営む高齢者は多い。

3　社会

二〇一五年三月時点で、長浜の居住者は三一九〇人（一二三三世帯）である［読谷村史編集委員会 二〇一五a］。二〇一四年）からは行政区と自治会を分け、役割を分担し、行政区加入人口を居住人口に近づける取り組みが行なわれ、状況は変わってきているが、以下は調査当時二〇〇四年の様子である。

読谷村では各字に公民館などの公共施設があり、字民の中から選挙で選ばれる専任の区長や書記、「佐事《さじ》」（雑務を行なう）が常駐して、村から委託された行政事務を取り扱っている。その費用は、村から支給されるほかに家々から徴収した「字経費」によってまかなわれている。このように字経費を負担する「行政区」への加入は任意であり、そのため長浜地区に居住する人口と行政区加入者数は異なっている。二〇〇三年一月時点で、地区内の居住者二五三四人（七八〇世帯）に対して、行政区の加入者数は九一六人（二八三世帯）である［57］［沖縄県読谷

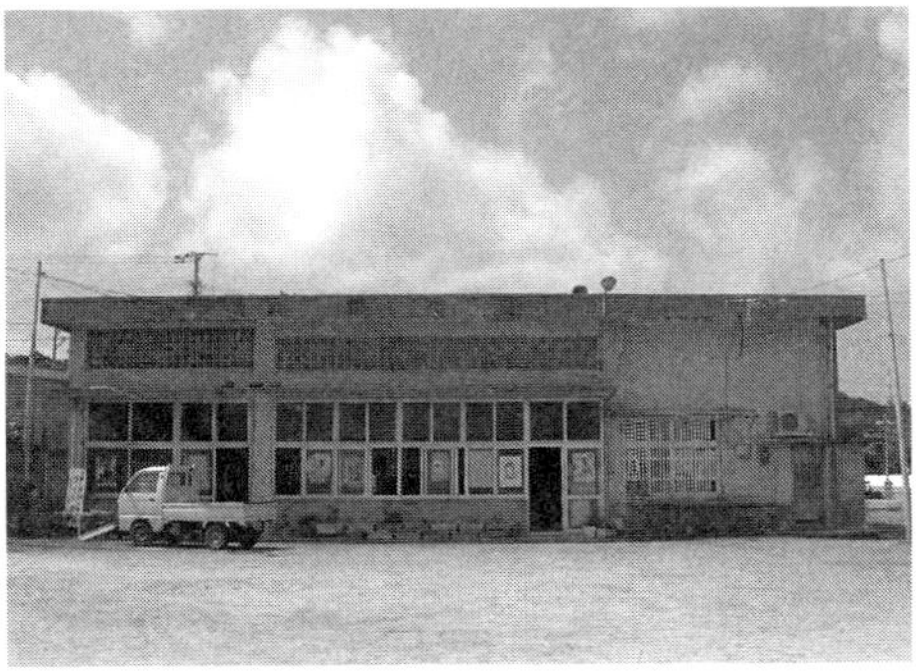

写真㉓　旧長浜公民館（2004年）

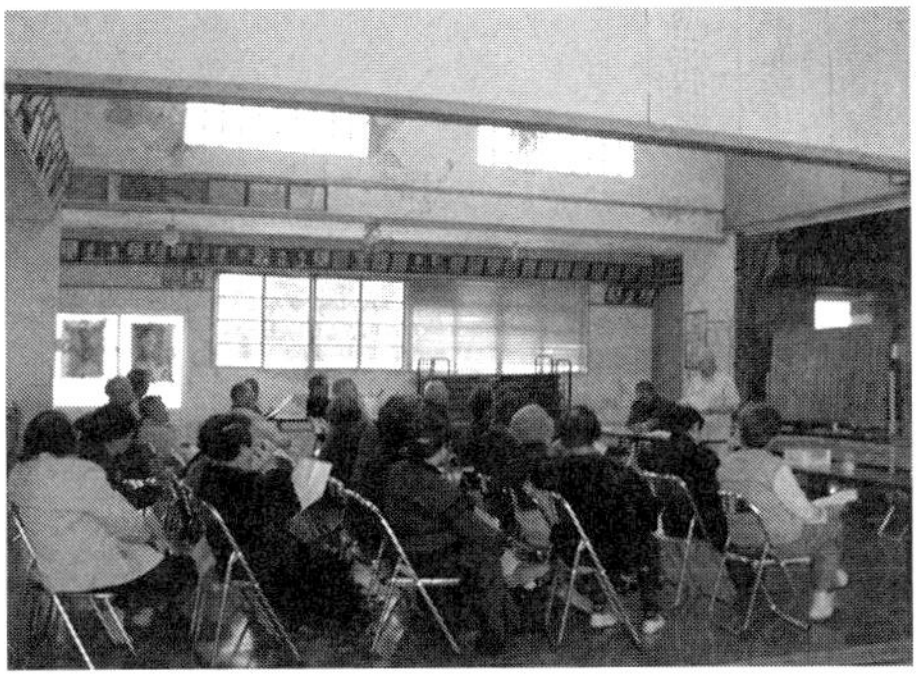

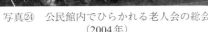

写真㉔　公民館内でひらかれる老人会の総会（2004年）

村　二〇〇三］。戦前から村落にある家の人々は、「当然のこと」と考えて行政区に加入しており、それらの人々は自分たちを「長浜のブラク民」と称し、年に五、六回開かれる戸主会に出席し、行政区で行なわれる年中行事や清掃活動などに参加する。子供会や青年会、婦人会、老人会もこの行政区の下部組織である。行政区は、地理的に五班に分かれており、清掃活動や葬儀での炊き出しなどは班単位で行なわれる［58］。本章で「長浜の人々」として話を聞いたのは、この行政区に加入している家やそこから分家した家の人々である。

行政区はシマ、ムラともいわれ、自治単位として意識されており、人々の社会生活の主な場となってきた。長浜は特に他の村落との行き来が不便な立地にあったため、一体感が強く、昔は隣接する村落の境で子供どうしがそれぞれに分かれてけんかをした、境の山に薪を拾いに行くと隣の村落の人に追いかけられた、など村落の内外の意識が強かった。

公民館は、戦前はムラヤーと呼ばれる琉球王国時代からの統治機構の末端を引き継いだ行政の場であり、現在も行政事務が委託されている。税金の納入事務、健康診断、また高齢者向けのミニ・デイケアサービスが行なわれ、戸主会や老人会、婦人会などの集まり、敬老会などの行事、郷土芸能の練習なども行なわれる。また農産物の出荷手続きや農業指導の会場であり、葬儀が行なわれることもあり、多くの人の暮らしの中心に位置している［59］。過去には家で行なっていたトシビースージー（年日祝い、生年祝い）などの年中行事も現在は行政区で行なっており、老人会活動などもさかんである。これらの行事や連絡事項は公民館に設置されたスピーカーで字内に放送され、周知される。

長浜では個人は姓名で呼ばれるのではなく、ヤー（家）の一員としてもっぱらヤーヌナー（屋名、屋号）で呼ばれる。戸主以外は、〇〇（ヤーヌナー）のオカア（お母さん）、オジイ（おじいさん）、などと子供からみた呼称が付け加えられることもある。ヤーヌナーは苗字や門中名を基本にして、その本家との関係や分家した戸主の名前を付けて識別されている。現在使用されている行政区の電話帳をはじめ、行政区で作る婦人会や農事実行組合などの資料や名簿には、氏名と並んでヤーヌナーが記されている。年配者はヤーヌナーでなくては個人がわからないと言う一方、中年層以下は逆に苗字でないとわからないと言い、世代によってヤーヌナーの使用は異なってき

	元になるヤーヌナー	軒数	元のヤーヌナーのまま	方角、家の関係など	小を後ろに付ける	名前、続柄を付ける
1	上地	16		6	3	9
2	長浜	15		2	1	12
3	兼久	13	1	10	5	9
4	与久田	13	1	3		9
5	当山	12		3		9
6	当真	11	1	1		9
7	我如古	10	2	1	5	7
8	知念	9				9
9	山内	9	1	3		5
10	新崎	8	1	1	1	6
11	仲門	7		4	4	3
12	伊口	6	1			5
13	新垣	5			4	4
14	当ヌ倉	5			3	4
15	具志	4	1			3
16	倉畑	4	2	1		1
17	宇座	3		3	1	1
18	倉元	3		2	3	1
19	照屋	3	1	1		1
20	徳門	3		1	1	1
21	波平	3	1		1	1
22	西ン当	3	1	1		1
23	松尾	3			1	2
24	松田	3	1			2
25	宮城	3	1			2
26	天久	2		1		1
27	伊保	2	1			1
28	内間	2	1			1
29	川ヌ上	2		1		1
30	倉根	2	1			1
31	トケシ	2				2
32	大嶺	1				1
33	屋良	1				1
34	大殿内	1	1			
35	仲殿内	1	1			
36	新城	1	1			
37	池根	1	1			
38	高良	1	1			
39	安慶田	1	1			
40	諸見里	1	1			
41	宮平	1	1			
42	山根	1	1			
43	上原	1	1			

表② 長浜のヤーヌナー一覧

ている。現在のヤーヌナーの元になっている家の名前は表②のとおりである［60］。たとえば、「長浜」であれば、家の方向や方角、家の関係などを「東《あがり》長浜」「新屋《みーや》長浜」のように示したり、後ろに「小」をつけたり、当時の戸主の名前や二男、三男などの続柄を付けたりしている。しかし、たとえば最近村落外から入ってきた家は苗字をそのまま用いるなどして新たなヤーヌナーの作成も行なわれている。

ヤーとは、「家・家屋・家庭」を意味すると『沖縄語辞典』には記載されている［国立国語研究所編 一九八〇］。過去においてヤーが継続するものとして人々にとらえられていたかについては疑問が出されているが［仲松 一九七二：九五―一〇〇］、現在では、ヤーは祖先祭祀の最も基本的な単位であり、世代を超えて続いていくと考えられている［笠原 一九八九など］。同じような意味の言葉としてチネーがあるが、これは「家庭・家族」を指すとされ［国立国語研究所編 一九八〇］、一般に「世帯」の漢字が当てられる。この区別について田中真砂子は、ヤーを親族集団としての一家、チネーを共住集団としての一家・家族を意味すると整理している［田中 一九八八］。本章では、以下、ヤーとは親族集団の中の基本的な単位としてあり、共住にこだわらない人々の理念の中にある家、チネーとは共住集団としての家族と考え、その表記にはすでに広くあてられている「家」（ヤー）、「世帯」（チネー）の漢字を使用する。

家では多くの祭祀が行なわれている。盆や正月、また死者の年忌などには分家した家の人々やエーカー、シンセキ（親類）などが仏壇のある家を訪れ、祖先を祀る行事が行なわれる。また墓でも家族や親類が集まって祭祀が盛大に行なわれる。長浜でも家の継承は、沖縄本島で一般的にいうように長男のみを優先し、その他の子供を排除する意思が働く。長男の継承がかなわない場合には、次男や三男の子供を養子に取って継がせ、長男以外の兄弟には継がせないようにする［61］。

人々は自分たちの家を、ヤーヌナーを持った村落における一軒の家として考えるとともに、沖縄本島全域に広がる集団である門中に属した家としても捉える。門中は現在の人々にとって大きな意味を持っている。近世に身分制度の中で作られた男系血縁の組織原理が厳しく貫かれた集団である「士族門中（制）」と、それを理念型として農村地域に広がった「百姓門中」とでは、その成立も内容も異なることがこれまでの研究によって明らかになっている［比嘉 一九七一（一九五二）、常見 一九六五、小川 一九七一、笠原 一九八九など］。農村部においては、明治以降に門中概念が移入され、土着的な親族組織をもとに独自に発達してきたといわれており［常見 一九六五］、長浜でも明治以降に門中が取り入れられたと考えられる。長浜には、「シマ建てのチネー」「ナナチネー」といわれる家々で一つの集団を作っており、その中の一つの家をムトゥ（宗家）にした長浜固有の門中が一つある。その他の家々は、他村落にムトゥのある門中に属した、いわゆるキリュー（寄留、他村落からの移入者）だが、分家を増やしてムトゥに次ぐナカムトゥ（中宗家）になっている家も二軒ある。一九七一年に読谷高等学校の郷土クラブが調べた報告によれば、長浜には二一の門中があるといい［読谷高等学校郷土クラブ 一九七一：一四］、一九九五年の『読谷村史』では二五があげられている［読谷村史編集委員会 一九

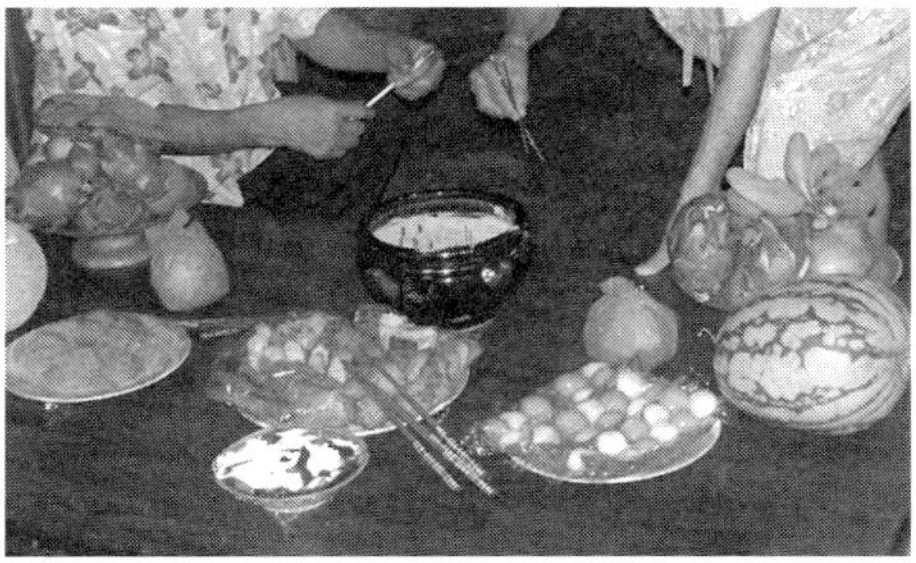

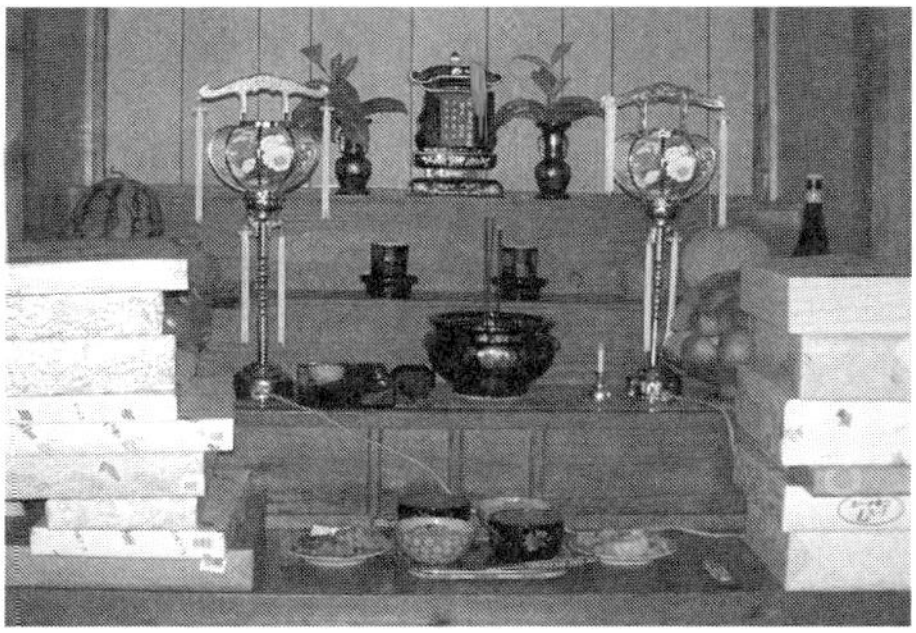

写真㉕㉖　盆の供え物（2004年）

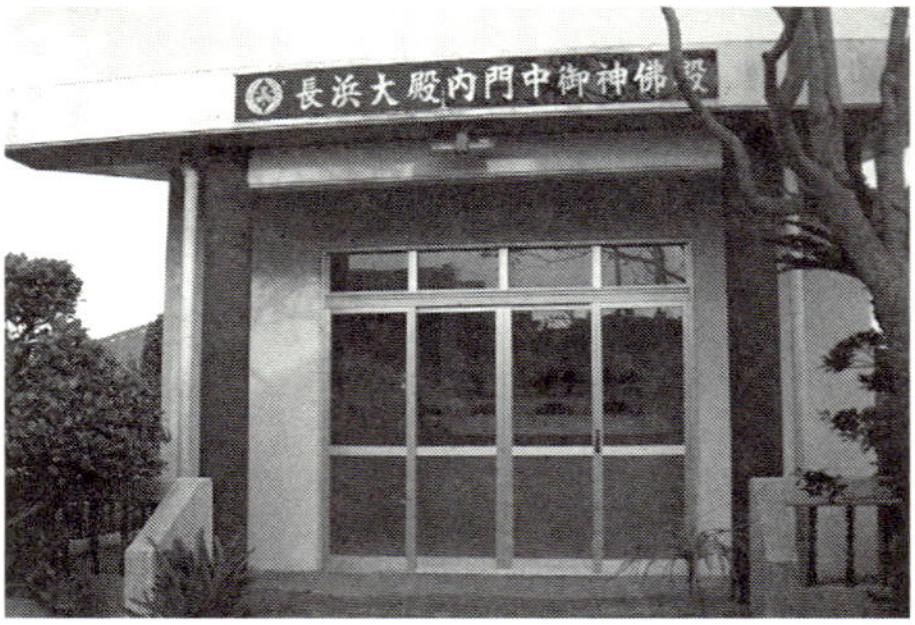

写真㉗　門中の拝所

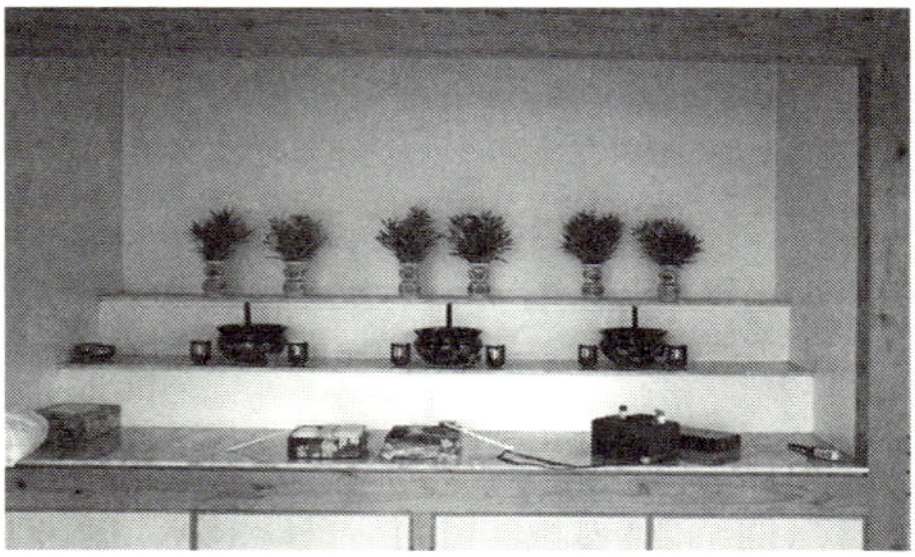

写真㉘　門中の神棚

九五a：八二―八三）。現在は門中の行事がさかんに行なわれており、ウマチー（御祭）には家を代表して男性がムトゥやナカムトゥに出向いて家族の健康などを祈願し、そこから持ち帰ったハナグミ（花米、米）を家族に配る。門中ウガミという本島各地の拝所の巡拝には、男性だけでなく家族がそろって参加し、バスを貸し切って大勢で回る。門中の人々が集まるのは祖先祭祀の時だけであり、たとえば選挙などの活動に利用されることは少ない。長浜の人々はイチムン、ムンチュウと呼び、「同じ祖先を持つ子孫」であると説明するが、祖父の時代に兄弟で作った亀甲墓を「門中墓」と呼ぶなど、男系親族を指すハラ（腹）との概念の区別は厳密ではない。また、人々がイチムンを日常で語るのは、村落内にある同じ門中の家々との関係においてである。

一方、妻方のウヤムト（親元）も含めた双系のエーカーが、人々の日々のつき合いにおいては重要である。盆や正月をはじめ、子供の合格祝いなどさまざまな機会にエーカーの間では行き来が行なわれる。村落内においては何代か遡れば必ずどの家とも繋がりがあるといい、「ブラク中がエーカー」と人々は言う。そのため、結婚式や葬儀などには村落中の家が参加することになるが、人々は日頃のつき合いと同時に「おばあさんのウマチー、ごから」などと家の関係性を確認しながら出席していた。

4　年中行事、祭祀

長浜では、村落祭祀が現在はほとんど行なわれていない。戦前には多くの行事があり、特に年に四回の村落祭祀であるウマチーには隣の字である瀬名波《せなは》（読谷村。以下、同様に読谷村の字の場合は記さない）のヌール（ノロ、神役。アタトンポンチャーともいった）が鉦《かね》を鳴らしながらやって来て、長浜の固有門中の神役であるムラヌール（村ノロ）や区長、役員などと一緒に拝所を回って祭祀を行なっていたという。琉球王国時代の読谷山間切内のノロは五名であり、瀬名波のノロが長浜を含めた近隣六字の祭祀を行なっていた［読谷村史編集委員会　一九九五b：二六―二八］。

戦後にはヌールもムラヌールもいなくなり、村落祭祀は区長や役員、祭祀に詳しいといわれる人々によって行なわれていた。一九八六年に作られた長浜の行政区文書の中に「年中行事祈願細則」があり、以下の一二の行事が記されている（記載は不統一だがそのまま記す）［62］。

四月の行事	三月浜遊び（旧三月三日）
	野国総官祭（旧三月一六日）
五月の行事	お祭り（旧五月一五日）
六月の行事	お祭り（旧六月一五日）
七月の行事	旗スガシー（旧七月一六日）

八月の行事　カンカー（旧八月初チチニー）〔63〕
一〇月の行事　火祭りの祈願（旧一〇月一日）〔64〕
一二月の行事　向いお願・解お願
一月の行事　旧一二月二四日の御願（旧一二月二四日）
　初ウビー御願（旧一月二日）
二月の行事　二月大お願（旧二月一日）
三月の行事　清明祭（旧清明入日）

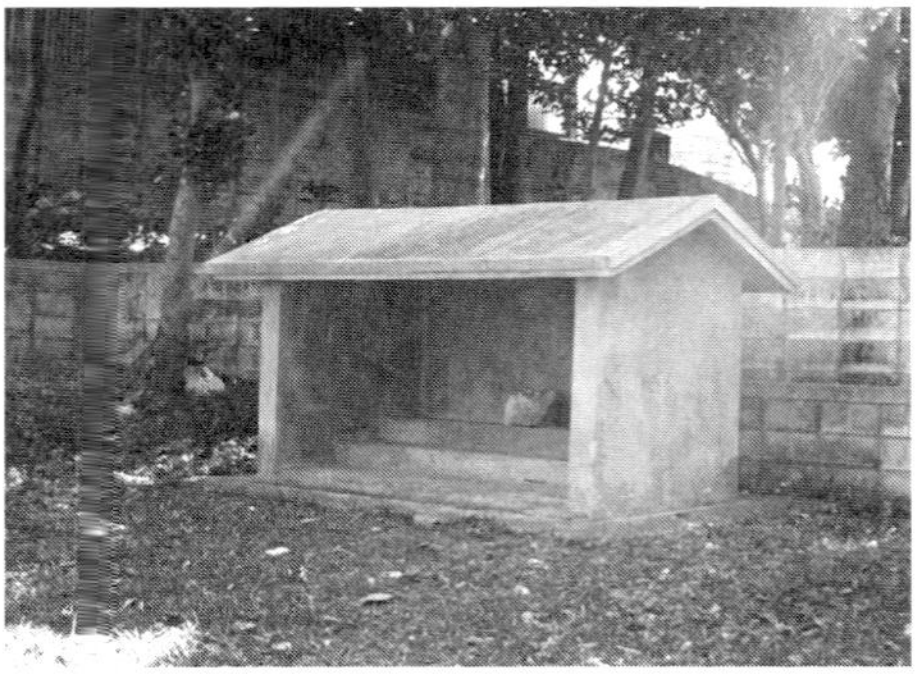

写真㉙　ウガン（村落の拝所）

これらの行事ではそれぞれの拝所を回って祈願をしており、たとえば二月大お願（ウフウガン）では、「瀬名波登殿内（殿内）、仲殿内、大殿内、伊保、玉井、お嶽、大川」を重箱（半組）と米を供え物として持って、拝んで回ることが記されている。ほかにも村落の拝所の「ウガン」や井戸である「ウガンガー」「アガリガー」「イリガー」も拝んでいた。

現在は、旧一二月二四日の御願、初ウビー御願《うがん》、二月大お願、清明《しーみー》祭、旗スガシー（現在は四月に行なう）が、字行事として区長と公民館職員によって行なわれるだけである。最近一〇年でも区長が三人替わり、また字のウガンを行なっていた「詳しい人」が次々に亡くなっていったこともあり、昔のような多くの祭祀は行なってはいないという。

一方、芸能であるエイサー（盆の踊り）は、戦前と変わらずに行なわれており、多くの若者が参加している。また、家で行なっていたトシビースージーは公民館で行なう字行事に変化しており、重要な村落祭祀であったウマチーは、門中の祭祀として盛んに行なわれるようになっている（巻末資料②「長浜の行事一覧」参照）。

各家では、「家のカミ」とされるヒヌカン（火の神）を祀っており、年配の女性などが旧暦の一日と一五日に家族の健康や幸せを祈願している。台所のコンロの上などに香炉を置き、ウコー（御香、平線香）を立てる。チャーギ（イヌマキ）などを立てた花瓶やマース（塩）を盛った皿、水を入れたコップを置き、祈願の時には酒などを供える。結婚しても、借家住まいをしている間は「ヒヌカンはいらない」といい、母親が彼らの分まで祈願

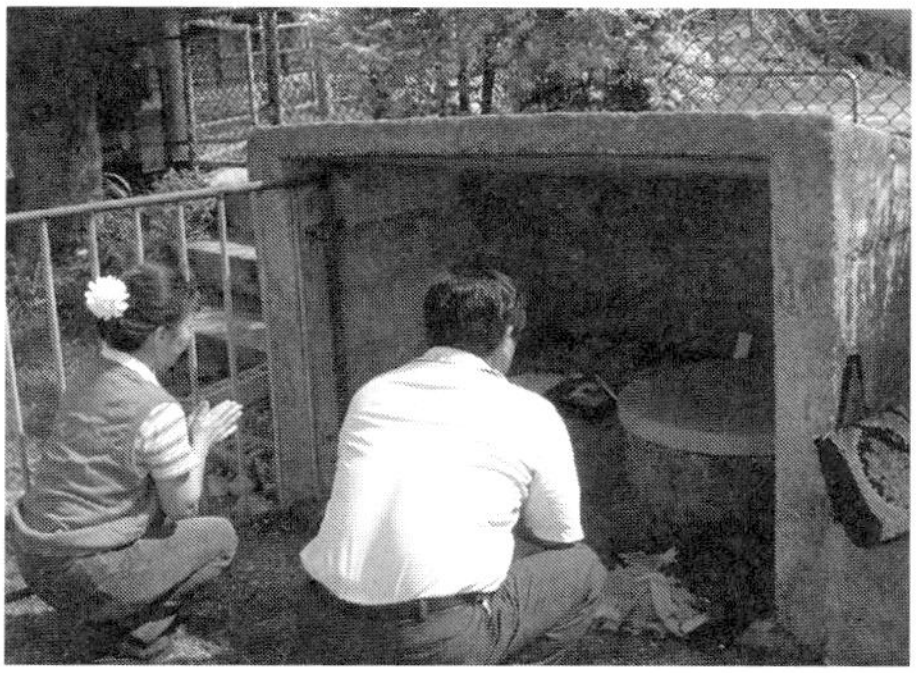

写真㉚　村落のウフウガン
（ウブガーでの祈願、2003年）

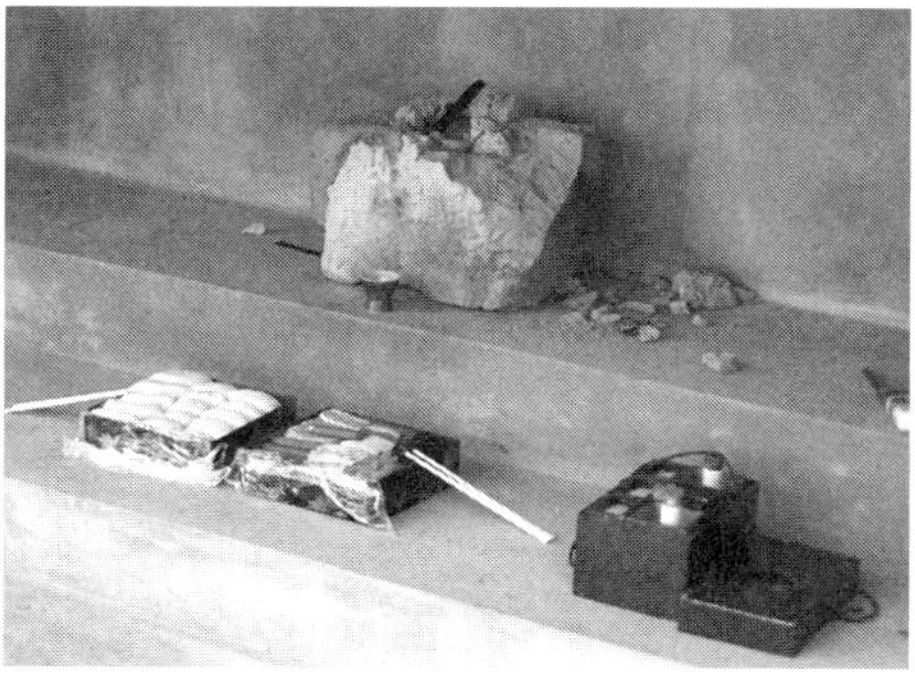

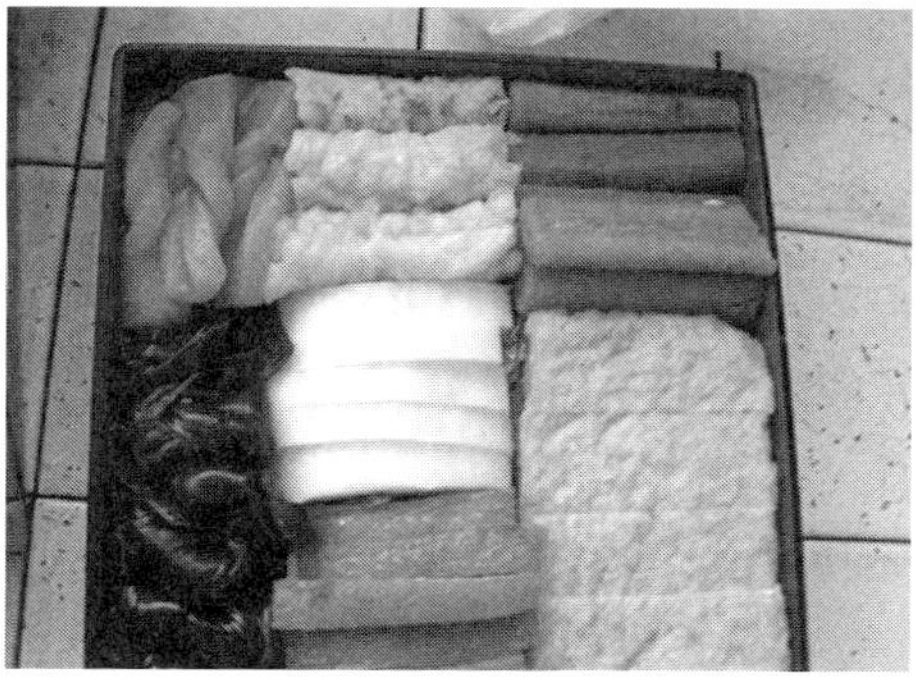

写真㉛㉜　ウフウガンの供え物（2003年）

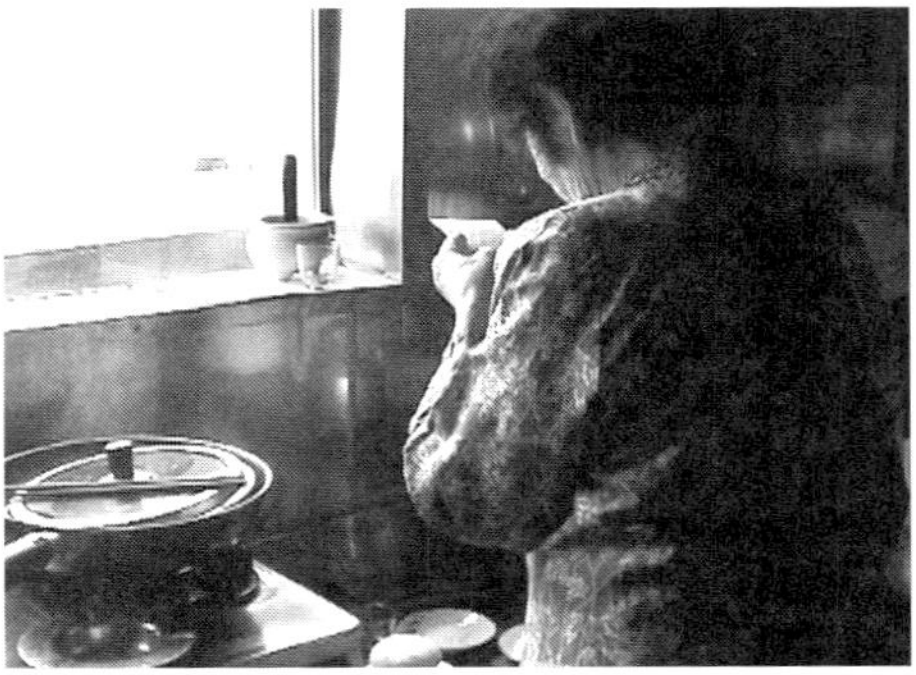

写真㉝　ヤシチのウガン
（ヒヌカンでの祈願、2004年）

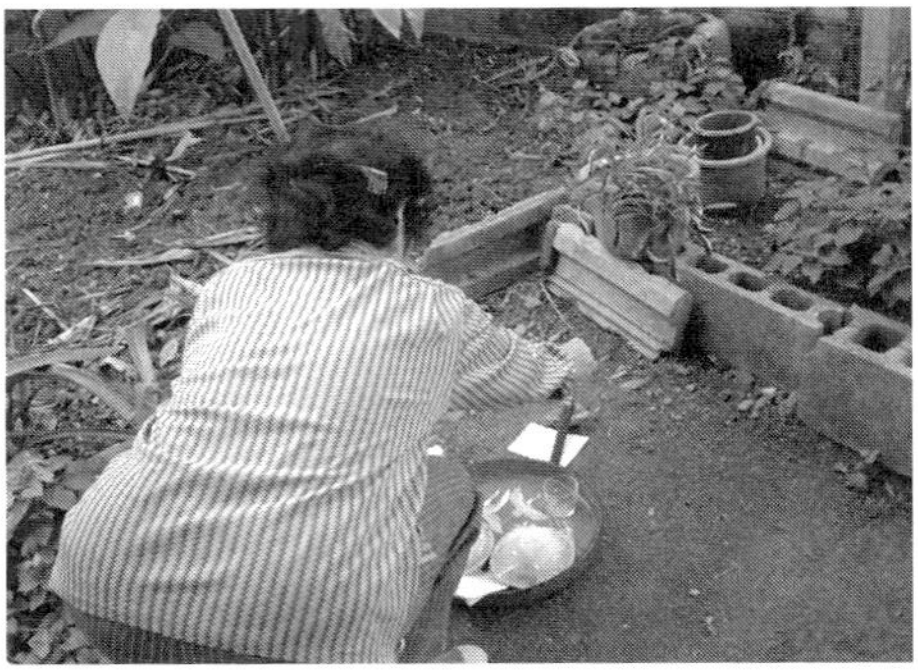

写真㉞　ヤシチのウガン（庭での祈願、2005年）

をするといわれるが、実際には借家だがヒヌカンを作っているという若い世帯も多かった。一般的にヒヌカン祭祀は女性が担うとされるが、長浜では、主婦だけでなく家長である男性が祭祀をするという家が複数あり、昔からそのようにしているという〔65〕。

長らく長浜の人々の相談に乗ってきた村落に住むスムチー（書物、暦を見る卜占の専門家）の「Uオジイ」は、「生きている人のお願いはヒヌカンから」と言っていたといい、その教えどおりに健康の祈願はヒヌカンで行ない、仏壇には子供の成績表を供えるなど家族の出来事を報告すると人々はいう。しかしその観念と役割の差は明確ではなく、ヒヌカンを拝んだ後に「一緒に」仏壇も拝むという人も多い。また、ウユミ（折目）・シチビ（節日）など行事の日には、仏壇にご飯などを供えて祭祀を行なうが、その時はヒヌカンにもその旨を告げるという。年中行事のヤシチのウガン（屋敷の御願）では各家で屋敷のカミに家族の健康を祈願し［66］、仏壇のある家ではウユミ、シチビに祭祀を行なって祖先に健康や幸せを祈る。

祭祀では、生まれた年の十二支の年まわりであるサー（ソーともいう）と性別によって個人が特定される。家の家族全員を表すのには「〇〇（十二支）の男と〇〇（十二支）の女のナシタテの子や孫を……」と唱えられ、各個人は「〇〇（十二支）の男（または女）」と称される。各人のサーは、暦における日の十二支とも関係があると考えられており、自分の十二支と同じ十二支の日であるイーヌサーには祖先の墓に行ってはいけないという［67］。

葬儀は、現在は読谷村字大湾の僧侶を呼んで営まれる。県外出身者の僧侶がコザ（沖縄市）から一九七〇年代頃に読谷村に来て寺を作り、徐々に布教を進めていったのである［68］。それ以前は、「餅と豆腐と豚」を供えて村落内の「よくわかる」といわれる年配の男性などが執り行なっていた。今も葬儀の当日のみを僧侶に依頼し、その後の七日ごとに四十九日まで行なわれるスーコー（焼香。法事、年忌など）は親類たちで行なうことが多い。また四十九日のスーコー後には親類の「よくわかる人」によって「生者と死者を分ける」というマブイワカシの儀礼が行なわれる［69］。戦前には字渡慶次《とけし》のニンブチャー（念仏者）も来ていたという。

現在は遺体を火葬しているのでシンクチ（洗骨）をする必要はないのであるが、それでも四十九日や一年などのスーコーのときにシンクチの儀礼のみは行なっている［70］。

三　医療と専門家

1　近代医学

人々は不調を感じれば、まず病院に行って治療を受ける。現在の長浜は、近代医療を受ける環境が整っており、人々は気軽に病院を利用している。隣接する字の瀬名波には村立診療所に勤務していた医師が開業した診療所があり、字都屋《とや》には村立診療所もある。また、病院の送迎バスや公共のバス、自家用車を利用して、嘉手納町《かでなちょう》、沖縄市、うるま市などの近郊の大きな病院に行く人も多い。しかし、このような状況になったのは、バスなどの交通機関が整備され、また自家用車を持つことができるようになった一九七〇年代以後のことである。

沖縄県に近代医療が導入されたのは、一八七九年（明治一二）の琉球処分以降である。内務省出張所医局を改称した沖縄県医局（のちの県医院、県病院）が一般住民にも施術を行なうようになったのが最初である。しかし、明治期以前の琉球にも医師がいなかったわけではない。一八七三年（明治六）の琉球藩の職分総計では、医術者は四三人とある。宮古島、八重山にそれぞれ二人ずついる他は、首里と那覇、泊村にいると記されており［琉球政府編　一九八九（一九六五）］、日本や中国で医学を学んだ漢方医が琉球王府の士族たちに医療を施していたことがわかる。彼らは、明治期以降も「従来開業医」として那覇などで開業している［71］。

読谷山に医師が駐在し始めるのは、明治期末からである。少なくとも一九〇一年（明治三四）には間切雇医がいたことがわかっている。間切雇医の診察代は無料だったものの、薬代は県病院と同じように徴収すると決められていた。薬代は一日分が、おおよそ大人八銭以上、小児六銭以上（一九〇八年）であり［72］、米一升が約一六銭、薪一〇キロで約六銭であったことを考えると［73］、現金収入のない農村部では安価とはいえない金額である。そのため間切雇医の医院があった喜名《きな》においても、そこに行くのは特別なことであった。その後、嘉手納では一九〇五年（明治三八）から大正期にかけて三人の医師が診療を始め、村内では波平と比謝矼にそれぞれ一九一四年（大正三）、一九一九年に診療所ができる［読谷村史編集委員会 二〇一二］。昭和初期には歯科医院も嘉手納に開業し、県外の紡績業で働いてきた女性たちが装いとして金歯を入れるために通院したという［読谷村史編集委員会 一九九五］。

しかし、それ以降は読谷山の医師が増えることはなかった。沖縄県の近代医学の普及のために一八八五年（明治一八）に創設された医師の養成学校（付属医学講習所、のちに付属医生教習所）が、医術開業試験規則改正にともなって一九一二年（明治四五）に廃校になっていたからである［74］。二万人近くなった村の人々がこれらの限られた数の医師に診てもらえていたとは考えにくい。県全体の医師数は、戦前期では一九三六（昭和一一）年に最も多くなるが、それでも一九七人であり、医師一人あたりの人口は二九九四人である。同年の全国平均の一一七四人と比べても［内務省 一九三八］、格段に少なく、沖縄県内で医師による近代医療がいきわたるようになるのは、先述のように復帰頃である。

特に街道から離れた地にある長浜では、交通が整備されるまで医療環境は明治以前の状況から大きく変わることはなかった。間切雇医のいる診療所までも徒歩で一時間以上かかり、病院には「どうしてもこれまで、という時に、オッポ（背負う）して行った」というように、その利用は限られていた。

2　伝統的な医療の専門家

ヤブー

医師の治療が十分に普及しなかった頃の農村部の医療を担っていたのは、正式な医学教育を受けていないヤブーといわれる医療者であった。一八七五年（明治八）に内務省役人が書いた琉球藩についての報告には、地方では医術が行なわれておらず「ヤブ」といわれる者が一種の治療をほどこしているとある［河原田 一九八九（一九六五）］。各地に多くのヤブーがおり、人々は身近で手軽な医療者として農作物などを対価にして治療を依頼していた。間切雇医が駐在する診療所があった喜名においてでも、よほどの重病人でなければ診療所には行かず、ヤブーに診てもらっていたといい［喜名誌編集委員会 一九九八：二八六］、長浜では一九七〇年代頃までヤブーを頻繁に利用していた。

ヤブーは厳密には、外科的な治療者を指す。嘔吐や下痢をするハクラン（胃腸炎）にはヤッチュ（灸）をすえ、膝に水がたまったミジガッチャーやニブタ（おでき）にはヤッチュバーイ（鍼）を打ち、熱や風邪、頭痛などには剃刀とブーブーというガラス容器で悪い血を出すチジャシ（血出し）を処置した。目を専門に診るヤブーもおり、たとえば右目が悪いと左の肩をチジャシしていたという。それぞれの技能ごとにそれを得意とするヤブーがおり、人々は「専門」に合わせて治療を依頼していた。

しかし、言葉を唱えてウガン（祈願、拝むこと）をする人や薬屋を営む人も同様にヤブーと呼ばれており、広く医療に携わる人を指す名称でもあった。長浜では脈を取ることからティーロクジュー（手、六十）と呼ばれるヤブーが複数おり、病人の脈を取ってその体調を診断し、脈が遅ければ「上等」（良い）と言ったり、病いの原因となったカカイムン（かかりモノ）を暦などによって診断したりしていたという。また市販薬の「カイン」（解熱、鎮痛薬）などを飲ませたり、病人の家に行きヒヌカンでウガンをしてカカイムンを「外し」たり、ヤッチュをすえたりしていたといい、村落の人々の病いの相談に乗っていたのである。しかし、一九九〇年代に八〇歳代で亡くなった男性以降はティーロクジューは村落内にはいなくなった。八〇歳代の女性は、戦前や戦中には子供が「頭が痛い」と言うとフーチンバー（よもぎ）の汁を飲ませ、それで治らなければ「おかしいね」と考え、ティーロクジューに行き、カカイムンしていることを教えてもらい、自分で拝んでそれを「外して」治っていたと語る。

カッティ

一方、手際が良く、特定の技能があり、近所の人からの依頼に応えている人をカッティ（勝手）とかカッテな人といった。ヤブーが専門家と目されるのに対して、カッティは余技で治療などを行なう一般の人である。コナシ（出産）やマブイグミ、カジョーラムン（かぶれ、湿疹）やハジマカー（櫨《はぜ》まけ）などの処置を行なうそれぞれのカッティがいた。人々は野菜や卵をお礼に持って行き、依頼していたという。

七〇歳代のWさん（女性）は、ハジマカーギー（ハゼノキ）でのかぶれを治すことができるカッティといわれているが、もう何年もそのような治療はしていないという。Wさんは子供の頃に出身の隣の村落で近所の年配の男性がしていた処置を見聞きして覚えていた。子供の友達にその真似をして処置してあげるとその子が治ったといい、それを聞いた人が頼みに来るようになったのである。Wさんによるとハジマカーギーには、親のいうことを聞かずにアソビングァー（私生児）を産み、亡くなった女が「ついて」いるので、そのことを唱え、塩を撒き、草履で患部をこすって移し、トゥトゥトゥと三回つばを吐くようにする［75］。フール（豚のいる便所）があった時には、そこで処置していたという。Wさんは、ハジマカーで湿疹が出ているのか、それともカカイムンしているためにかぶれているのか判断できないために、ハジマカーの対処の言葉を唱えた後に、「ヤナムン（悪霊）なら、抜けるように」とも付け加えていたという。「本当に治ってるのかわからないが、お願いされたら、してあげていた」と言う。

産婆もコナシヤーオバーなどといわれるカッティであった。近所の経験のある年配の女性を頼むが、難産の時には上手な人を字の外からも呼んだという。戦前はハサミや小刀状にしたダキ（竹）でへその緒を切り、ウー（芭蕉）を結んで処理をしていた。

スムチー・サンジンソウ・ユタなど

ヤブーやカッティが主に身体的問題を扱うのに対して、スムチーやサンジンソウ（三世相）、ユタなどは、もっと広い問題を扱う卜占の専門家である。人生の選択や不幸の原因についての相談や、家や墓などの新築・移動についての教えを乞うなど、現在も多くの人が利用している。村内や近郊の「よくわかる」ユタなどの評判は人々が好む噂話の一つである。

スムチーは、「書物」の意であり、サンジンソウは三つの世を見ることができるという意味からの名称であり、暦の六曜や日の干支などから吉凶を判断する。村落内には常に数人のスムチーがおり、人々は気軽にさまざまな相談のために訪ねていたが、一九九〇年代前後に相次いで亡くなった。明治末生まれのスムチーのUオジイは、彼が三〇歳代頃の戦前から二〇〇一年に亡くなる数年前まで半世紀以上にもわたって、人々の相談に乗っており、遠方からも訪ねてくるような有名なスムチーであった。彼は、高島易や筮竹《ぜいちく》、カラハーイ（方位磁石）などを使い、運勢や進路、家や墓の建築や売買の相談に答えていた。暦の六曜を見て「アカグチ（赤口）だから、人の口が入っている」、「仏滅は、仏が滅びるから良くない日」と説明したり、またウマレクンジン（生まれ金神）から方角の吉凶を教えたりしていた。長浜の人はみな年の初めには家族のハチウン（初運、運勢）を見てもらいに行っていたという。また、熱や腹痛など病いの相談でもUオジイに聞きに行っていた。彼は「〇〇（十二支）の方向からクチグトゥ（口事）が入っている」などとその原因を明かし、「自分の家のことは自分でできるから」と言って、ウガンの方法を教えていたが、頼まれればその家まで行き、ウガンもしていた。長浜の人々は彼を敬愛し、「Uオジイに教えてもらった話」を今も語っている。

長浜にはいないが、ユタは特別な力を持ち、カミや死者と直接交流することができ、見えない世界の事柄がわかると考えられている専門家である。人々は、病気に際してはまず病院に行くが、思ったように治らない時や重病の場合、村内や近郊のユタに行く。病院で治療を受けているにもかかわらずその経過がはかばかしくなければ「薬を入れても治らないのは何かある」と考え、病気の背後にカミや祖先などに関わる何らかの原因を疑い、ユタにそれを確かめてもらい、原因に対処しなくてはならないと考えるのである。普段はユタの存在を否定的に語る男性たちも「自分の子供が危ないと言われたら、みんなユタに行くんじゃないか」と言い、家族が重病になった時にユタを利用するのは当然と考えている。特に精神的に不安定であったり、病弱であったりしてサーダカと呼ばれるような人は病院ではなく、ユタに行かなくてはいけない。そのまま放置することを「道をさばかないとターリムン［76］になる」といって諌める。

大橋英寿は名護市に住む一人のユタのハンジ（判じ）といわれる儀礼場面を五〇事例取り上げ、その中で話題とされたトピックスの内容を整理している。トピックスのうち、相談者から持ち出されたのは、大別して、①性格や運勢などの相談、②家や墓の相談、③夢を見たなどの異常体験について、④カミ・祖先のこと、⑤儀礼の相談、であり（番号は筆者による）、これらがユタへの相談内容であるという［大橋 一九九八：一七二］。

これらの話題は、長浜の人々の語りとも一致する。しかし、ハンジの場の慣習として、ユタから提示される話によってそのユタの力量を評価しようと、相談者が本当に聞きたい問題を自らは語らないのが一般的でもあるため、ハンジの場の話題が相談者の関心を反映していない場合もある。「①性格や運勢」を聞きに行く、という純粋な占いとしての利用もあるが、何か問題ごとを抱えてユタに行っても人々は一様に「運勢を聞きに」来たと言う。つまり、「③夢などの異常体験」があったこと以外には、実際に相談者がどのような問題を抱えて相談に行ったかは、話題からは推測できない。不調や疾患、不幸や不和などの問題があるのかもしれないが、それは主題として自ら語られないことが多い。気になる問題や不安の原因を探そうとユタに行き、ハンジの中で相談者が思ってもみなかった家や墓の不足、カミや祖先の気持ちなどの問題が原因として現れてくることもある。

結局、ユタに行く目的は、わからないことを占ってもらうことと、②⑤のように儀礼の方法や日取りなどを教えてもらうことの二つと考えることができる。長浜ではユタやスムチー、サンジンソウなどへ行くことを「ハンジを買いに行く」、または「ムヌナライ（物習い）に行く」と表現するが、これらはそれぞれの目的を端的に表しているといえよう。

ハンジとは、人々にわからないことをカミなどの力で明らかにすることであり、占いである。占いは、年配の女性にとっては娯楽でもあり、特に運勢を見てもらうこと、「当て」てもらうことは、楽しみという。結婚、就職、家や土地、墓の売買や移転など具体的な問題についての占いを依頼することも多い。そして、病気、けがなご気になる問題の原因を求める場合にもハンジを買いに行く。人だけでなく飼っていた豚や牛が餌を食べなくなれば、スムチーなどに原因を聞きに行っていたともいう。ユタは運勢の占いの求めに応じて良い悪い、気を付けること、などを教えるが、相談者が自覚していなかった事柄を指摘もし、たとえば「イナグヴァンス（女元祖、女性の位牌や香炉）を持っていない？」などと聞き、問題が新たに明らかになることも多い。また、人が亡くなった時には、死者の伝えたいことを聞くために親類で連れ立ってユタを訪ねる。ただし、死者の声を聞かせることは特定のユタにしかできないので、屋慶名《やけな》（うるま市与那城屋慶名）など専門のユタがいる地域まで行くのである［77］。

他方、ムヌナライとは、墓の移動やトートーメー（祖先、位牌）の扱い、スーコーなど儀礼の方法についての知識を習うことである。ユタたちは儀礼の専門家でもあり、その方法を「習い」に、また儀礼を依頼しに行くのである。

スムチーやユタが出したハンジに対して、それに対応するウガンを行なう専門家もいる。「ユタ」と呼ぶ人も多いが、厳密にいえばウガンウサギヤー（一般にはウガンサー）である。年配の人は「ウートートー」とも言う。拝む際に唱える言葉である「ウートートー」を拝む行為や拝む人の名称としても使用するのである。村落に住むDさん（八〇歳代男性）は、病気の人が頼みに来ると塩と包丁、草履や石を並べて、「道理、聞きなさい、聞かなければ包丁で切る」などの旨をフームン（言葉を唱え、説得する）して、ヤナムン（嫌物、悪霊）を外していたという。Dさんにヤナムンの姿は見えないが、その人が治ることによってウガンが通っていることがわかり、ヤナムンであったことが結果的にわかるという。今はヤナムンが「かかる」ことはなくなったといい、頼まれればスーコーや墓の祝いのウガンなどをしている。また、墓や仏壇の祭祀を専門に行なうウガンサーの女性たちも長浜や近隣におり、利用されている。

ドゥーヨウジョー

人々は自分の体を健康に保つための基本は、薬草や食物を利用するドゥーヨウジョー（自己養生）であると言う。戦前や戦中には、ヒロフォーグサ（オオバコ）を火で炙ってできものに貼ったり、フーチンバーやンジャナバー（ホソバワダン）を潰して胃痛や腹痛の時に飲用したり、イーチョーバー（ウイキョウ）の葉を胃腸薬や熱冷ましに噛んだりした。また、ナーチョーラー（海人草）を焚いて出産後の胎毒下しや子供の回虫を出すために食べさせた。現在も体調に応じて食べ物を調整する工夫や、ハブ酒やニンニク酒などを作り、風邪の時に体に塗るなどが家庭でなされている［78］。

専門家の職能

人々は、ヤブー、ティーロクジュー、カッティ、ユタ、ウガンサーなどを専門家として頼ってきた。それぞれの専門家の得意とすることによって彼らを使い分けてきたのである。

医療者に求められる職能は、大きく分ければ、原因を診断する力と、処置の技術の二つである。近代医療における医師は、この二つともの能力を持っており、ヤブー、ティーロクジューもカカイムンなどであると原因を診断し、それに対して祈願などの処置を行なうという医師と同様の役割を担ってきた。一方、ユタやスムチーに主に求められるのは、霊的な力や暦などの知識によって病気の原因を明らかにするという診断の能力である。そして、カッティはそれぞれの処置の技術、ウガンサーも儀礼の技術が求められている。

とはいえ、ウガンサーはもとより、カンテイも普通の人にできない処置ができるのはカミや霊的な世界の力を背景にしていると考えられているので、どの専門家であっても目に見えない世界と直接交流ができる特別な人であると人々から目されていることに変わりはない。

四　病いの原因と処置

1　病いの表象

病いはヤンメーという。昔は「病気の人、フユーナー（さぼっている人）はいなかった、みんな働いていた」といい、また人の死因を「働きすぎ（で亡くなった）」というように、みなが勤労に励む中で病いを表明する人は少なかった。しかし、ネッパツ（発熱）したり、ハクランになったり、対処すべきことは多く、それらは自分たちで処置していたという。現在の長浜は、近代医療を受ける環境が整っており、他都道府県と同様に近代医学をはじめ、マスコミを通したさまざまな医学知識も享受している。多くの年配者が病院に通っており、神経痛や血圧の高さなどを共通の話題にしている。しかし、長浜における病いの意味や人々がほどこす解釈には、近代医学などの考え方とは異なるものも多い。

まず、病いは「知らせ」として考えられている。カミからの知らせ、祖先からの知らせとして病いはもたらされるのである。たとえば、ある門中のムトゥの当主の男性は、子供の頃に熱を出して寝込み、門中の人がユタに聞きに行くと、家を継ぐ子供がいなかったムトゥの家を「この子に継がせなさい」と病気をさせているのだとわかり、母親とともにその家に引き取られて育てられたのだという。祖先は「〇〇をしなさい」「（祭祀の）不足がある」などの言いたいことを伝えようと病気をもたらすのである。病気をさせるのは「先祖は口で伝えられない。病まさんとわからんから」であり、病気が意思疎通の方法だと説明される。

さらに家族が死ぬこと、けがをすること、なども同じようにカミや祖先からの知らせだと考えられている。しかし、その内容を詳しく明らかにできるのは、ユタなどの霊的世界と直接交流ができる専門家なので、人々は彼らにその詳細を聞きに行くのである。

2　人々が行なう原因の判断と処置

それでも一般の人々が自分で判断し、対処できることもあり、また昔は自分たちで気付いて処置していたともいう。長年にわたり長浜の人々の相談に乗っていたスムチーのUオジイは「自分の家のことは自分でやるように」と言って、その方法を教えていたこともあり、「家族のものは自分でする」「気付いたら祓う」と語る長浜の人は多い。

八〇歳代のNさんは、オジイ（祖父）の経験した話を教えてくれた。戦前の話だったという。

事例⑭「ムイン（無縁、無縁仏）がかかった話」（八〇歳代男性・Nさん）

昔はいろいろなものがかかっていた。オジイがきび刈りに行き、帰ってくると頭が痛くなり、夜も眠れなくなった。「サルが槍持って回っている」と言ったり、蜘蛛の巣をかぶっている夢を見たと言ったりして、おかしくなった。

オジイや家族でいろいろ考え、いろいろなことを試った。モノシリ（物知り、卜占の専門家）にも何カ所か行ったが出し切れなかった（わからなかった）。

結局、数年前に飼っていた豚が死んだので、海岸に持って行き、埋めずに蘇鉄の下にそのまま置いてきたことがあり、それがムインとなり、「ひっついて」きていたことがわかった。海岸のその場に行って、オジイが自分でウートートーすると治った。酒や塩を供えたのではないか。

今はそのようなこと（動物がかかること）はなくなっている。


Nさんは、その様子を見ており、またいきさつを聞いたのだという。Nさんのおじいさんはいろいろな方法を試した末に、過去に豚を捨てたという行動があったことに自らで気付き、それに対して祈願して治ったのである。Nさんによると、豚の霊であることに気付くのに時間がかかったので苦しんでいたが、その原因に気付けば言葉で「かかった」物を「外せる」のである。昔は、人の霊だけでなく豚など動物の霊も人に影響を与えていたという、それらもムインと呼んでいたが、現在はこのような動物の霊の話を聞くことはできない。

霊だけではなく生きている人の気持ちがイチジャマ（生霊、人の気持ち）としてかかってくる話は、現在も頻繁に聞かれる。これも気付けば、自分で「外せる」ものである。

夫が字の役員などを務め、若い頃は夫婦で結婚式の仲人役をよく頼まれていたCさんは、「そんなことは、本当にあるよ」と四〇歳代の頃の話をしてくれた。

事例⑮「カカイムンした話」（六〇歳代女性・Cさん）

その日も結婚式に行こうと着物をつけて準備をしていた。夫は先に出ており、出かけようとしたところ、急にお腹が痛くなって立ち上がれなくなった。こんな痛みは経験したことがなく、「もう行けない」と思って、帯も解いて、同じ門中のZさんに電話して「代わりに行って」とお願いした。

Zさんは、すぐに「カカイムンしてる」とCさんの母親を連れて来てくれ、ウートートーしてくれた。すると「何だったんだろうか」というほどにすっかり治った。すぐにタクシーで結婚式に行った。あんなことは初めて。人の気持ちが「かかってる」って言われた。

あんなにびっくりするようなことはそうはないが、そんなこともあるんだ、と思っている。

この話について、対処をしたZさんに聞くと、「イチジャマだったよ」とのこと。彼女は専門家ではない普通の主婦であり、CさんがZさんに電話したのも、仲人を代わってもらおうと思ってのことであり、治してもらおうと考えていたわけではない。しかし、Cさんよりも一〇歳ほど年上のZさんたち年配の女性は、自分たちで問題を判断することができるのである。Zさんの説明は次のようなものであった。

事例⑯「イチジャマを祓った話」（七〇歳代女性・Zさん）

当時、Cさんの夫と字の運営のことでもめていた男性がいた。その人は人前で自分の主張をはっきりと説明することが得意でないため、結局、あとで「ごちゃごちゃ」言うことが多かった。電話があった時にすぐにわかった。「ああ、（その男性が）やったなー」と思った。だからCさんのお母さんに電話して、二人で行って「祓った」。

（どうやって祓ったか聞くと）大きな声で「わかってます。何でこんなことさすか、抜けなさい」と言って、ヒヌカンで拝んだはず。ジョーグチ（門口）でも塩を撒いたんじゃないかね。

このようにイチジャマが作用することは、よく起こることであり、普通の人にも対処ができるのだという。どこも悪くないのに、急に腹痛が起こったり、熱が出たりする時には「人からの恨み」だとわかるという。ユタやスムチーに行くことなく、自分たちで判断でき、対処できる問題なのである。ヒヌカンで「わかっています」「どこからか（どこから来ているのか）わかるよ」「抜けて下さい」「こっちはマコト（誠）」とウートートーする［79］。ウヤファーフジ（親祖父、祖先、ここでは仏壇のこと）にも頼み、さらに家の門で地面を強く踏みつけながら塩を撒くともいう。

また、マブイ（魂）が抜けていることも人々が自分で判断でき、対処できることである。人がそれぞれに持っているマブイは特に子供の頃は抜けやすく、大人になっても驚いたら落ちる［80］。病気の時も抜けているといわれる。そのような場合には、マブイを身体に入れ直すマブイグミを行なうのであるが、これは専門家に頼まなくても「だれもができる」といい、子供を持つ母親は自分の母親に頼んだり、教えてもらって自分でするという。

事例⑰「マブイグミをした話」（七〇歳代男性・Tさん）

五年程前、次男が交通事故を起こした。けがもなかったのでそのままにしていた。

しばらくして、次男の職場の人が「マブヤーヌギ（マブイヌギ）している」「マブイグミしなくてはいけない」と教えてくれた。自分たちは気付かなかったが、職場でぼーっとしていることがあったらしい。それまで（マブイグミを）したことはなかったが、母親が昔、自分たちにしてくれていたのを見ていたから、「いいさ、自分たちでできる」とオバア（妻）と二人でした。サン（ススキなどを結んだ魔除け）と着物を持ってその場所に行き「マブヤーマブヤー」と言い、着物につけて帰ってきて、家でみんなでご飯を食べた。その後、おにぎり、水をベッドの下に置いた。

本人も気になっていたのか、次の日には元気になっていた。だれでもできるさ。

マブイが抜けると不調を起こすことは、だれもがわかっていることであり、年配者だけでなく若い人も共有している知識である。Tさんの次男の様子を見ていた職場の人はすぐにマブイヌギしていると判断できたのである。対処は、落とした場所がわかればその場所で行なうが、辻や家の門、フールでもできるという。「〇〇（十二支）の人のマブヤー入れてくださいー」「マブヤーマブヤー、ウーティクーヨ（追ってくるように）」「ターク（蛸）もメーメー（ご飯）も煮ちょんど、待っちょんど」「ターク（蛸）もイーユ（魚）も……」などと唱え、門では「ヒジャイミギ（左、右）のカミガナシ（神様）、〇〇のマブヤーを……」などと言い、着物でマブイをすくうようにして脇の下に抱えてすぐに帰ってくるようにする。時刻は、お腹がすいてみんなが家に帰りたがっている夕方が適しているそうである。家では、ご飯やおつゆを用意し、みんなで食べる。家の中でサンで招くような動作を行ない、サンをベッドの下に置いておけばよいともいう。

3　ユタなどへの相談と処置

しかし、これまでみてきたような処置を行なっても状況が改善しなかった時、また原因がわからない時、そして重篤な症状の時には、ユタやスムチーなど専門家を訪ねる。病院での治療が長引いたり、経過が思わしくなかったりした場合にも「病院ではわからない」と考え始める。病院の医師に「ユタに行ってみてはどうか」と勧められる場合もある。

ユタなどが教える不調の原因は、カミや祖先が「カミのこと」（祭祀）をするようにと知らせている、また死者がグソー（あの世）で「不満がある」と言っている、などである。これらは、人々では断定できない、ユタなどにしかわからない原因である。ユタは、何代か前にこんな人がいた、昔こんなことがあった、と過去の話を語り、相談者の心当たりが呼応することによって原因が明らかになっていく。たとえば、ユタが「本当の長男が羨ましく思っている」と言うのを聞いて、過去に流産した子供が男の子であったのかもしれないと思い至るのである。

ユタは、霊的資質によってこのようなハンジを行なうが、スムチーやサンジンソウは暦を見たり筮竹を数えたりといった知識の力によって、同様に過去の話やカミの意思を明らかにする。力の源が専門家によって異なるが、人々はその差を気にかけないようである。スムチーの方が信頼できる、という人もいれば、ユタの方がという人もいる。人々は、スムチーもユタも多かれ少なかれシジ（霊的な力、位、性質）高い性質を持っているはずだと考えていて、霊的な力の素質を前提に書物や筮竹などを使う知識に対しても敬意が表されるのである。

特にユタは、死者の不満を人々に伝える。「グソーではスジが通らないといけない」といい、家の祖先が長男で繋がっていることが「あるべき姿」である。それを外れた死者は、不幸な存在として同情もされ、また恐れられる。不幸な死者は、不満を持ち、生きている人々にそれを知らせようと病いをもたらす存在になるからである。

たとえば、八〇歳代の女性Eさんが語った一九九〇年代後半の出来事は以下のようなものである。

事例⑱「ユースーグァの話」（八〇歳代女性・Eさん）

庭で転び、けがをして入院もした。何も（障害物が）なかったのにつまずいた。「おかしいね」と思い、イランマ（伊良皆《いらみな》）のユタに聞きに行った。「スーコー不足」[81]、「カン（勘？）がつかないから、足取られる。気付かせようと思って、つまずかせている」と言われた。

何のことかわからなかったが、よく考えてみるとユースーグァ（夭逝グァ[82]、年少で亡くなった子供）のことだとわかった。一九歳で流産した子供があった。フールの横に穴を掘って埋めた。そのことが出た。気付いて下さいと言っているのだという。

ユタは「ウヤフジ（ウヤファーフジと同じ）に抱かれるように、墓に入れなくてはいけない」と言うので、方法を教えてもらって、自分でウヤフジと一緒に「なし」た。

それは、庭でウチャナク（重ねた餅）とウコー、シロカビ（白紙、半紙）を供えて庭の土を採って墓に行き、墓のスソである入り口の石の間にユーリー（取ってきた土）を入れて、ウチャナクなどを供えてウガンをした。「ウヤフジに抱かれるように」と墓で言った。

ユースーグァとは、「夭逝グァ」である。幼児や子供の死者を指すが、結婚して子供ができる前に死んだ人も含み、つまり、祀ってくれる子孫がいない死者である。戦後まもなくまでは、死産した子供や名前をつける前に死亡した子供は、フールヌクサー（豚のいる便所の後ろ）などに埋めて葬儀は行なわなかった。出産時にはイーヤー（胞衣）を庭の東の方に埋めるのに対して［83］、死産の場合には西側にある豚の飼料を作るグジンにイーヤーとともに埋めたともいう。また、七歳頃までに死亡した子供は、ガン（龕、棺桶を運ぶ輿）を使わずに墓とは別の自然の洞窟であるミーミーグァーに遺体を入れて風葬にした。ミーミーグァーは使われることがなくなった後も骨が散乱する中の様子を見ることができていたが、現在は入り口が塞がれている。

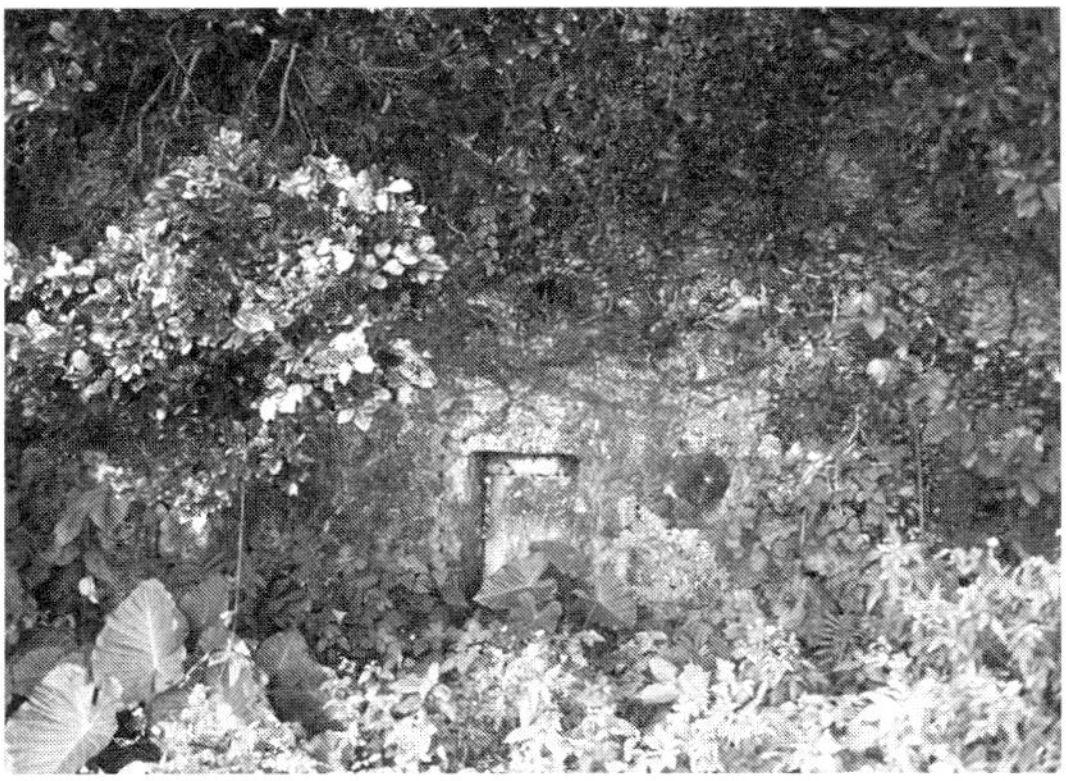
写真㉟　ミーミーグァー（入り口が塞がれている）

そのような死者への対処は、当時は一般的であり、事例⑱は「正しい」処置が行なわれた死者だったはずである。しかし、そのユースーグァが時を経て、不満を訴えているのである。特に長男だった場合には、その子が現在の長男を「羨ましく思う」という。流産した子供が、「実は長男だった」とユタのハンジによってわかる場合も多い。そのような事態を人々は「その時にはわからなくても、後から（不具合の訴えが）出る」と説明する。

戦前や戦中は死産や幼児の死亡が多く、Eさんも二人の男の子を育てたが、他に四人の子供を死産したり幼児期のうちに亡くしたりしている。そのような母親たちは、死んだ子供を忘れ去ることはできず、いつまでもどこかで気にかけている。また、幼児の弔い方に対する考え方が変化し、死んだ子供を庭や岩場に放棄することは現在では考えられないことである。そこでユタたちが「淋しくしている」とか「残念に思っている」とその気持ちを語り、墓に入れるべきであると指摘すると、人々はそれに共感し、正しい対処が行なわれていないと感じるのである。当時は、不幸ではあるが正しく対処されていた死者たちが、人々の考え方が変化したために不満を訴える存在になってしまったのである。

人々は「この世とあの世は違う」とよく言い、祭祀の多くの規範が語られる。家は長男が継ぐべきであり、次男や三男に継がせることはできないので、その場合には前の世代の兄弟の子供を養子にして継がせる。未婚のまま死んだ男性であれば、兄弟の子供が分家に際して位牌を持ち出したり、親元で祖先と一緒に祀ったりしなくてはならない[84]。女性は婚出することが基本であり、結婚した男性との間に男の子を生み、その子供によって祀られるのが理想である。しかし、現実には多くの再婚者がおり、結婚していない女性の子供が多く存在する。未婚で亡くなった場合や結婚後に男子を産まずに死んだ場合の対処法の一つとして、死後に婚出するグソーニービチ（あの世での結婚）が行なわれていた。

次は八〇歳代の女性のFさんが、四〇歳代の頃（一九六〇年代）に経験した話である。

事例⑲「グソーニービチの話」（八〇歳代女性・Fさん）

四〇代の頃、畑の帰りに石垣のそばでハブに咬まれた。痛いと思ったらもう肘を咬まれていた。ハブの姿も見ていない。すぐに病院に行ったが、毒がひどく、今も手の指が曲がったまま治っていない。

それからしばらくして、県外に住む孫が蛇に咬まれそうになったと娘から知らされた。また、家族に死者が出るという不幸が重なった。このように「続いた不幸」は、「昔の女が迷っていた」ために起こった。

当寺ま、夫とその両親、子供たちと暮らしていた（F家）。義父には若い頃に結婚しようと約束したが果たさなかった女性がおり、他家に嫁いで男子を産まずに亡くなったので、グソーニービチによってF家の墓に入れていた。グソーニービチにいたった経緯は次のようなものである。

女性はきれいなことで字でも評判だったが、家は貧乏だったので、家の人は結婚にあたって義父にたくさんのお金を要求した。義父が「どうしてお金を出さないといけないか」とそれを断ると、他字の金持ちの家に女性を嫁がせた。女性は、その家で二人の女の子を産んだが亡くなり、コツ（骨）は親元に戻された。そこで、最初に付き合った義父のF家の墓に入れるためにグソーニービチを行なった。F家から女性の親元に迎えに行き、両親らがついて来て、仏壇を拝み、ごちそうを食べた。義母はその女性を墓に迎えることを怒って、その間はシンセキの家に隠れていたという。コツは、次に墓が開くまで墓の横に仮小屋を作って置いていた。

（その後、不幸が続いた際に、そのことを気にしてFさんが）スムチーのUオジイに聞きに行った。すると、F家に入ったはずのその女性が「迷っている」と教えてくれた。気になったので、用事があった時にその字（女性の嫁ぎ先）に行き、目に付いた商店に入って嫁ぎ先の屋号を言い、場所を尋ねてみた。するとその会話を後ろで聞いていた買い物客が「それは自分の家の昔の屋号だ」と言った。屋号が変わっているので、その家の人が居合わせなくてはどの家かわからなかっただろうと、奇遇を驚いた。その家に連れて行ってもらい、女性のことを尋ねると、「そんなことはない、（女性は）仏壇にいる」と言われた。家に帰り、義父にそのことを言うと、「ユタに行ったね」と怒るので、「違う。自分で聞いてきた」と説明した。その件を快く思わない義母がまた怒り出し、義父との言い争いが何日も続いた。

義父は気になったのか、隣の字のユタに聞きに行くように頼んできたが、ユタに行ったと怒られた後なので、「いやだ、行かない」と断った。義父は自分でそのユタに行ったらしいが、「（義父たちが）怒っているから、（ハンジは）出な」かったようで、改めてみんな（Fさんと親類）で一緒に屋慶名に行くと、今度はハンジが出た。さらに他のユタなどにも聞いて回り、（事情が）わかった。

女性の夫が亡くなる時に「（女性は）長浜に帰るはずだから、（墓が開いたら）コツを出しておきなさい」と家族に頼んでおり、墓の前に女性の骨壺が出されていたのだという。それをどこで聞いたのか女性の実家が知り、骨のカーミ（甕）を嫁ぎ先に黙って持ち帰り、F家とグソーニービチをしたのだという。女性の親元がイクシミー（嘘をつく）して盗んできていたので、女性はどこに行くべきか迷っているというのである。

それが明らかになったのは、義母の七三歳の祝いが行なわれる年であったので、次の年まで待ってその女性のウンチケー（御迎え）をした。嫁ぎ先にUオジイと一緒に行き、トートーメーを持って来るためにウコーロ（御香炉）から灰を採ってきて、F家のウコーロに入れた。墓にも行き、Uオジイが酒と線香でウガンをして「持ってきた」。一人で「きれいにした」ので大変だったが、Uオジイにはほめてもらった。

Fさんは、ハブに咬まれたことは知らせであり、「昔の女が迷っていた」ことによって起こったと説明するのである。一般的にハブに咬まれるのはカミサマからの知らせである、といわれており、異常な事態と認識される。その後に起こったことをFさんは「家族の死」としか言わなかったが、実は息子とおじいさんの死であり、村落の人々はこの話を「子供が亡くなった時に蛇に咬まれた。ウガン不足があった」と祭祀の不足と子供の死、それを知らせるハブに咬まれたこと、を関係付けて現在も語る。

男子を産んでいない女性は、そのままでは正しい祖先になれず、祭祀による操作を行なわなくてはいけない存在であり、しばしばその祭祀が順当に行なわれずに「迷う」。そして迷った死者は、それを知らせようとして不幸をもたらすのである。

祀る人がいない女性の死者は、イナググァンス（女元祖）といわれる。これは女性が配偶者とともに祀られない場合には、親や兄弟とは一緒にしてはならず、またその位牌を家の始祖として祀ることはできないという、位牌祭祀で一般的にいわれる禁忌の一つである［85］。そのために女性は、配偶者を持たずに死んではいけないとされ、独身のまま死んでしまった場合は実家を出てだれかに祀ってもらわなくてはいけないのである。人々は、「グソーではヤブサミー（独身）はできない」といい、グソーニービチが行なわれ、最初につき合った男性に引き取られることが一般的である。

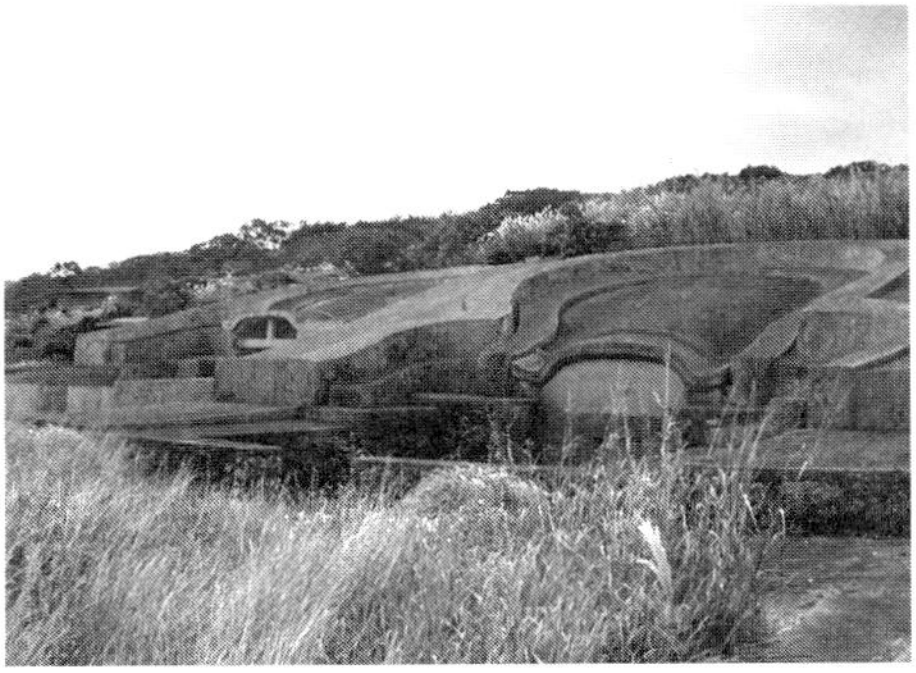
写真㊱　長浜の墓地

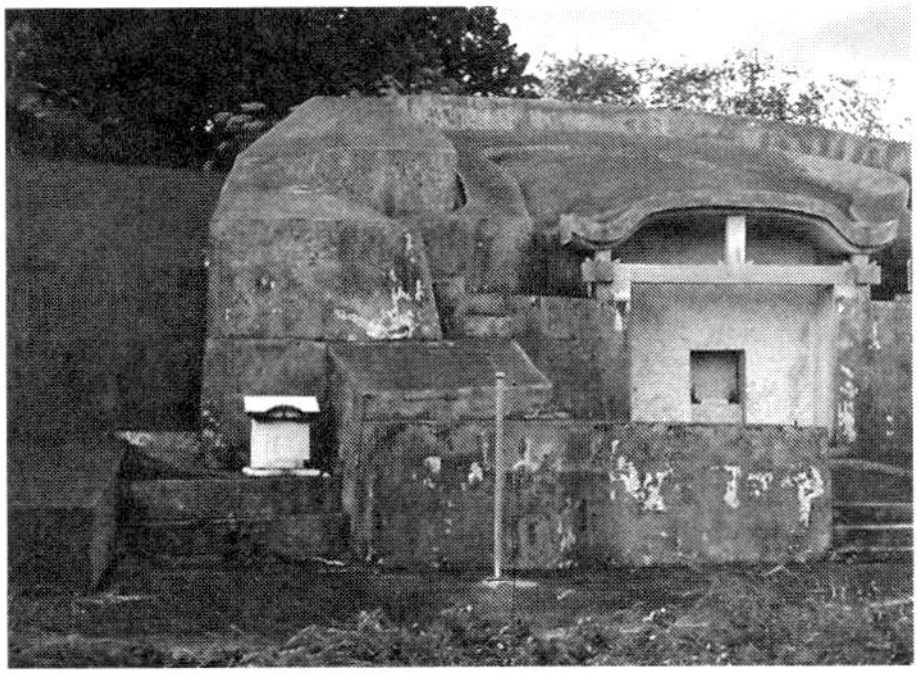
写真㊲　長浜の墓（写真左部に仮墓がある）

しかし、長浜では結婚してさらに家を継ぐ子孫である男子を出産することが、婚家へ残る条件とされることがある。祭祀を継承する男子を産まなかった女性は、結婚していても死後は生家に返され、そこから「初めに恋愛関係にあった人」へと再び「嫁がされる」ことがあるのだ。女性の夫は、妻が死後に長浜に帰るだろうと話していたといい、またFさんの義父もグソーニービチを当然のこととして受け入れている。ある女性の「最初の男性」がだれかは、周囲の人々が一致した見解を持っており、他のグソーニービチでも男性の友人たちが当時の事情を教えてくれたという話が聞かれる。

これは、逆にいえば結婚関係にない女性との子供であっても男子で長男であれば、家の正当な後継者として受け入れられ、その母親もその家で祀られることを意味し、このような例は少なくない。結婚の形式よりも家を継続させる男子の出産が優先されるのである。

そのような慣行は事例のように墓での一夫多妻を引き起こすが、現実においても離縁や死別によって再婚し、一生のうちに複数の妻を持つ男性は多く、また本妻以外の女性がいることも珍しくはない。墓においても一人の男性の骨壺の左右に女性の壺が並ぶことは特別に奇異なものではないのである。当然、正妻の女性にとってはおもしろいことではなく、事例のように夫といさかいを起こすことになる。夫がグソーニービチによって女性を迎えるのを見て、男子を産んだにもかかわらず「死んだら（生家に）返されるのかね」と心配していた女性の話も聞く。結婚や恋愛関係をめぐり、女性どうしが争うことも多く、人の気持ちが作用して病いをもたらすイチジャマの話はそのような文脈の中でも語られ、また戦前に行なわれていた綱引きでのオーエー（言葉によるけんか）でま、このような日頃の不満が噴出していたという。

しかし最近ではグソーニービチの話は少なく、若い世代の人々は「自分が当たった（経験した）ことがないから、知らない」と言い、そのような風習自体をよく知らない人もいる。

ところで事例ではFさんの義父が、ユタに行くことを叱りながらも、気になって結局自らもユタに行っている。このように男性は一般的にユタに対する否定的な態度をとることが多く、女性がすぐにユタを頼ることに対して批判的な人が多い。しかし、それはユタの存在やその言説を認めていないのではなく、事例のように必要が生じれば男性もユタの力を借りて問題を解決しようとするのである。

4 病いの原因

近代医学とは異なる論理で引き起こされる、長浜の人々が語る病いの原因は、次のように分類することができる。

悪いもの、霊（ヤナカジに当たる、ヤナムンがかかる）

まず、漠然とした「悪いもの」ヤナカジ（悪風）がある。単にカジとかカゼー（風）ともいわれ、「病気や悪いことを持ってくる」という。カジは見えないものであり、キジムナー（妖怪）や「化け物」であるとか、他人のクチ（悪口）やイチジャマのことをいうとか、また「死んだ人」やアクレー（悪霊）など人や場面によってさまざまに説明される。人でない悪いものなのか、人や死者なのか、その概念は定かではない。キジムナーは実体がある妖怪のように語られる一方、「風だから戸の節からも入って来る」とも説明された。昔は夜寝ている最中にキジムナーに押さえられ動けなくなることもあったが、隣に寝ている人の体が当たるとすぐに逃げて、動けるようになったという。

ヤナムンとかマジュムンといわれる「ムン」（もの）もカジとほぼ同様であるものの、死者や悪霊などといわれることが多く、カジは「当たる」といわれるのに対し、ムンは「かかる」といわれるように、ムンの方が意図を持った実体のある「物・者」として語られることが多い。事例⑭「ムインがかかった話」のように動物の悪霊もいたといい、豚の霊などの話が聞かれる。

ヤナムンは「手を入れて」物を腐らせるなど昔は身近な存在であったが、道が整備され電灯がついたので「いなくなった」といい、現在ではカジやムンが病気を起こした具体的な話を聞くことはほとんどない。しかし、人にあげたり、持ち運んだりする食べ物の上にはススキなどを折った魔よけのサンを添え、それは「ヤナムンが手を入れないように」するのだと説明される。

他人の気持ち（イチジャマが来る）

クチやイチジャマは、生きている人が及ぼす危害である。カジといわれることもある。争いごとやいさかいがあれば、その相手の気持ちがかかったり、悪口を言われたりすることによって病気になるという。そのような問題をクチグトゥといい、「人に口出ししなかったか」と聞かれ、自分が「クチを動かした（いさかいを起こした）」ために起こる、とスムチーのUオジイから諭されることもある。悪意がなくても人の気持ちの動きや言葉が病いをもたらすこともあり、たとえば借金の返済にあたってお金を返すことを残念に思えば、その気持ちがかかるのだという。

イチジャマは本人の意図とは関係なく、「ヌーディてー（呪って）」、人を病気にするものであり、特定の人が行なうと考えられている。「イチジャマする人」は、人を憎む気持ちが強い人と説明され、そのような人であることはだれが見ても「だいたいわかる」といい、「あれはイチジャマする」などと特定の人の噂をする。また「女の人が（することが）多い」というが、男性がイチジャマした話も語られる。クチやイチジャマによって起こされる症状は、下痢や腹痛などが多く、症状からもそれと知れるが、また熱が出たり気分が悪くなったりすることもある。これらは、人々がよくわかっている原因であり、自分たちでも判断ができるものである。

死者や祖先、カミ（不足を知らせる、カミのことをするように知らせる）

死者たちは病いをもたらす大きな存在である。思いを残していること、正しく祀られていないことを病いとして人々に伝えるのである。沖縄本島では、現在、祖先祭祀の「正しい」ルールが語られており、それに合っていないと死者たちが知らせるのだが、現状がどうなっているのか、どうすべきなのか、人々には正確にわからないため、何かあればユタなどを訪ねて確かめることになる。

さらに、カミも病いをもたらす。昔は拝所で木を伐ったり、不敬な行動をしたりすれば、カミからのフラミ（祟り）が来たというが、具体的な事例は聞くことができなかった。長浜の拝所であるウガンは、戦前はカミがいる恐ろしい場所であり、だれもが近づかないようにしていたというが、今は公園とゲートボール場になっており、だれもが気にせずに出入りし、ウガンを顧みる様子は見られない。

現在ではフラミは意識されなくなり、カミからもたらされるのは、知らせとしての病いだけである。特別なウマリ（生まれ）といわれる性質を持つ人などに「カミのことをするように」と知らされ、門中の神役になったり、ユタなどになったりする契機になる。

マブイ（マブイが抜ける、落ちる）、ほか

一方、外部から何らかの作用がもたらされるのではなく、人の内部の状態の変化が病いを引き起こすこともある。人はマブイ（マブヤーとも）を持っており、驚いた時などにそれが落ちる。マブイが落ちたり抜けたりしている状態は、そのままにしておくと命が危険にさらされるものである。生気がなく、ぼーっとしている状態はマブイヌギと判断され、マブイグミが家族や専門家などによって行なわれる。子供はマブイが抜けやすいので、気をつけなくてはいけない。

また、病気の人もマブイが抜けているといわれる。死が近い病人のマブイは「先に墓に歩いている」といい、病気で寝ているはずの人の姿を墓に向かう道で見かけた、という話が人の死の予兆として噂される。ユタがそれを教えて、マブイグミをするように促すこともある。

サーといわれる生まれ年の十二支は、その人を表すものであり、同じ十二支の日や人はイーヌサー（同じサー）として何らかの働きかけがあると考えられ、注意が向けられる。サーの日（日の十二支）に祖先の墓に行くと病気になる、同じサーの病人の見舞いや長寿の祝いに行くと身代わりをさせられる、傷が膿むなどという。また、フシ運（星運、運勢）も健康に大きな影響を与えるものである。これらが病いをもたらすという知識は、人々も持っており、日頃から注意を払っている。禁忌として語られているとともに、たしかに墓に行ったら傷が悪くなったなど具体的な事例として聞くことができた。

5　病いの処置

人々は悪いもの、クチやイチジャマなどがかかったと考えれば、まずそのものを同定する。何が原因なのかが

わかれば、それに対応する対処を行なう。事例⑭の「ムノンだななかった話」は、何がかかっているかわからなかったので大変だったが、わかったらその場に行って口で祈願の言葉を唱えて手を合わすウートートーをして外したといい、事例⑯「イチジャマを祓った話」では家のヒヌカンに手を合わせて口で言葉を唱える、門に行って塩を撒く、などによって「外し」ている。

長浜で人々の相談に乗り、その対処の方法を指導してきたスムチーのUオジイは「生きている人のお願いはヒヌカンから」と言い、病いなどの問題はヒヌカンで拝めばいいと教えてきた。ヒヌカンに線香を立て、手を合わせて祈願の言葉を唱えることによって、原因に対処できるというのである。

しかし、ユタたちが教える「死者がもたらす病気」などには、具体的な目的をもった儀礼を行なわなくてはいけない。そのためにユタやウガンサーという儀礼の専門家に依頼する人も多い。死者たちの居場所を移動させるのであれば、具体的な物を移動させ、供え物をして祈願を行なわなくてはならない。

ただし、その儀礼で行なうのは厳密な対象物の移動ではない。事例⑱「ユースーグァの話」では、「ウヤフジと一緒に」するために、庭で土を採り、それを墓に「連れて行き」、一緒になるようにと言葉をかけて墓の隅に撒くことによって墓に「入れ」ている。このように墓に入れるコツの移動にあたっては、代わりの物を使用することが可能なのである。墓を開けてみても、名前が書いていなかったり、散乱していたりしてどれが目当ての人物の甕かわからないことは多い。そのような時には、ユタなどが石を四九個取って甕に入れる、またハナグミで占い、土を取るなどして「これである」と言えばそれがコツになると考えられ、それを別の墓に入れれば、コツが移動したことになるのである。事例⑲「グソーニービチの話」でも、スムチーのUオジイが女性の婚家のウコーロから灰を採り、それをF家のウコーロに入れ、また墓でもウガンをしたことによって、女性の「トートーメー」がF家に移動したと考えられ、処置が成し遂げられている。「祖先と一緒にする」ことや「祖先にする」ことは、それぞれの居場所と考えられる所から土や石、ウコーロの灰などを移動させる儀礼によってなされるのである。

ユタなどが処置するのは家の祖先たちである。長浜では、家の仏壇にイーフェー（位牌）やウコーロを置き、それを「ウヤフジ」や「ガンス」、「トートーメー」などという。また、墓も同様にウヤフジのいる場所と考える。ウヤフジなどといわれるのは、親や祖父母、またその上の世代の夫婦などであり、「祖先」とか「祖先さま」ともいう。長浜の祖先は、沖縄本島全般でいわれるのと同じく禁忌によって規定された存在であり、位牌に名前を書き得る一組の夫婦が続いていくことが理想とされ、男系の子孫によって祀られていくことが目指される。次男などや女性が家を継いではいけないので親類から養子が取られることも多い[86]。また、兄弟や女性の位牌を祀ってはいけないなど祭祀する位牌も限定されるので、位牌の移動や合祀するための儀礼も行なわれる。しかし、一般的に語られる禁忌と長浜でのそれとは異なる点もあり、兄弟の位牌を仏壇に置くことは「Uオジイがよいと言っていた」ともいわれ、見解は一定ではない。

そして、カミが知らせとして病気を引き起こしている場合は、ユタにしか対処できないため、ユタに行きその指導を仰ぐことになる。このことについては、次節で詳述する。

また、マブイが落ちていることは、病気を引き起こす原因になるため、すぐに処置がなされる。だれもがその手順を知っており、カッティやスムチー、ユタに頼むこともあるが、子供のために家族が行なうことも多い。

五　ウマリと病い

1　ウマリの人々

カミは、特別な「生まれ」をしている人に知らせとして病いをもたらす。沖縄本島では、カミや死者などからの知らせに敏感な人、いわゆる霊感の強い人をサーダカウマリなどという。「サー」や「シジ」といわれる性質や霊力などが「高い」生まれという意味である。長浜でも同様に称し、また単に「ウマリ」ともいう。

病いを繰り返す人、精神的に不安定な人、また人とは異なるものが見えるという人などにカミとの繋がりを推測して、「ウマリかもしれない」と人々は考える。ウマリとは、普通の人にはない、カミと交流することができる特別な素質を持った人を意味するため、病いを患う人だけを指す名称ではない。神経の過敏な人、人とは違う様子の人には、「ウマリでは?」と暫定的に評価が下され、その経過が人々によって見守られるのである。また、普通の人とは異なる言動からウマリであることを見て取ることもあり、たとえば前述のUオジイは暦を使うスムチーであり、霊的な力によって占いをするユタではなかったが、「(特別な)生まれだった」といわれている。彼の家族が語るところによると、若い頃にはマントを被って崖から飛び降りたり、頭に盆を載せて歩き回ったりし、「(普通の人とは様子が)違っていた」。そして子供を次々に亡くすという不幸に見舞われたこともあり、人を助けるスムチーになったのだという。

長浜でウマリといわれることは特別なことではない。人とは違う感受性を持っているという肯定的な意味を含んでウマリを自称したり、他人を評したりすることもある。二〇歳代の芸能の専門家である男性は、「幽霊が見えるために学校に行けなくなった」ことが村落では知られており、「あれなんかも、ちょっとウマリが違っているはずよ」といわれている。彼は、ユタなどを回って、自分で勉強し、自分なりのカミを祀っているという。「あっちこっち拝んで回って修行をしたから、今は普通の人と変わらぬように生活できている」のだという。彼が芸能で活躍していることもあり、人々はウマリであることを資質の一つとして尊敬を込めて「違っているはず」と評価する。

神役は、ウマリであることが望ましい条件と考えられている。村落のムラヌールは特定の家々の女性の中から選ばれるのであって、その人の性質によって選出されたのではないはずだが、戦前のムラヌールの「玉井のパーパ（おばあさん）」は、ウマチーの時に白い馬に乗って来るカミサマが見えていたなど、特別な人であったという話が肯定的な評価を含んで伝わっている。長浜にナカムトゥがある門中の神役である九〇歳代の女性もウマリであり、「カミサマから与えられている人」と評される。「ユースーグァの話」（事例⑱）をしてくれたEさんは、神役の女性が若い頃、自分の家に来た時のことを今でもよく覚えているという。彼女に急に「墓のかかりが来て」（墓があった場所を工事したのでその咎めが知らされた）、ブツダンの前で昔の人の名前やその人の言葉を言い出し、座っていても背中が後ろに付くくらいに「フトフトして」揺れて震えていたが、Eさんのおじいさんが「悪うございました」と頭を下げて謝ると、「はあー」と言って元に戻ったという。現在も女性には死者の存在がわかり、それらがかかって「おかしく」なるといって、親類のものであっても葬儀には行かず、葬儀帰りの人が家に立ち寄ることも嫌がる。人々はそれを「ウマリの人だから」と、当然のこととして受け入れている。女性は病気を繰り返し、ユタに「あんたのカミを拝まないと健康にならないよ」と言われ、四〇歳代で実家の門中の神役をすることになったのである。

2　ウマリとわかる

人々が「ウマリかもしれない」と考える推測を確かなものにすることができるのは、ユタである。病院で治る病気なのか、カミからの病いなのか、人々はユタを訪ねてその確信を得る。病気になることで初めてウマリであったとわかることも多い。しかし、病いの当初からウマリと判断できるものではない。心身の不調が重なったり、病いが繰り返したりする中でユタによって確認されるのである。不調が子供の頃や思春期に現れる人もあり、また中高年期になって初めて現れる人もいる。病気をしてウマリとわかったGさん（三〇歳代女性）について、親類の女性（八〇歳代）Xさんは次のように語った。

事例⑳「カミンチュをするべきGさんの話」（八〇歳代女性・Xさん）

Gさん（三〇歳代女性）は県外に出て結婚し、夫の両親と子供と暮らしている。数年前から急に寝込むようになり、病院に行っても原因がはっきりせず、よくならなかった。医者には「もうだめだ」と言われ、Gさんの夫は覚悟して墓を用意したという。

長浜のGさんの実家では、家族などがユタに聞きに行くと、「沖縄でカミンチュ（神人、神役やユタなど）をするべきなのに、しないから（病気になっている）」と教えられたので、県外からGさんをいったん連れ戻すことにした。Gさんは飛行機に乗せることもできないほど弱っていたが、家族は半ば強引に連れて帰ってきた。ユタを頼んで、GさんとGさんの家族や本家の女性と一緒に、本家のヒヌカンとブツダン、字の「村ガー」（ウガンガー）、「村ウタキ」（ウガン）を拝み、また「首里の十二カ所」（首里観音堂ほか三寺院）を回った。

Gさんは二〇〇三年の春に長浜に戻って来たのだが、その年の夏にはすっかり元気になり、県外へ帰って行った。

病気は、ウマリであっても「言わない」（言葉を出さない、カミンチュをしない）となる。（カミからの知らせなので）病気ではない。

重い病気は、ウマリなのに気付かないためにカミが知らせていると説明されることがある。カミは、「カミのこと」をするように、すなわち門中や村落の神役やユタなどの専門家になるように、と知らせて病気にするのである。

各門中にはウクディ（ウクディングァとも）、またはウミキとウミナイといわれる一組の夫婦ともされる神役がおり［87］、旧暦の一日と一五日、また門中のカミウガミ（神拝み）などで、門中の祭祀を行なう。しかし、長浜固有の門中などは、もう一〇年以上神役が「出ていない」状態が続いているといい、神役が二人揃わない、またはいない門中もある。門中の神役に就任するためには、その時に神役が不在であることや門中の人々に神役として認められる必要がある。神役への就任は、負担の大きなことであるが、人々に敬われる役目を担うことにもなる。

一方、ユタなどの専門家は両義的な評価をされるため、ウマリといわれても積極的にユタになろうとすることは少ない。Gさんは病気が落ち着いたので、「もう少し待って下さい」と就任の延期をカミに頼んでいるのだといい、このように先延ばしにしている人は多い。しかし病気が何度も続くようであれば、諦めてユタをするようになる。ユタになった人の多くが、繰り返す病気や不幸にどうしようもなくなって、「カミのこと」を始めたのであって、望んだものではないという。親族の女性Xさんも、Gさんは将来ユタになるかもしれないと言う。

Gさんのように重い病気だけではなく、ごく軽い病いでもそれが続く場合にはウマリという説明がなされる。Rさん（三〇歳代女性）は、小学生になる長女のSちゃんについて次のように話してくれた。

事例㉑「ウマリのSちゃんの話」（三〇歳代女性・Rさん）

Sはタカウマレ（高生まれ）。幼稚園に入り、落ち着いた。赤ちゃんの頃にはよく泣き、熱を出していたが、お父さん（夫）も自分もその理由がわからず、お医者さんに連れて行ったり、ドライブに連れ出してなだめたりしていた。後から考えてみれば、決まった時間に泣き、抱くこともできないくらいに手足をばたばたさせていて、普通の泣き方ではなかった。

近所の人（年配の女性）が「そういうこともあるはずよ」と言って、ユタに行くことを勧めてくれたので、行ってみた。昔のことを言われてもわからないし、方言もわからないところがあるから、母親について行ってもらい、村内や近くの何軒かのユタやスムチーのUオジイを回った。その結果、Sはタカウマレしている、とわかった。

Sが火を見て泣き出したことは、今、住んでいる家の土地の以前の持ち主（死者）が昔火事を起こしたことがあり、同じようにさせようとしていた。また、座喜味城にいた死者が知らせをもって来たこともあった。さらに本家にウガン不足があるため、墓に入れて欲しいというおじいさんのニゴウ（二号）が知らせたり、不足がかかってきたりした。

そう言われて、ユタに依頼してウガンをしてもらった。母親と一緒にSを連れて、本家の仏壇や長浜の拝所（ウガンとウブガー、産湯に使った井戸）を拝んで回り、また首里の寺（首里観音堂など）にも行った。

首里に行った時には、途中で哺乳瓶をどこかに忘れてしまい、目に付いた薬局に入って買おうとした。すると、「普段はあるのに、今日はあいにく置いていない」と言われた。薬局を探し回ってようやく見つけ出したが、そこでも赤色や黄色の哺乳瓶はなく、青い色しかなかった。ユタは、「これがどういうことかわかるか」と言い、二軒の薬局を回り、青い哺乳瓶しかなかったことは、本家では二人の子供が亡くなっており、それが男の子であったということを知らせているのだという。Sはしゃべり始めるのも歩き始めるのも早かったのに、一歳半を過ぎても哺乳瓶だけは手離さなかった。それはその子供の霊が来ているからであり、夫は二男といわれているが、本当は四男であることがわかった。義母は話したがらないが、結局はそのようにしてわかることだ。

本家に行って、ユタに言われたことを話して、不足を「正す」ように頼んだが、義理の父親は「そんなことはない」と言って怒って聞き入れない。（Rさんの）お母さんやお兄さんも「孫のことが、かわいくないのか」と、ウガンをするように頼みに行ったが、それでも義父は取り合わなかった。その後に義母が倒れたが、それは「ウヤフジからの知らせ」のせい。

スムチーのUオジイは、子供が泣いたり、熱を出したりしている時は「カカイムンしている」時なので、ここまで言葉で「正す」ように教えてくれた。また方言で言わなくても普通に言えばいい、とも言ってくれた。でも、自分でウートートーしてもうまくいかず、しかたなくSが泣くたびに母親を呼んで、拝んでもらっていた。そうすると不思議に「ぴたっ」と泣きやんでいた。でも、「母親にしてもらうと、そっちの不足まで入る（実家のウガン不足まで知らされる、病いを起こす）」とユタから教えられ、それからは自分で拝むようにした。子供を見ていると、普通の泣き方か、そうではなくウートートーの必要な泣き方かがわかるようになったが、それでも泣いているのに気を取られ、なかなか集中できないので、「通らない」（カミに通じない、効かない、泣きやまない）ことも多い。

また、カカイムンは本家の問題なのに何もかもこっちですると全部「来る」ようになるから祓う方がよいと言われたので、そうしている。ヒヌカンに「○○と○○（十二支）から生まれた子」と言い、「知らせは○○（本家の屋号）のウヤファーフジに知らせて下さい」と言っている。

実家にあった祭祀の本を持って帰ってきて[88]、ウートートーの方法を勉強するようになった。

現在、小学生になったSちゃんは、ウマリといわれるような様子は見せず、ほかの子供と変わらない。ユタはSちゃんを「カミの仕事をするには優しすぎるので、（将来もユタなどは）しないだろう」と言ったという。Sちゃんのように成長するにつれて状態が「落ち着く」人も多く、ウマリといわれる人と一般の人の境目はあいまいである。

このようなサーダカといわれる人が、病いを患い続けると、「ウマリ」であることを自ら受け容れ、人々にも認められ、専門家になるのだと考えられる。門中の神役の女性も以前から「死者がわかる」と言うなどウマリの性質は見せていたものの、病いが治らなかったのでユタに勧められた神役になることを受け入れたのである。また、逆に病いの過程でカミサマのことを言うなどすれば、ウマリの証と受け取られる。Sちゃんの場合もRさんに付き添ってユタを回った母親は、「初めはそんなこと、ないだろう」と思っていたと言うが、Rさんも知らないはずの昔の土地の持ち主の名前をSちゃんが言ったことから、ウマリと「わかった」という。

幼いSちゃんがどのような変化を経験したかを聞くことはできないが、「落ち着いた」といわれるように、首里を拝んで回り、Rさんがヒヌカンで祈願することによって、その一時期の問題は解決したのだと考えられる。そのため、それ以上の対処は必要がなかったのである。

母親であるRさんは、Uオジイのとなりの家で生まれ、U家とは親類のように行き来をし、Rさんの母親はUオジイからウガンを習っていたのだが、若い頃は興味はなく、オジイの話を聞くことはなかったという。初めは、Sちゃんの症状が何を意味しているのかに気付かなかったが、Uオジイやユタを回り、彼らからこの世とあの世の関係性を聞き、具体的なウガンの技術を学んでいった。そして、Sちゃんの泣き方を見て、ウガンで対処すべきかどうかの判断ができるようになり、自分でSちゃんのカカイムンをヒヌカンで祓えるようにまでなっている。そして本家の義母の病いに対しては、ユタに言われなくても自らの考えとして「ウヤフジの知らせ」と判断をするようになっているのである。今ではRさんは、幼稚園に通うSちゃんの弟の同級生に、昔のSちゃんと同じような様子を見ると、「若い人はわからないから、押しつけないように気を付けている」ものの、その子の母親にカカイムンの可能性やその対処を教えてあげるようにしているという。

この事例はSちゃんの夜泣きなどの治療の過程であるとともに、母親のRさんが、子供に起こっている出来事をあの世の関係において意味づけ、自分で対処できるようになっていった学習の過程でもある。このような世界観は長兵を含めた沖縄においては、一定以上の年齢層にとっては一般的であることから、地域の持つ文化を習得していく社会化の過程と考えることもできる。また、ユタやスムチーなどの専門家に聞いて回ることをムヌナライというとおり、金銭を支払って専門家になるための知識を教授してもらっているとみることもできる。前述のウートートーのDさんは、妻の病いの治療のためにユタに連れられて夫婦で拝所を歩いて回り、その経験をきっかけに専門家として対処を行なうようになった。専門家には、本人が病いを患っていなくても身近な人の病気を経験し、その治療の過程で専門家としての対処を学び、自らが治療者となる場合もある。

3　ウマリの人の処置

事例㉑「ウマリのSちゃんの話」の母親Rさんは、土地に関係のある死者が来ているとわかれば、ヒヌカンに向かって「ちゃんとお金を払って買ったのだから」と説得して、抜けるようにウガンをし、本家のウガン不足がわかれば本家の仏壇でウガンをし、自分の家のヒヌカンでは「本家の祖先に知らせるように」と頼んで、それぞれに対応をしている。このような原因によって病いを患うことは、ウマリの人だけでなくだれにでも起こり得る。

しかし、不調が一回では治まらず、何度も繰り返される場合、それらの原因に重ねてさらにウマリという説明が付され、自宅のヒヌカンや仏壇などに加えて本家の仏壇を拝み、さらに村落の拝所、そして遠くの首里観音堂や各地の拝所などを拝みに行くことになる。ウマリの人が行なうウガンの目的は、「カミへウガンをすること」であり、具体的な祭祀する場所を通して自分のカミを探しているのである。拝所を回り、それぞれの場所でそれぞれ個性をもったカミを拝み、自分の病いを治してくれる自分のカミであるかどうかを確かめて回っていると考えることができる。

長浜の世話役をしているAさんは、「自分は高い人」なので、村落の拝所のウガンで光が見えたり、クラクラしたりすると語り、自らウマリと称する。他人からの依頼は受けないようにしているが、親類に頼まれれば祈願などをしてあげるという。

事例㉒「「高い人」になった話」（七〇歳代男性・Aさん）

「高い人」になったのは、六〇歳を過ぎた定年後のこと。光が見えて、体がきつくなったり、頭痛がするので、名護や屋慶名のユタを何カ所も歩いて回り、その結果「大湾アンジの七代目（生まれ変わり）」とわかったので、ユタにウガンをしてもらった。長浜のカー、ウガンを拝んでから、瀬名波のカー、大湾アンジの墓、ウジトー墓、読谷村内にあるいくつかのカーやウタキ（御嶽、拝所）を拝んで回り、それぞれのウガン所でウチャナク、線香、シロカビ（白紙、半紙）、小判（ウチカビ、紙銭）などを供えた。ウサギ物（供え物）の内容はカミによってそれぞれ違う。「シロカビ三枚は、ウテン（御天）の帳簿（戸籍）と自分の帳簿という意味」など、それぞれの供え物の意味もユタが教えてくれた。大湾アンジの墓に一度行ったことは「最初の一回を入れた」といい、その後は何か特別なことがない限りそこには行かない。体がきつくなったら、ヒヌカンに言葉を言って祓う。

年に二回「首里の十二カ所」に行って「健康祈願」をしている。「こうやらんと、あんたはダメだよ」とユタに言われて始めた。カミのことをしてからは、ずっと回っている。行かないと体が大変になる。高島易の本を見て旧暦の二月と九月のそれぞれ九日あたりの「大安」などのよい日を選んで、果物、ウチャナク、米、洗い米、釣り銭（三〇円）、ビンシーを持って、妻や妹、長男など予定が合う人と一緒に回る。初めてユタと回った時に「こんな（風に）、しなさい」とウガンの様子を見せてくれたので、自分でウガンをしている。「釣り銭」を置くのは、「足りない分にこれで補って下さい」という意味。それぞれのお寺で線香を三枚ずつ供えるが、自分の十二支のカミが祀られている所（首里観音堂）にだけは、五枚置く。

ユタから沖縄の拝所の意味や歴史も習っている。一緒に拝んで回って、「一三〇〇年、二四代の地頭が降りた所」などと教えてもらった。今も名護のユタに定期的に通って、ウガンで唱える言葉ややり方を聞いて、それをノートに何ページにもわたって書いている。そのユタは、他人のウガンもやってよい（職業的な専門家になってもよい）が、コツ移動だけはやらないほうがいい、と言う。骨の移動にはあれこれあり、ウガンをやってない人（さまよっている死者）が「私も、私も」と、ついて来るから大変なのだという。他人のものをするとかかって大変なので、しないようにしている。でも、シンセキの拝みは断れないので受けている。

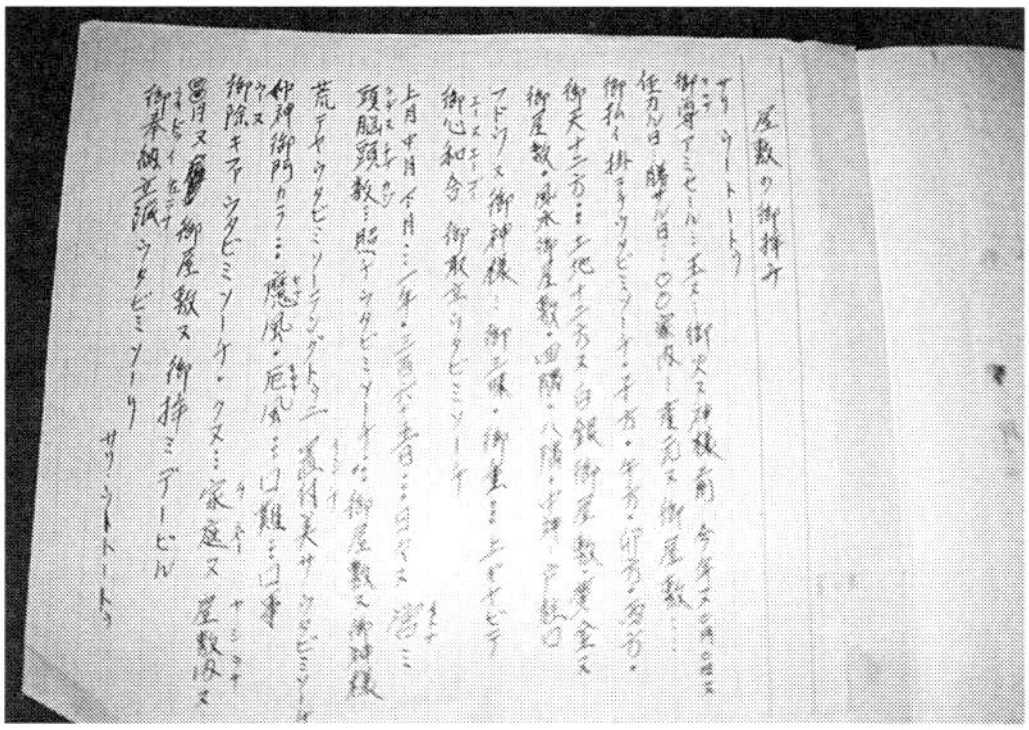
写真㊳　Aさんのウガンのノート「屋敷の御拝み」

頭が痛い時には、その後にだれかが相談に来るので、「ああ、これだったか」とわかる。特に相手が同じように「強い人」であればかかってくる。姪が同じように「高い人」なので、その子が来る時には前の日からきつくなり、姪が来た時に「（自分の家に）昨日から行こうと思ってたね」と言うと、「どうしてわかる?」と姪は不思議がる。姪みたいな「強い人」は行こうと思うだけで気持ちが来るので、わかる。右側の頭が痛いのであれば身内のこと、左側なら世間（他人）のことがかかってきているとわかる。

Aさんは、不調になってまずユタに連れられて首里を回ったという。

「首里の十二カ所回り」は首里マーイなどといわれ、首里観音堂などの四つの寺堂を巡ることである。首里観音堂には子・丑・寅・辰・巳・午の神、安国寺には酉の神、達磨寺には卯・戌・亥の神、盛光寺には未・申の神がそれぞれ祀られており、四カ所を拝めば十二支の守護神全部を拝んだことになるのである。人々は特に自分の十二支の神が祀られている寺堂では念入りに祈願をする。首里近辺の人々は正月や旧暦九月九日前後に年中行事として、また何かの祈願にこれらの寺堂を拝んで回るが、首里から遠く離れた長浜にはそのような習慣はない。しかし、ウマリといわれた人々にとって、首里を司ることは必要なウガンであり、どのユタたちも指示する必須の

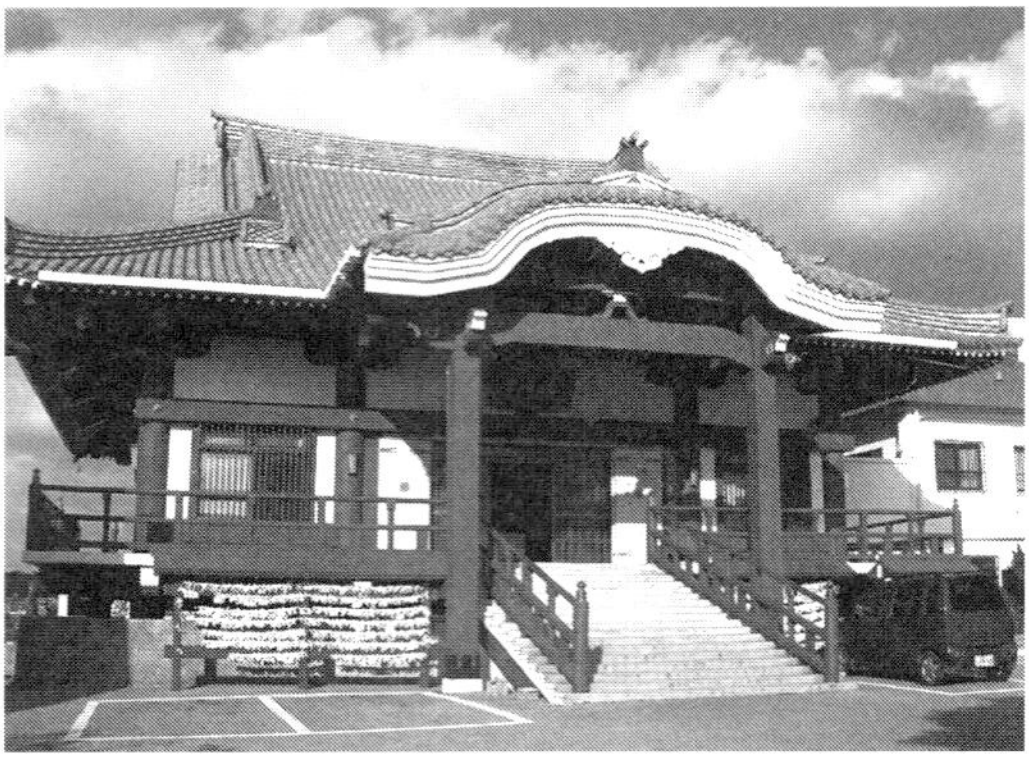

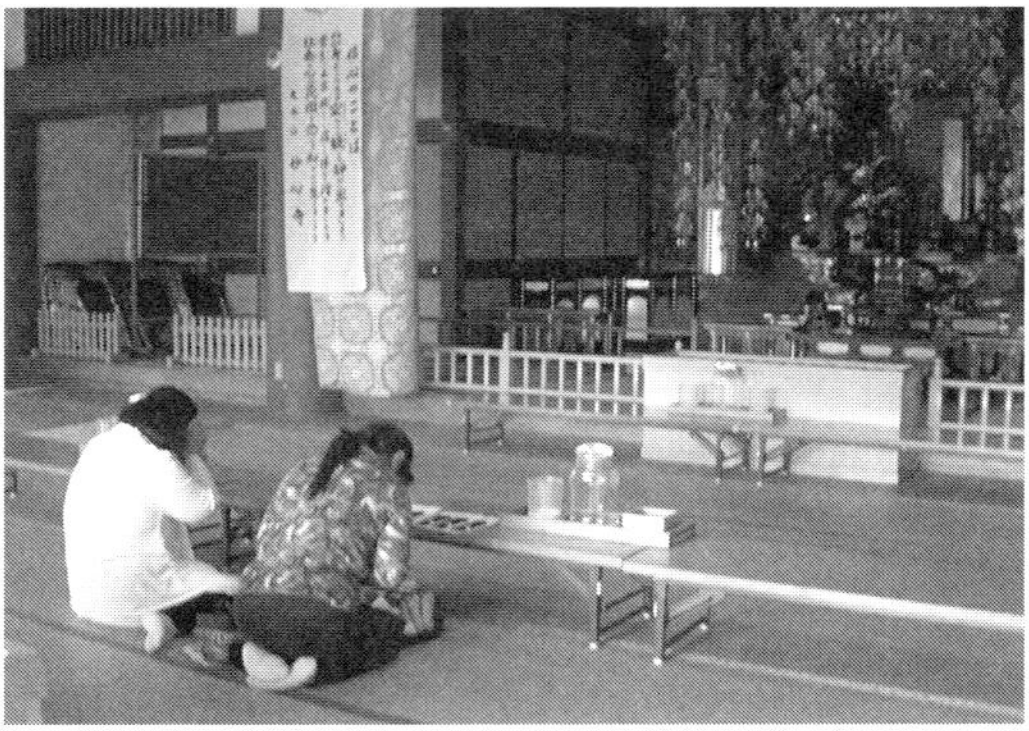

写真㊴㊵　首里観音堂

ウガンである。いうまでもなく、首里は琉球王国の王府のあった地域であり、そこに王国時代からある寺社を回ることは、琉球王国の歴史と自分が繋がる方法である。そして各地には単なる十二支のカミではなく、個人名を持った神々がいるそれぞれの場所がある。Aさんはユタとともに多くの拝所を回り、自分のカミが「大湾アンジ」とわかり、病いを治めていったのである。

そしてAさんは、ユタとともに拝所を回ることによって祈願の方法や意味を習い、儀礼やユタの語る世界観を習得していく。自分という特別な存在を位置づける世界を学び、カミを祀る生活を送るという新たな日常を歩み出すことにより、不調をなだめているのである。「行かないと体が大変になる」のだ。さらに、ウマリであったという確証をもとに、日々の不調の原因をだれかが相談に来ることだったと解釈して理解し、管理している様子も見ることができる。

このような人にとって「ウマリである」ということは祭祀を行なう日常へ入る理由づけとなり、不調を肯定し、病いと日常的につき合っていくあり方を認めるラベルとなっているのである。

六　原因と処置の儀礼

1　共感できる説明

長浜において不調をもたらしているのは、どれも目に見えない事柄である。しかし、人々はそれを類推し、突き止めなくてはいけない。原因に気付くこととは、自分の過去や状況に鑑みて、数多くある可能性の中から納得できる、腑に落ちる原因を発見することである。

ヤナムンは、夜の暗がりの中を歩くことがなくなり、電灯がある道を車で行き来するようになった人々には実感しにくく、「道が整備され電灯がついたのでいなくなった」といわれる。このように原因は、その時々の人々の常識や感覚に合った説明でなくてはならないのだろう。そうであれば、病気や不幸の原因の多くが祖先によるという現在の状況は、人々の関心のあり方の反映とみることができる。また、社会の中での小さないさかいや関係性の不均衡が引き起こすイチジャマやクチなどは、社会生活を送る私たちに普遍的な問題を焦点化しているといえるが、現在の沖縄本島全域で同じようには語られてはいないようなので、地域の特徴がうかがえるのかもしれない〔89〕。

イチジャマなどは、自分が関わった過去が引き起こしている原因なので、自分で判断できる。しかし、そのような心当たりを持ちようもない死者からの知らせなどは、普通の人には判断できない。そこでユタやスムチーが解説してくれるのである。事例⑲の「グソーニービチの話」で、女性の実家の両親が本当に婚家の墓から骨壺を盗んできたかなど、だれにもわからないことである。事例㉑「ウマリのSちゃんの話」でも、Rさんの夫が次男でなく四男であるというが、義母も言わないということであり、これもわからない。「流産した子供が長男だった」という話はハンジでよくなされるが、だれも確かめようがない。しかし、人々はスムチーやユタにしかわからないあの世の話を受け入れ、納得して自分の説明とする。

実をいえば、その論理的な厳密性はそれほど問題にされていないようにもみえる。さまざまに語られる「本家の不足」や「昔の人のウコーロの話」「本当は嫡男の子供の話」など、何度聞いても理路整然とは理解できないように思える話も多い。しかし、人々が求めているのは、具体的な真実というよりは、共感できて腑に落ちる話、人に語れる話である。その点、祖先祭祀の規範は周知されており、それに外れる問題があったということは、わかりやすく、共感できる説明なのである。

2　処置の行動

原因がわかれば、処置が行なえる。行動という次のステップに進めるのである。クチがかかっていたら、祓えばよいのであり、死者があるべき姿から外れた状態であれば、あるべき形に収めればよいのである。しかし、処置は原因に直接の修正を迫るものではない。事例⑯「イチジャマを祓った話」であっても、イチジャマした本人を名指しして反省を促して和解するなど、原因となる事態の変化を求めるのではなく、相手とは関係なく一方的に行動することによって物語を完結させている。だれのイチジャマであるか「わかってます」とは唱えるが、だれであるかを言明しない。事例⑱「ユースーグァの話」でも骨を探すようなことはせずに、庭の土を採って墓に入れるのであり、事例⑲「グソーニービチの話」も骨の場所が問題であるのに、具体的な骨に固執することはなく、ウコーロの灰の移動によってグソーニービチを成し遂げている。祈願すること、言葉を唱えること、代わりの何らかの行動をすることが処置になっているのだ。

祖先を表すものとされる位牌は、「戦前からあった」と人々は言うが、現在も位牌が置かれていない仏壇はあり、また名前が書かれていない位牌も多い。自分たちで名前を書けばよいから、七夕などの「(その作業に)あった時」に書くつもりだというものの、実際には何年も前に亡くなった死者の名前が書かれていない位牌も多く見られ、位牌の名前は重視されていないことがわかる。しかし、位牌がない仏壇にもウコーロは必ずある。戦前はウコーロだけだったともいい、またウコーロを置くようになったのは戦後であり、それまではヒヌカンしかなく、竈にそのまま線香を置いていた、三つの盛り土を作っていたという人もいる。ともあれ現在は事例⑲のように「トートーメーの移動」の儀礼は、ウコーロの灰によって行なわれる。祖先のいる場所としてウコーロが重要であり、位牌が個人を限定するのに対して、ウコーロには複数の死者が共存できるのである。ウコーロに入ることができれば「祖先になれ」たり、「ウヤフジと一緒になれ」たりする。位牌が人々の語る継承の理想を体現するものであれば、ウコーロはそこからはみ出た存在をすくいとることができる調整の機能をもった柔軟性のある装置である。この装置を通して不幸な死者は祖先になれるのである。

しかし、ユースーグァも他家からの女性もその後に年忌が行なわれることはなく、「名前のある」祖先になることはない。不満に対して対処療法的に処理され、鎮静化された後には忘れ去られるのである。

人のクチやイチジャマは、祓うことでやり過ごすものであり、対決することはない。それどころか、そのように思う気持ちに一定の理解を示すかのようである。また、死者や祖先など不幸な死者に対しても、「淋しく」思ったり、「残念」に思ったりしていると共感し、追い払うのではなく、かわいそうにと感じて「祖先と一緒に」したり「祖先に」したりする。「この世とあの世は違う」といいつつも死者たちの感情を生きている人のそれと同じように考え、同情を示すのである。そして、それらの原因に対して現実を大きく変更することなく、その場限りの対処が行なわれる。対処は容易に行なうことができるものも多いが、しかし必ず何らかの行動をともなっており、それが病いを治めるのに役立っているようである。

ところで、人々はユタが語る話のどれをも受け入れ、言うとおりにするのではない。事例⑱「ユースーグァの話」をしてくれた八〇歳代女性のEさんは、他のユタから足が悪いことについて、実家の門中に拝みに行かないからだとも言われたという。それをそのユタは、「ウガン不足」「足ブソク」といい、「子供をこんなに繁栄させてるのに神シンジ（信じ）しないから足に来る（足が悪くなる）」と説明したという。そう言われてEさんは、二、三回は実家の門中のウマチーに行ったがその後は行っていない。「嫁に来ているんだからいいとオジー（義父）が言ったから行かない。足はずっと悪い。仕事のせい」と言う。もちろん、もし実家の門中に行って足の痛みがすぐになくなれば行き続けていたのかもしれないが、そうではなかったこともあり、また、ユタの意見が一般的ではない（女性は嫁ぎ先の門中に属するとするのが一般的）ため納得して受け入れることができず、現実的な「仕事のせい」と説明をしているのである。このように人々は行動に見合う結果を得られたかを測りながら、主体的にユタの語る原因の物語を選び取っているといえる。

3　長浜における祖先とカミ

病気や不幸の原因から、人々の関心を「祖先」が集めていることがわかるが、沖縄の祖先の概念は一つではないという。田中真砂子は祖先崇拝をグヮンスグトゥ（元祖事）、ムンチュウグトゥ（門中事）、カミグトゥ（神事）の三つのカテゴリーに分け、そのそれぞれに、仏壇での位牌を祀る行事、門中の祭祀、御嶽の神に対する神事が対応すると述べている［田中　一九八八］。

長浜では死者を「カミ」ということもある。Uオジイが「死んだ人はカミになっているんだから」といっていたといい、人々は亡くなって間もない死者に対しても「ブツダンの前では（死者の悪口は）言うな、カミサマになっているんだから」などと言う。一方では、「三十三年忌を経ればカミになる」とも語り、二十七年忌や三十三年忌にはティンジウガンという「天に上がる」ウガンを行ない、祭祀には「梯子の意味」というナナハシヌハシカビなどを使い、その儀礼をもって「カミになる」ともいう。しかし、それを語るのは主に儀礼に「詳しい人」であり、三十三年忌を過ぎてもその個人がいなくなるとは考えず、記憶にある死者たちは「オジイ、オバア」でもあると人々は言う。各家のブツダンには知っているオジイ、オバアやその上の祖先たちがおり、彼らは祖先でありカミであり、家族を守ってくれる存在である。

門中の始祖やその出自には歴史上の著名な人物が想定されており、人々はそれらの人物も祖先と考え、自分と繋がるととらえている。拝所回りをする御嶽の由来となっている歴史上の人物も人々は祖先と言い、カミとも言う。

このように人々にとって死者と祖先、そしてカミとの境目は明確ではないが、一般の人の病いの原因となるのは、田中のいう「グヮンスグトゥ」である。つまり自分の家に繋がる具体的な存在からのみ病いがもたらされる。その対処は、ウコーロや仏壇、またウトーシ（御通し、どの神にも繋がる存在）のカミである家のヒヌカンから行なうことができる。一方、ウマリの人には、「ムンチュウグトゥ」「カミグトゥ」で現れるカミも病いをもたらす。それに対処するために、門中の拝所や御嶽などを回るのである。グヮンスグトゥでもたらされるのは、家族や親族の一員として知らされる病いであるため、必ずしも特定の個人が病いになる必然性はない。家族の中でたまたまその人にもたらされているのである。それに対してムンチュウグトゥ、カミグトゥをするようにともたらされる病いは、特別な性質を持つ個人を特定したものである。

現在、人々にとって重要な関心事である門中のカミは、しかし病いの主要な原因にはなっていない。「門中からは知らせは来ない」ともいい、明治期以降に農村部に急速に広まった門中概念が、まだ人々にとって病いをもたらすものになっていないのかもしれない。

4　ウマリの人と専門家への過程

ウマリについての説明は、「ウマリなので、カミのことをしなくてはいけないとカミが知らせている」といわれる。しかし、実際の出来事の推移はどうだろうか。一般の人は、事例⑱の「ユースーグァの話」のように、ユタが原因を示唆し、それに対処することで、その問題が決着する。しかし、事例㉑「ウマリのSちゃんの話」では、最初は死者や祖先の知らせなどの個別の原因が語られ、それぞれに対応するのだが、症状が治まらずに続くために、新たに「ウマリである」という説明が加わっている。事例㉒「「高い人」になった話」でも名護や屋慶名のユタを一度訪れただけでは、体がきつくなることが治らなかったので、ウマリとわかったのだ。また事例⑳「カミンチュをするべきGさんの話」のように重い病いであれば当然すぐには解決しない。すなわち、一度の対処では病いの話を終えることができない人が、「ウマリの人」であり、症状が治まらないことによって、原因が「カミ」に収斂していくのである。

カミが原因とわかれば、「カミを拝まなくてはいけない」。しかし、祀るべきカミは何なのか、どうすればよいかは、一様ではない。一般の人の病いの原因として語られる死者や祖先などは、祀られる場所や名前をもった具体的な存在であるが、カミは抽象的な存在である。抽象的で輪郭が不明確なカミから「カミのことをするように」という知らせを受けた人は、まず「自分のカミを見つける」ことから始めなければならない。カミを見つけるための行動は、事例㉑のSちゃんのように、家のヒヌカンから拝み始め、本家の仏壇や長浜のウブガーや村落のウガンを拝む。しかし、それで治まらなかったため、さらに首里を回っている。事例⑳「カミンチュをするべきGさんの話」では家のヒヌカンを拝むことから始め、本家の仏壇、村落の拝所、首里の寺やさらに沖縄本島各

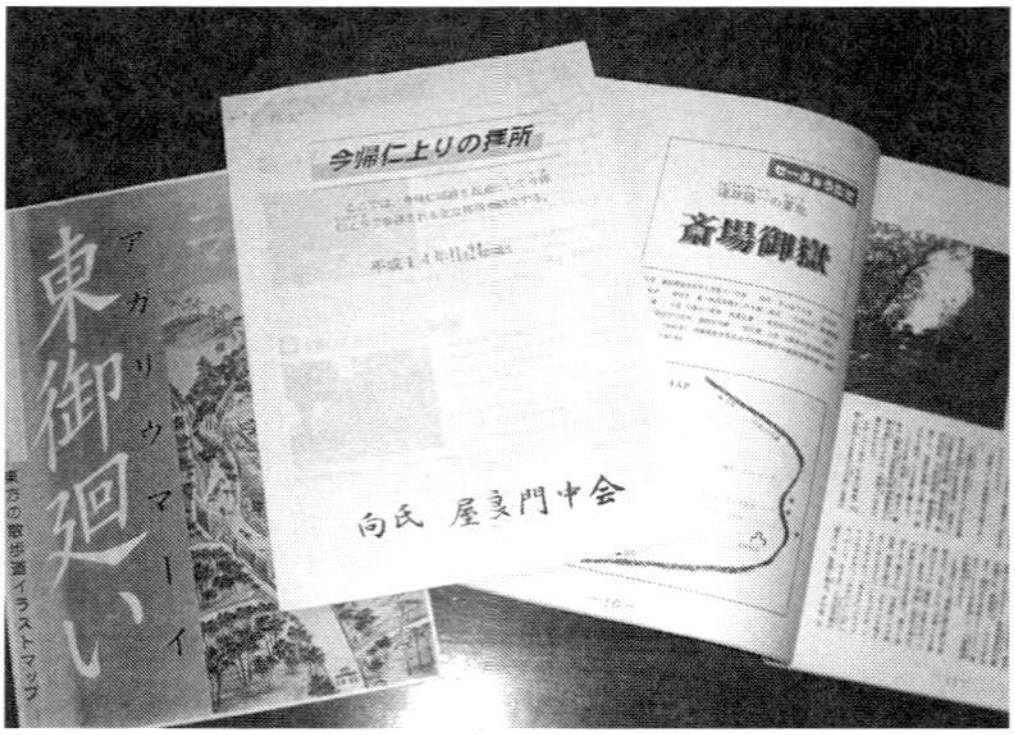

写真㊶　門中マーイで配られたパンフレット

地の拝所を歩いている。

ウマリの人が治癒を得るためにカミを探して拝む際にはいくつかの段階がある。まず他の人と同じように家のカミや家の祖先などを拝み、次にそれで治癒を得られないとウマリとされ、十二支のカミ、そして琉球王国時代の祖先などを対象とするようになるのである。家のヒヌカンは、家の守り神であり、そこで拝めばどのカミにでも祈願が通じるというウトーシのカミである。本家の仏壇は祖先がいる場所であり、村落の拝所は祖先がお世話になった場所と説明される。たとえば、ウブガーは祖先が水を飲んだ場所であり、お世話になったお礼をするべき場所とユタは教える。首里の寺は、自分の十二支のカミが祀られている場所であり、Aさんの大湾アンジの関係する場所のように、さまざまな人物と関わりをもって語られる拝所が各地にある。拝所巡りの手引き書には約三〇〇の拝所をあげるものもある。観光の定型のコースとなっている順路もあり、「東《あがい》ウマーイ」と「今帰仁《なちじん》ヌブイ」は多くの人が拝む代表的な拝所コースである。東ウマーイは、沖縄の始祖とされるアマミキヨの降り立ったといわれるヤハラヅカサなど琉球王国時代の国王の巡拝していた拝所や、王府の最高神女である聞得大君《きこえのおおきみ》の就任式が行なわれた斎場御嶽《せいふぁうたき》などを巡るものであり、国王が外出の無事を祈ったという首里城の園比屋武御嶽《そのひゃんうたき》から始まるのが一般的である。また、今帰仁ヌブイは今帰仁城を中心とした拝所であるが、三山時代の北山《ほくざん》や第一、第二尚三王の子孫であることから、物語の繋がりが語られる。各門中では、これらの拝所を自分たちの祖先と関係がある場所と考え、カミウガミマーイ（神拝み回り）として、世話役が用意した拝所の案内などを読みながら拝んで回る［90］。拝所を案内する書籍は多数発行されており、拝所の名前やそれを拝むことのおおよその意味は、一般的に人々の共通の理解になっている。

ウマリの人の病いの治まり具合に応じたカミ探しは、具体的なものから段階を追って抽象度が高いカミへと移行していく。しかし、みながこれらの拝所の全てを回るのではない。GさんやSちゃんは首里の寺に行っているが、そのほかの拝所を拝むことはしていない。それは、首里で拝むことによって状態が好転したので、ほかの拝所を回る段階に進む必要がなかったということかもしれない。目的である「カミを祀ること」をその段階でなしとげたのであり、その時に拝んだカミがすなわち「自分のカミ」だったのである。事例㉒「「高い人」になった話」のAさんも、多くのユタを回り、その指示を受けて拝所を回ったが、その中で、身体の症状を鑑みて、ユタの説明に納得したところが「大湾アンジ」だったのではないだろうか。

ウマリの人は、それぞれの拝所を回りながら、目的である治癒を目指して身体の変化を探っているのである。どこかの場所で症状が治まるのであれば、そこで目的が達せられ、それが自分のカミだとわかる。たとえ、改善が劇的でない場合でも、回っているうちに症状が落ち着いてくるのであればそれ自体がウマリの証拠になり、不調であり続けることへの説明が与えられる。そのことによって不調の状態が日常化しても納得できるのである。事例㉒のAさんのように、ウマリとわかった人々は、その後も続く体の不調や頭痛を、ウマリという説明を通して、ウガン不足や人の気持ちがかかってきていると解釈できるようになっている。そのつどの不調に対応ができる説明を手に入れているのである。事例㉑でも、Sちゃんの不調は首里を回った後にも起こっているが、ウマリなので祖先や他人の思いがかかっていると母親のRさんにはわかっており、原因をいちいち確かめなくてもヒヌカンで祓うことができるようになっている。本家のウガン不足など一つ一つの原因ではなく、それらを感じてしまう体質として「ウマリ」という説明が次の段階にあり、一度それがわかれば、その後の病いの発症を受け入れ、説明を固定化して対処を簡便化できるしくみなのである。

しかし、治癒がはかばかしくない人は、さらに次の段階に進むことになる。それは、対処療法的に不調の時にカミを拝むのではなく、祭祀を継続することである。対処としての祭祀を日常化するということによってしか、その病いを治めきれないということでもある。そのような人には、昔であれば村落祭祀の神役、現在では門中の神役になるという道が用意されており、またウガンサーやユタなどの専門家になることができるのである。

5　長浜における病いの治療

長浜では、この世やあの世でのあるべき姿が厳格にあるが、それにまったくそぐわない現実がある。その乖離が豊かな説明の物語を用意するのである。正式な夫婦の子供でない人、離婚や再婚をした夫婦、そしてあってはいけない複数のウコーロが置かれた仏壇。「きれいにしようと何度も頼んでやっているが大変。わからなくなっている」とある女性は嘆いたが、どれだけしても「きれいに」するのは難しい。ユタたちによって今まで知らなかった「不足」が次々に出てくるからである。「ユタには行かない」と言う人々は、ユタを信じないのではなく、ユタに行くと「いろいろ出るから」いやだというのである。そのような問題が潜在することはわかっているのだが、それを顕在化するかどうかは、別の話だという。不足などの問題に向き合うことになるのは、病いなどが起こり、生活に支障が生じた時であり、それに現実の世界で対処できない場合には、カミの世界の問題として対処するのである。逆に考えれば、何かをしたらいけないときに、やることはちゃんと用意されているといえる。

対処は、どのようなものであれ、必ず行動をともなう。今まで形にならなかった不調の症状、概念でしかなかった原因の物語が、この段階では実際の行動で表すことができる。ヒヌカンや仏壇に「こんなことをさせないでください」と祈願の言葉を唱え、手を合わせる、線香をあげる、塩を撒く、足を踏みつける、などの行動である。つまり、疾病に対して薬を塗るように、病気などの問題に対して、自分たちで何らかの行動をとることができ、それを具体的に見聞きできるのである。その行動は、だれもができる簡単なウガンや草履で患部を撫でて便所に捨てるようなまじない、さらにはユタをともない拝んで回るような時間と費用のかかるものまでさまざまである。とにかく、病いを患う本人や本人のために周囲の人が何らかの行動をとれる。

そしてその結果、症状が治まったり、落ちついたり、または納得し、「よくやった」と自他ともに評価する。これが求められている治癒、「道がさばかれた」ことではないだろうか。

実は、長い目で見れば事態が好転しなかった例も多い。病気の夫のマブイが抜けているといわれ、ユタに頼んでマブイグミをし、また祖先を拝みなさいと言われて、ユタに頼んで拝所を回ったという女性は、家族に反対され、怒られながら費用をかけて祭祀をしたが、結局、夫は亡くなった。彼女は「バカなことしたなぁと思う」と言う一方、「できるだけのことをしたから気が済んだ」とも言う。病いに苦しむ夫に代わって自分ができるのは祭祀だけであり、それができなければもっと苦しかったに違いないというのである。対処の儀礼は本人ができる病いへの対処法としてだけでなく、家族にできることとして用意されているとも考えられる。

第四章　病いの理解と治療の実践

長浜と佐良浜の比較から

沖縄本島中部にある読谷村長浜の事例を第三章で、宮古列島に位置する伊良部島にある佐良浜の事例を第二章でそれぞれ見てきた。どちらも沖縄県下の村落であり、琉球王国時代以降の歴史を共有しており、病いの理解や治療について大枠では共通しているものの、詳細については異なる点があった。

沖縄本島と宮古列島の民俗の比較は、一九七一年度に日本民俗学会が行なった調査の成果である「沖縄民俗における地域差」にまとめられている。家族、親族、村落をめぐる社会伝承では、祖先崇拝の観念一般に同質性が認められるが、その禁忌や慣行については異質性が大きく、また儀礼伝承や信仰伝承では異質性がいちじるしいと述べられ、沖縄本島も宮古諸島（宮古列島）も「琉球民俗圏」というべき圏域の中にあるといえるが、その間には「隔絶性」があると総括されている〔伊藤・鎌田・竹田・源・湧上・和田　一九七三〕。

本章では、「隔絶性」を表わしているであろうそれぞれの社会について確認し、そのうえで共通性、また普遍性についても考えてみたい。

一　病因論

1　分類

第一章で述べたように現実には、病因論、災因論が静態としてあるわけではない。病いをもたらす原因がそれぞれの文脈においてどのように表われるかを明らかにすることによって、その動態を示すことができると考える。病いをもたらす事柄は、両村落で共通している。主なものは、①他人の気持ちや発した言葉が作用する、②祖先など具体的な死者が怒ったり、意思を伝えたりする、③悪霊に出会ったり、作用を及ぼされたりする、④カミが怒る、⑤「特別な生まれ」の人にカミが知らせる、⑥魂が抜ける、なくなっている、である。

これまでに塩月亮子が、沖縄本島北部村落の災因を「悪霊（生霊、死霊）」「禁忌破り」「ケガレ」「風水の悪さ」「祖先（供養不足、系譜間違い）」とまとめ、そのうちの悪霊が衰退中と報告している［塩月　二〇〇一：二二五］。蛸島直は、奄美諸島の沖永良部島における病因を、「祖先」「異常死者」「カミ・テラが祭祀者・継承者を求める」「屋敷」「忌み地・聖地」「邪術・呪詛」「反社会的行為」「マブイ」としている［蛸島　一九八四］。本書での病因とは、範囲や表現、分類のレベルが異なるために単純に比較はできないが、沖縄本島北部では風水が、沖永良部島では屋敷や忌み地・聖地などが原因に入っている点が特に異なっている。読谷村は「ゆたさある（豊かな――引用者注）風水、優る肝心《チムグクル》（真心、助け合い――引用者注）、咲き誇る文化や、健康の村」をキャッチフレーズとして村づくりの目標に掲げており、フンシー（風水）は大切とされる。一般論としてその悪さが害をなすとはいうが、筆者は具体的な病いの事例としては聞くことはできなかった。村落の周辺の「よくない」場所は「行かない方がいい場所」というように、「禁忌」として語られていた。また、土地や屋敷の問題は長浜ではそれ自体が害をなすのではなく、死者や祖先が知らせる内容とされていると考え、佐良浜でも拝所への侵入などは土地そのものが原因になって病いを起こすのではなく、そこにいる神の怒りとしてとらえた。本書では解釈が異なっているのであり、長浜と佐良浜の病気の原因、病因は、他の琉球民俗圏のそれと大きく異なるものではないといえるであろう。

　では、長浜と佐良浜の病因を概観するために項目を分類してみる。先述の①から④までは、人々の外にある何らかの存在が作用して病気を起こすのに対して、⑤⑥は人の性質や内的な均衡の問題であり、二つの異なる説明のしかたである。これは、フォスターの分類を参照すれば、パーソナリスティック（personalistic）な医療体系と、「熱い・冷たい」の対立のような非人格的なナチュラリスティック（naturalistic）な医療体系に相当すると考えられる［FOSTER 1976, フォスター&アンダーソン 一九八七（一九七八）：七二―七四］。①から④、また⑤もカミが召命するという行為に焦点を当てれば、何らかの人格的な働きかけによる原因である。また⑤を個人の資質の有無と考えれば、⑥の魂の有無と同様に均衡に対する過剰と欠如の対立項で説明できる、非人格的な原因と考えられる。この分類が何を示すかは、拙速には判断できないが、二つの異なる説明のしかたが混在していることがわかり、整理の助けとなる。

　ところが、実際に病因の作られる過程を考えた場合には、個人の行動をもとにした原因か、もしくは関係性に基づく原因かという、「原因と個人の関わり方」による分類も大切である。前者は自分で気付くことのできる説明であり、気付かない場合でも専門家に指摘されれば納得の容易な原因である。それに対して、祖先とは系譜が繋がるという関係性によって、そしてカミとは個人とカミとの一対一の関係性によって結ばれるのである。後者は、専門家にしか説明のできない原因である。先にあげた項目では、①②（の一部）③④⑥は行動を背景に語ることができ、②（の一部）と⑤は、関係性の問題である。両者の差は、気付きの容易さの差であり、また対処の容易さの差にも繋がる。病因の説明を得ることが、人が自分に起こっている病いを理解し、対処するための過程と考えれば、両者の差は過程に段階性があることを示す。つまり、病いを患う人自身が取り扱える問題と専門家が介在しなくては存在しえない問題とがあり、また自分で対処できる問題と専門家に任せなくては対処できない問題とに分かれるのである。その差は症状の軽重や症状の進み具合に対応するものであるため、病いの動態を理解する助けとなる分類である。

また、個人に特定される原因か、他の人と代替可能な原因かに分けて考えることもできる。②の祖先や死者の説明だけは、個人を特定せず、他の人に起こってもおかしくない説明であり、病いという個人の身体の問題を説明するには特異な原因ということができる。

さらに、病因と症状の対応を考えれば、①から④の原因はそれぞれ特定の症状を伴っておらず、一つの症状に対してどれもが合てはまり得る説明群である。たとえば、人のクチが作用していると考えていたが、ユタに行くと祖先が知らせていることがわかった、などとそれぞれ置き換えることが可能である。それに対して、⑤「特別な生まれ」の人と⑥魂が抜けているは、それぞれ症状と結びついた固有の説明である。わけのわからないことを言ったり、人とは異なる振る舞いをしたりしているのは「特別な生まれ」であり、心ここにあらずの様子、気の抜けたような表情は、魂が抜けているのである。つまり、⑤と⑥は症状についての説明であり、病名である。症状を見ればだれもが判断できる原因である。そう考えるのであれば、①から④と⑤⑥は原因の位相が異なっており、原因論の項目として等しく扱うべきでないことがわかる。

2 病因

両村落の病因を比較しながら確認していくことにする。

①他人の気持ちや発した言葉

両村落ともに、他人の気持ちや発した言葉が人に病いをもたらす。いさかいなどがあり、不満に思っている人や悪意がある人の気持ち、倫理的には正しくないとしても発露してしまう感情などが作用するのである。それだけでなく、羨ましく思ったことや感情を伴わなくても関心を向けたこと、噂したことも人に害をもたらす。これを長浜ではイチジャマというが、佐良浜ではヤナウツ（悪い言葉）といい、イズイッダマ（生きている人の魂）とは区別して使われている。沖縄で古くから語られてきた病因である「生霊」の枠の中に入る原因であるが、そのうちの軽い被害をもたらすものとして語られている。

これらは長浜では、不調をもたらす原因として日常的に話題にされる。特に年配者が腹痛や不快感などの軽微な症状が起こったときにまず疑うのは、イチジャマされたのではないか、である。知人とのいさかいや行き違い、物の貸し借りで自然に生じる感情、そのような制御できない人の気持ちが意図しなくても相手に不調を引き起こすのだといい、それを発した人が探索され、特定の「イチジャマする人」が噂される。そのため、疑われないように「下を向いて歩くな」「ヤナチラガー（嫌な顔）して歩くな」といわれる。人々が話すのは、事例⑮の「カたノムこした話」のように村落の集まりや行事の中でのいさかいや感情の行き違い、それに基づく不審な対応などであり、また親類や知人との物や金銭のやり取りに関わる問題などである。若い世代では子供をめぐる話もあてはまる。

佐良浜では、具体的に個人を特定できるイズイッダマについては、主に過去に起こった話として語られる。また過去にはムヌスーに頼んで怨みを持つ人を病気にしたともいい、ムヌスーは意図的に災いをもたらすことのできる存在であることが噂される。しかし現在、人に不調をもたらすのは、もっぱらヤナウツである。事例④の「クチがきた話」のように仲間の集まりや付き合いの中で起こる対立が、人に害をなす。本人がいない場所でなされる批判の言葉は噂として聞こえてくるので、気にかかることになり、病いの原因の候補になる。また、知人だけでなく交際中の人や家族などの親密な間柄での感情の行き違いも、気持ちがもたらす害として語られる。病いだけでなく子供が生まれないなどの不幸も、そのような文脈の中で語られていた。佐良浜では若い人だけでなく、年配の人の間でも夫婦の仲、恋愛の話などがよく話題になり、個人の感情の問題は大きな関心事である。また、人に注目される、人の口に上る、他人から羨まれる、関心を持たれるなどしても、その気持ちが害をなすのである。

長浜でも佐良浜でも他人の気持ちが病いを起こす。それらは軽い病いであり、患った人が自ら気付くことができる。つまり、軽い病いの時に疑うのは、他人の気持ちの作用なのである。人々は村落の中で他人との関係を大きな関心事として生きている。その中で起こったささいな摩擦や感情の行き違いの多くは、問題にすることなくやり過ごされ、見過ごされていく。しかし、身体の不調を覚えた時に人々が心当たりとしてまず気付くのは、そのような問題である。人が社会の一員として暮らす中で、日々関心を持ち、気にかかっていることがそのまま病因として表れてくるのである。そうであるから病因は、人々が暮らす社会とその枠組み、その規範をそのまま反映するのである。長浜では行政的な枠組みのもとでの活動が多く、字や班の規範が日常生活の中で大きな位置を占めているのに対して、佐良浜では比較的均一な社会の中で、より個人的な感情の問題に関心が集まるようである。そのような日常生活での規制と葛藤が、そのまま病因に反映されていると考えられる。

②祖先など具体的な死者が怒ったり、意思を伝えたりする

長浜では一般の人が死者と関わる機会はあまりない。死者はアマリシチャー（玄関、軒下に立っている）ともいい、家の中を羨ましそうに見ているなどといわれるが、人々は見ることはできない。一方、佐良浜では、死者がもたらす病いを一般の人が判断できる。人々は、オジイ、オバアが怒ったり知らせたりすると言い、生きている人の気持ちと同様に死んだ人が何に怒っているかを理解するのである。

両村落ともに現在は葬儀を僧侶に頼むようになっているが、最近まで村落独自の死者儀礼を行なっており、その中には死者の言葉を聞く儀礼が含まれている。長浜では親類の「わかる人」（主に男性）が葬儀と、その後七日ごとの儀礼を執り行なったが、死者の言葉は村落外（多くは屋慶名）のユタを訪ねて聞く。村落のスムチーは死者儀礼には関わらず、死者の意思は遠く離れた地域の専門家から伝えられるものであった。一方、佐良浜では死者を扱う特定のムヌスーによって一連のニガイとして葬儀が行なわれ、その中で死者の言葉が伝えられた。佐良浜では折にふれて行なわれる夜のニガイでも、ムヌスーによって意思が伝えられるなど死者は身近なものである。それだけに死者一般は死などをもたらす恐ろしい存在として恐れられており、親族の死者に対しても怖れを抱く人は多い。人々は普段は墓地には近づかないが、それは死者が現実性のある恐ろしい存在だからである。

両村落ともに現在でも死者の言葉を聞くなどしており、死者は決して縁遠い、抽象的な存在ではない。

長浜の人々は普段は近郊のユタを利用しており、彼女たちが語るのは死者の話であり、その中でも多くが家の祖先の話である。何代も前のおじいさんが知らせている、祭祀をしてほしいと言っている、など家に関係のある死者からの不平を教える。ユタたちが語るのは沖縄本島で一般的な祖先祭祀の禁忌に対する違反の問題であるが、これまで村落内にいたスムチーが語っていたのは、父方のみならず双方の家の祖先たちの漠然とした不満や、見知らぬ死者の思いなどであった。ユタは一般的に時事を反映して変革的であり〔佐々木 一九九一など〕、また「沖縄（人）」の古さと正統性を主張し、民族的アイデンティティを確立しようとするといい〔塩月 一九九九：二一二〕、村落外のユタの説明をとおして長浜の人々も、沖縄本島で一般的な物語を取り入れていっているとみえる。

長浜の人々は琉球王国の歴史や伝説を尊び、過去の偉人と繋がる門中の歴史を大切にしている。長浜は王国の周辺部に位置しているが、士族文化を基本にした「沖縄の文化」に強い親和性を感じ、歴史上の偉人の系譜の中に自分たちを位置づけている。過去において南西諸島一般に、継承する「家」があったかはわからないといわれ〔仲松 一九七二：九五―一〇〇〕、農村部である長浜に士族の家や門中を倣った父系優先の概念が導入されたのは明治期以降であるが、現在では正しい理念として認められ、祖先が多くの病いの原因になっている。この理念を体現する門中の集まりに長浜の人々は積極的に参加し、系譜を作って琉球王国の歴史や沖縄本島全域に広がる集団の中での自分の家の存在を確認しているのであるが、門中の祖先が普通の人々に病いなどの知らせをもたらすことはない。

佐良浜のムヌスーたちも祖先の話をし、見知っているオジイ、オバア、または何代か前のもう名前のわからない祖先が「孫に同じことをさせている」などという。ただし、ムヌスーIさんが「佐良浜にはそんなに昔の祖先はいない」と言うように、家の家系をさかのぼったり、何代も前の具体的な歴史をもった祖先が問題になったりすることは少ない。佐良浜にも父系をたどって所属しているムトゥがあり、祖先からの繋がりが漠然と認識されているが、やはりこのような集団の祖先が人々に病いをもたらすようなことはない。逆に、歴史性のある話には「琉球王府からの流刑者」(だったので悪いことが起きている)など否定的な説明がなされることもあり、一般的に王国の歴史性が評価されたり、羨望されたりすることは少ないようにみえる。また、佐良浜は池間島からの分村の歴史を大切にしており、一九八〇年前後から「池間民族」を名乗るようになり、スポーツなどを行なう親睦の会「池間民族の集い」は二〇一四年には二八回を数えている。しかし、シンボルとなるような偉人や出来事は語られておらず、「民族」の話が病いの問題の中に出てくることはない。

宮古列島の村々は、琉球王国時代は王府から離れた辺境の地であり、その歴史史料は多くは残されておらず、また人頭税に代表されるように王国の恩恵を受けることなく、搾取の対象となった地方である。そのため、琉球王国への思慕は薄く、拠り所にすべき歴史を探すことは難しいのかもしれない。

長浜でも佐良浜でも死者や祖先が病いをもたらす。人々にとって死者が原因になることは当たり前のことである。しかし、死者がもたらす病いを一般の人が気付くためには、それだけ死者を身近に感じられる環境がなくてはならない。もちろん、自身では気付かなくても専門家が説明してくれれば、人々は気付くことができる。長浜では、村落外のユタたちが語る父系の継承を厳密に貫かせようとする祖先たちの知らせを人々は聞き入れる。佐良浜には継承の厳密な理念はなく、ムヌスーが語るのは自分と繋がりのある死者の感情や状況など、生きている人と同じような問題である。それらは王国時代までは遡らない。

人々にとって死者は病いの原因としてふさわしい存在であるが、病因の物語として気付きやすい事柄、語りやすい説明、受け入れやすい話が選択されるとすれば、そこに表れる死者の性格は、日常における死者とのかかわり、歴史への評価や関心によって異なっているということになる。

③悪霊に出会ったり、作用を及ぼされたりする

目に見えず、人ではない悪いもの、またはだれかはわからない死者、そのような「悪いもの」に昔は専門家だけでなく多くの人々が気付いていたという。悪いものは人だけでなく、豚などの動物の悪霊であることもあった。しかし、現在では両村落ともに「いなくなって」きている。

長浜では「(電気がついて)明るくなった」ために夜道でヤナムンに当たることはなくなり、また食べ物も冷蔵庫に入れるようになってマジュムンが「手を入れる」ことは久しくなくなっている。しかし、悪いものが手を入れて腐らせないようにという予防である、食べ物にサンを添えることは現在も行なわれている。佐良浜でも「マズムヌに当たって病気になった」「黒い竜巻みたいなマズムヌ船に人がさらわれた」などの話は過去のものとして語られ、現在は自分と何らかの関わりが説明できる死者だけが病因となっている。それでもマズムヌは恐れられており、死期の近い人には見える、ムヌスーには見えると言われ、人々の話の中に頻繁に出てくる存在である。

説明はできないが怖い気持ち、よくわからない存在がいるかもしれないという恐怖、そのような目に見えないものに対する想像力は、電灯の光が暗闇を照らすようになって衰退し、論理的に説明できるものだけが「実感できる存在」となってきているようである。

④カミが怒る

カミも人々の想像の力に大きく頼った存在である。

長浜ではヌールやムラヌールによる祭祀が行なわれていたのは戦前のことである。それでも一九八〇年代までは村落の男性役員や「詳しい」古老によって村落祭祀が続けられていたが、現在ではわずかな祭祀を区長たちが行なうだけになっている。昔はカミの怒りを恐れて、ウガンといわれる拝所にはだれも近づかなかったというが、今では公園の一部になり、出入りする人々に顧みられてはいない。また、カーなどの拝所も村落外からユタに連れられて拝みに来る人の姿を見かけるものの、村落の人々が普段に拝むことはない。村落祭祀に代わって、門中のムトゥでの祭祀がさかんに行なわれ、また各家でもヒヌカンを祀り、屋敷のカミへの祭祀を行なっている。しかし、現在は長浜ではカミが怒りによって病いをもたらすことはない。

ところが佐良浜ではカミの意思は身近なものであり、その存在を人々はありありと感じている。カミがいる具体的な拝所があり、名前や役割がわかっており、村落や里の神役たちによる祭祀が営まれ、なによりその祭祀に人々が関心を寄せ、各家からも参加している。特に村落祭祀のユウクイでは、一般の女性も神役と同様の役割を担って祭祀を行ない、彼女たちの酒の甕にはカミからの知らせがもたらされるという。神役たちはカミの怒りを恐れて祭祀や行動に間違いがないよう注意を払うが、人々も同様にカミの怒りを買わないように気を付け、各所の拝所には近づかないのである［91］。

カミの怒りを受けることとは、決して喜ばしい出来事ではないが、カミを身近に感じることのできる人々にとってはカミの意思を直接に受け取ることであり、それは「カミとの交流」であろう。カミとの直接交流がシャーマニズムの要件であるが、それが一般の人びとにももたらされるのである。カミの怒りによる病いはそのような枠組みの中で考えるべき問題といえよう。

⑤「特別な生まれ」の人にカミが知らせる

そして、シャーマンの成巫としてとらえることができるのが、カミからの知らせである。両村落ともに、カミを祀るようにとのカミからの要請が、特別な資質を持つ人に不調を引き起こしている。

長浜で「特別な生まれをしている」人はサーダカウマリといわれ、人とは異なる様子を見せる人を指す。例えばスムチーのUオジイのようにマントを被って崖から飛び降りたり、頭に盆を載せて歩き回ったりしている人を精神の病気を患っていると決めつけるのではなく、経過を観察し、暫定的にウマリと称する。しかし、そのような行動がない人でも長引く病気をしたり、不調を繰り返したりしている人には、ウマリを疑う。彼らが門中の神役やユタなどの専門家になると、「やはりウマリであった」と肯定的に評価するのである。

佐良浜では「霊的な位が高い」人をツヅダカなどといい、ムヌスーや神役になる人にはそのような資質があるとする。事例②「ムヌスーの話」のMさんのように人とは違うものが見える、聞こえると言っている人、また普通ではない様子で歩き回っている人、などをいう。また、病いを繰り返し患っている人もそう呼ばれる。これらの人は、その経過が見守られ、ムヌスーに師事するよう勧められ、専門家への道を進むことになる。しかし、そのような資質があるとはみえない普通の人であっても、カミからの知らせを受けることはあり、自らのカミであるマウを勧請して祭祀を行なうようになる。

カミからの知らせを受けて祭祀を行なうようになることが、専門家への過程である。この過程については、後ほど詳しく考えてみたい。

⑥魂が抜ける、なくなっている

沖縄本島では、人はそれぞれが持っているマブイを気にかけており、長浜でも同様である。ボーっとしている、生気がない、などの様子が「マブイが落ちている」と説明される。その診断はだれもができるのである。マブイを込める儀礼は、第三章で示したように一般の人が行なうことができるとされており、また儀礼の上手な人であるカッティに依頼する場合もある。漆かぶれと同じように人々にとっては症状が明らかであり、技術的に対処できる。一方、ユタなどがいう「マブイが落ちている」は、重篤な病気の様子の説明である。マブイが落ちたことによってその病気が引き起こされたわけではなく、症状の説明である。

佐良浜でもタマスィが抜けることを人々は知っているが、沖縄本島のように一般の人がその様子から判断できる症状ではない。ムヌスーが過去の出来事として指摘する原因の一つであり、「○○を通った時にマズムヌに遭って驚いたね、その時にタマスィが抜けているよ」などと語られるものである。そのような人や病気の重い人には「タマスィを付けるニガイ」や「驚いたニガイ」などが行なわれる。昔はその対処に、着物ですくっていた、家の中央の柱で儀礼を行なっていたという話も聞くが、現在はツカサやムヌスーが定型のニガイで行なう。

3　症状と病因

これまで見てきたように、病いの原因は、人々が社会の中で生活する実感を基盤としてそれぞれ語られている。しかし、これらの説明は、どれもが同じように使われるわけではない。病いの軽重によって異なり、また特徴的な症状には特有の原因があてはめられるなど、身体的症状に応じた説明になっている。また、人々が判断できる原因と、専門家のみが診断でき、人々に教える原因とがある。それらの範囲は、両村落では少しずつ異なっている（表③）。

　病いのうちでも軽い症状の際に言及される原因は、両村落ともに他人の気持ちなどである。佐良浜ではさらに死者が原因とされることもある。長浜では悪霊が取りつくこともあったというが、過去の話である。症状が重い病いをもたらす祖先や死者は、両村落に共通する原因であるが、佐良浜ではカミの怒りも原因になり、過去には悪霊も重い病いを引き起こしていた。長浜でも過去にはカミの怒りが病いを起こしたというが、具体的な事例で確認はできていない。

症状	原因	佐良浜		長浜	
		人々	専門家	人々	専門家
軽い病い	他人の気持ちや言葉	○	○	○	○
	祖先や死者	○	○		
	悪霊			○?	○?
重い病い	悪霊	○?	○?		
	カミの怒り	○	○	○?	○?
	祖先や死者		○		○
特有の症状（軽い）	カミが知らせる	○	○	○	○
〃　（重い）			○		○
〃　（軽い）	魂が抜ける、なくなっている		○	○	○
〃　（重い）			○		○

表③　症状と原因、その診断者
（現在の事例が確認できていないものには「?」を付した）

　そして、特有の症状には、それに対応する特別な説明がなされる。サーダカ、ツヅダカなどといわれる特有の不調の症状は、カミが知らせているために起こっているとされる。また魂が抜けている場合も特有の症状を示すので、それだとわかる。

　これらの原因のうち、専門家にしか判断できない、語れないものは祖先や死者がどのように不満を抱いているのか、という詳細である。また、重篤な症状の人に対してカミが祭祀をしろと知らせている、魂が抜けている、と言うのも専門家である。それに対して、生きている人の気持ちが作用することや悪霊、カミの怒りなどは、過去の事例も含め、人々でも判断できることである。

　そのように考えると、症状に応じた原因の説明のカテゴリーがあること、重篤な症状に診断を下すのは主に専門家であること、原因の中でも祖先や昔の死者の思いは専門家にしか判断できないものであることがわかる。

4　病因と対処

病因が明らかになるということは、すなわち処置が行なえるということである。処置は人々が自分たちで行なったり、専門家が行なったりする。

人々が自分で処置できるのは、それが日常的に行なっている祈願や祭祀だからである。物を移動するなど具体的な行動を行なうこともあるが、それも多くは祭祀をともなっており、基本的にはすべて祭祀という定型の儀礼によって対処される。長浜では、日頃からヒヌカンや仏壇での祭祀が行なわれており、同様にそこで対処のために祈願する。佐良浜であれば、家族の健康を祈って日常的に行なわれている朝のニガイに、病いの原因への対処を追加して祈願する。ただし、佐良浜では普段から日常の祭祀を専門家に頼んでいる人も多く、病いの対処も同様に専門家に頼むことも多い。

どちらの村落でも病いの治療のための特別な方法があるのではなく、日常の祭祀の延長で心身の問題が対処されているのである。祭祀は、原因にかかわらず定型で行なわれ、カミなどへの祈願によって問題の除去が目指され、たとえ特定できる人や事柄が原因であっても、それに働きかけるようなことはなされない。「原因はわかっているよ」という表明とともに、祓う、封じる祈願が行なわれるのである。ましてや、現実において問題を言い立て、相手を糾弾するようなことはなされない。つまり、本人の思いの表明はなされるが、他人を巻きこんだ現実の変更に目指されたことはないのである。

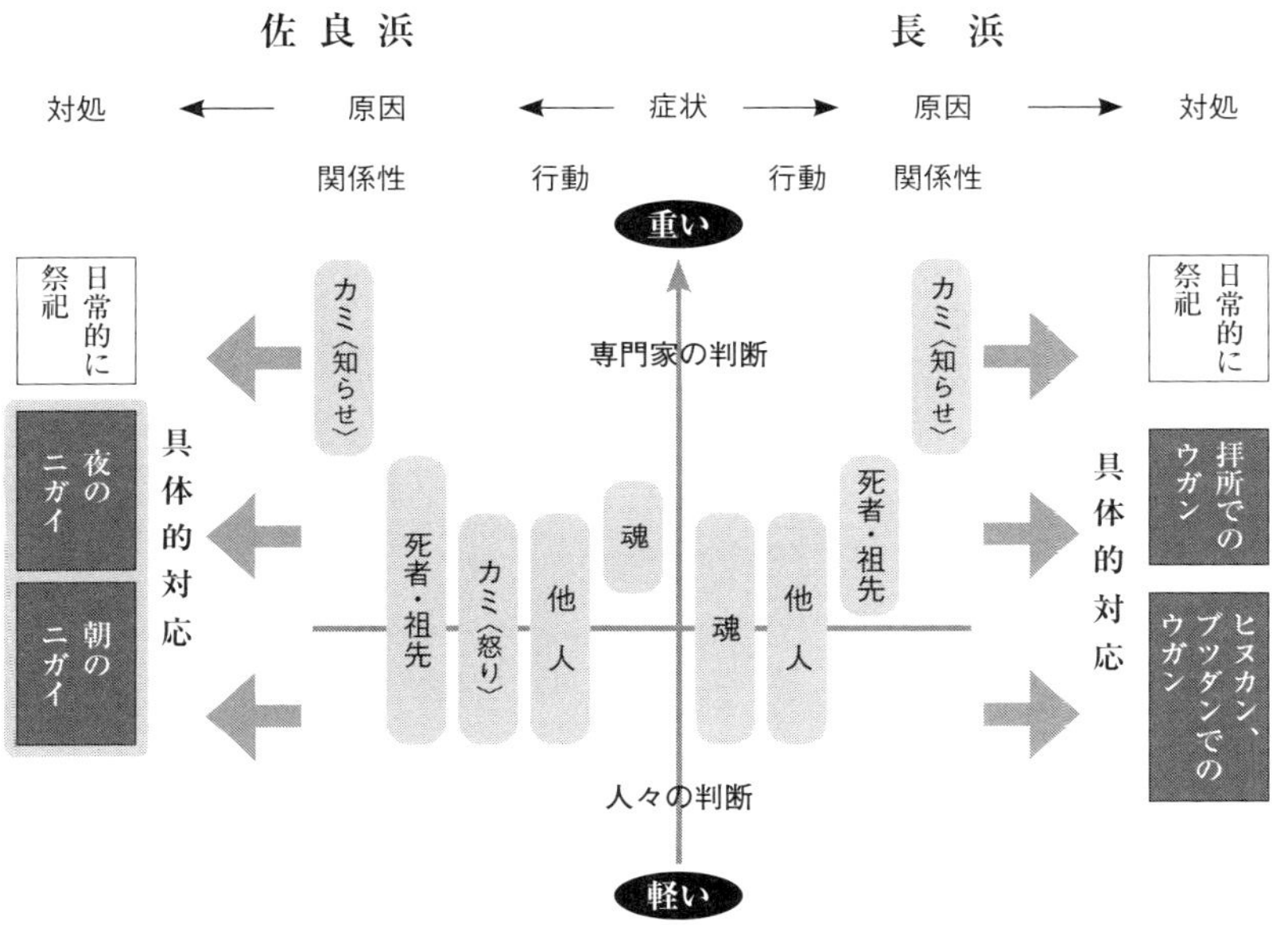

図②　症状と原因と対処

重篤な症状の場合に専門家によって診断が行なわれれば、処置も専門家が行なう。しかし、原因を明らかにした専門家当人が処置を行なう必要はない。専門家たちの定型の祭祀があり、専門家であればだれもができるのである。長浜ではユタやウガンサーに連れられて、家のヒヌカンや仏壇から始まり、本家やゆかりのある地域の拝所、さらには沖縄本島内の著名な寺院や拝所などに出向いて祭祀が行なわれる。佐良浜では、病いの個人と十二支の「合う」ニガインマに依頼して夜のニガイが行なわれる。夜のニガイは事前に準備が行なわれ、親類が集まり、食事が振る舞われ、多くの供物を供える大掛かりな祈願である。これらは、非日常的な儀礼によって執行される対処である。準備を含めて手間のかかるものであり、費用を要し、多くの人の協力が必要であり、また周囲の人々の耳目を集めることになる。

このように症状の重篤度と原因の説明群は対応

しており、それは人々が容易に気付ける原因と専門家にしか診断できない原因に分かれ、つまり軽い問題は人々が判断し、重い症状は専門家が診断するのである。そして診断に基づいた処置が行なわれるのであるから、対処も症状の重篤度に対応している（図②）。このように症状の重さや、その経過が一番の主題であることは、医療にとっては当たり前のことである。さらにいえば、病因とは、重篤度に応じた処置がなされるための指示でしかないようにもみえる。民俗医療における原因と対処は、その神秘的なよそおいにもかかわらず、症状に応じた現実的な対応ということがいえそうである。この仮説を次章でさらに検討するが、さきにこれらの診断と処置を取り扱う専門家についても見ておこう。

二　専門家

1　専門家の職分と専門家になる過程

過去

両村落ともに過去にはさまざまな治療の専門家がいた。沖縄本島においては、中国や日本で医学を学んだ医師が首里王府周辺で士族の治療にあたっており、明治期からは近代医学も導入された。宮古島にも明治以前から王府からの医師が派遣されてきており、明治期からは宮古島平良の診療所で治療が行なわれていた。しかし、そのような正統な医学を学んだ医師たちの診療を長浜や佐良浜の人々が受けることはなかった。両村落とも長らくヤブーやカッティといった民間の治療者や、専業ではない専門家に治療を頼っていたのである。ところが一九七〇年代前後になるとヤブーやカッティへの依頼は、近代医療を行なう医師への相談へとかわっていく。特に佐良浜では一九六一年に村落内に診療所ができ、医師が時間に関係なく対応してくれたこともあり、人々は軽い症状でもすぐに治療を受けに、また薬をもらいに行くようになる。神役たちは「(疲労のため)診療所で点滴を受けながら」祭祀を行なった経験を語る。

一方で、心身の問題についてユタやムヌスーを訪ねることは、現在もかわらずに行なわれている。病院に行っても解決できないような原因に心当たりがある時、病院では治らない時、病気のあり方や経過に疑問がある時など、人々は「本当の原因」を知りたいと考え、卜占の専門家を訪ねるのである。沖縄本島には、霊的な力で卜占をするユタや、暦や筮竹などを使って占うスムチー、サンジンソウがいる。現在は長浜の村落内にはそのような専門家はいないので、村内の他字や近郊、また評判を聞いて遠方にまで訪ねていく。佐良浜には卜占を行なうムヌスーが村落内に常に複数おり、また伊良部島内や宮古島のユタなどを頻繁に訪ねる。

専門家の職分

医療者には原因の診断とそれに対する処置の二つの役割が求められる。近代医療においても、まず診断がなされ、それに応じた投薬や外科的処置などを行なう。民俗医療においても同様であるが、二つの役割をそれぞれ別の専門家が担うことも多い。整理すると表④のようになる。

現在、長浜で診断するのはスムチーやサンジンソウ、ユタなどであり、処置を専門に行なうのはウガンサーなどである。佐良浜での診断はムヌスー、それに対して処置を行なうのはニガインマである。長浜でも佐良浜でも、現在は利用されなくなったのが、ヤブーやカッティなど処置を主に行なう専門家である。ヤブーやカッティに処

名称	村落	現在の活動	職能	
			診断	処置
ヤブー	長浜	×	○	◎
ヤブー	佐良浜	×	○	◎
ティーロクジュー	長浜	×	○	◎
カッティ	長浜	×	×	◎
ユタ	長浜	○	◎	○
スムチー、サンジンソー	長浜	○	◎	○
ムヌスー	佐良浜	○	◎	○
ウガンサー	長浜	○	×	◎
ニガインマ	佐良浜	○	×	◎
人々	長浜	○	○	○
人々	佐良浜	○	○	○

表④　専門家の職能

置を依頼した風邪や熱、皮膚の湿疹、目や耳の疾患、そして出産などは、近代医療の病院に行き、診断や処置を依頼するようにかわったのである。

そう考えると、近代医療に代替できない診断の役割が、ユタやムヌスーなどに求められていることがわかる。ウガンサーやニガインマへの需要は、その診断に従って処置を行なうことによる。つまり民俗医療に求められているのは、近代医学とは別の原因を明らかにできるユタなどやムヌスーの診断の力なのである。

診断の力について、長浜では生まれもった性質によってカミと直接交流する「ウマリ」（生まれ）と、後天的に本を読んで学ぶなどした「ナレー」（習い）の二種類の人がいるという。ユタはウマリであり、スムチーやサンジンソウはナレーである。カミとの交流を行なうユタのウマリの力が尊ばれる一方で、書物によって暦や筮竹などを扱える知識を持つナレーも高く評価される。人によっては「（力が）ユタよりも上」という。

三章でも述べたように長浜ではユタなどに行くことを「ハンジを買いに行く」、または「ムヌナライに行く」と表現する。つまり、わからないことを明らかにする占いとともに、墓の移動やトートーメーの扱い、スーコーなど儀礼の方法についての知識を習いに、または儀礼を依頼しに行くのである。とすれば、民俗医療の診断の場に求められるのは、問題にどう対処すればいいのかを教えてもらうことであり、それは病因を判じるとともに知らないことを習うことである。スムチーやサンジンソウは、儀礼の方法を聞きに行く相手として適していると考えられているのである。

佐良浜では、ムヌスーにはまずアカスことが求められるが、やはり暦や儀礼の知識を教えてもらうことも重視され、さらに世間を広く知る知識人の役割も期待されている。たとえば事例④のPさんは、一九八〇年代の終わりに娘が県外の人と結婚することになり、相手の両親から結納に来たいと言われた時に、そのような風習がないために不安になり平良のムヌスーに相談に行ったという。そこで「一束持ってくるから、お返しに二〇か二五万するべき」、「珊瑚のネクタイピンを本人と父親に、ネックレスを母親に用意しておくべき」と言われた。結納でお金をやりとりするとは知らなかったので疑っていたが、その通りだった。準備ができていたので恥をかかなかったので助かったという。これはユタやスムチーなどが人生全般の問題を扱っていることと関係する。求められる診断の力は、病いの問題に限らず人々が求める相談に乗る力であるということができる。そのために、ウマリもナレーも同様に評価されるのである。

専門家の性別はほぼ固定しており、沖縄本島ではユタの多くが女性、スムチーやサンジンソウは男性、佐良浜のムヌスーの多くは女性である。沖縄本島では一般的に村落の神役であるノロが尊敬を集める一方で、ユタは軽んじられてきた。それは、時々の政権からの弾圧の対象になってきた歴史性によると考えられる［高良 一九八五］。しかし、ユタに否定的な男性でさえ、「（自分の孫や子供が病気になって）本当に困ったらユタに行く」と言う。祖先やカミの意思を具体的に聞きたいという人々の需要に応えることのできる存在はユタだけであり、その力や世界観が否定されているのではないのだ。また、死者儀礼のうちの一部である死者の言葉を伝える儀礼は、現在も多くの人が必要と考えており、それはユタにしかできない。

佐良浜では、村落の神役であるツカサは敬意を集める特別な存在であるが、カミの世界を具体的に知ることについては、ムヌスーが専門家であることにだれも異論はない。村落祭祀の成果を確かめるために「カミに届いているか」祭祀の成果を判断してもらいに、男性役員とツカサが村落の費用でムヌスーに聞きに行くことは、一年の行事の中に組み込まれている。

専門家への過程

ウマリの人、ツヅダカの人は専門家になる人であるといわれるが、ある日突然、専門家になるわけではない。また、最初からウマリ、ツヅダカであるとわかっているのでもない。

病いはだれにでも起こる日常的な出来事である。ウマリなどの人も最初は、病いを患う普通の人であったはずだ。病いのつど原因を判断し、対処したはずである。ところが、症状が治まらずに続いたため、新たに「ウマリである」などという説明が加わったのである。また、重い病いは一度の対処では治らない。長浜の事例⑳「カミンチュをするべきGさんの話」のように重い病いの人もウマリである。佐良浜でも事例②「ムヌスーの話」のMさんは長らく病いに悩まされていたし、事例⑫「マウを上げなかったら結局するはめになった話」のHさんのようにツヅダカといわれる人は、一度の対処では病いを終えることができない人、病いがちな人である。

ウマリなどの人は、「カミを拝まなくてはいけない」。長浜では、まず自分の祀るべきカミを突きとめるために家のヒヌカンを拝むことから始め、本家の仏壇、村落の拝所、首里の寺や沖縄本島各地の拝所を歩いて祭祀を行なう。佐良浜では、マウをあげて自分のカミを持つ。マウのカミは、一般的には自分の十二支のカミだが、人によっては拝所と結びついた具体的な名前を持つカミが現れることもある。それは、「マウを上げるニガイ」をするムヌスー[illegible]、その人の様子からより高次のカミが必要な症状と判断しているのかもし

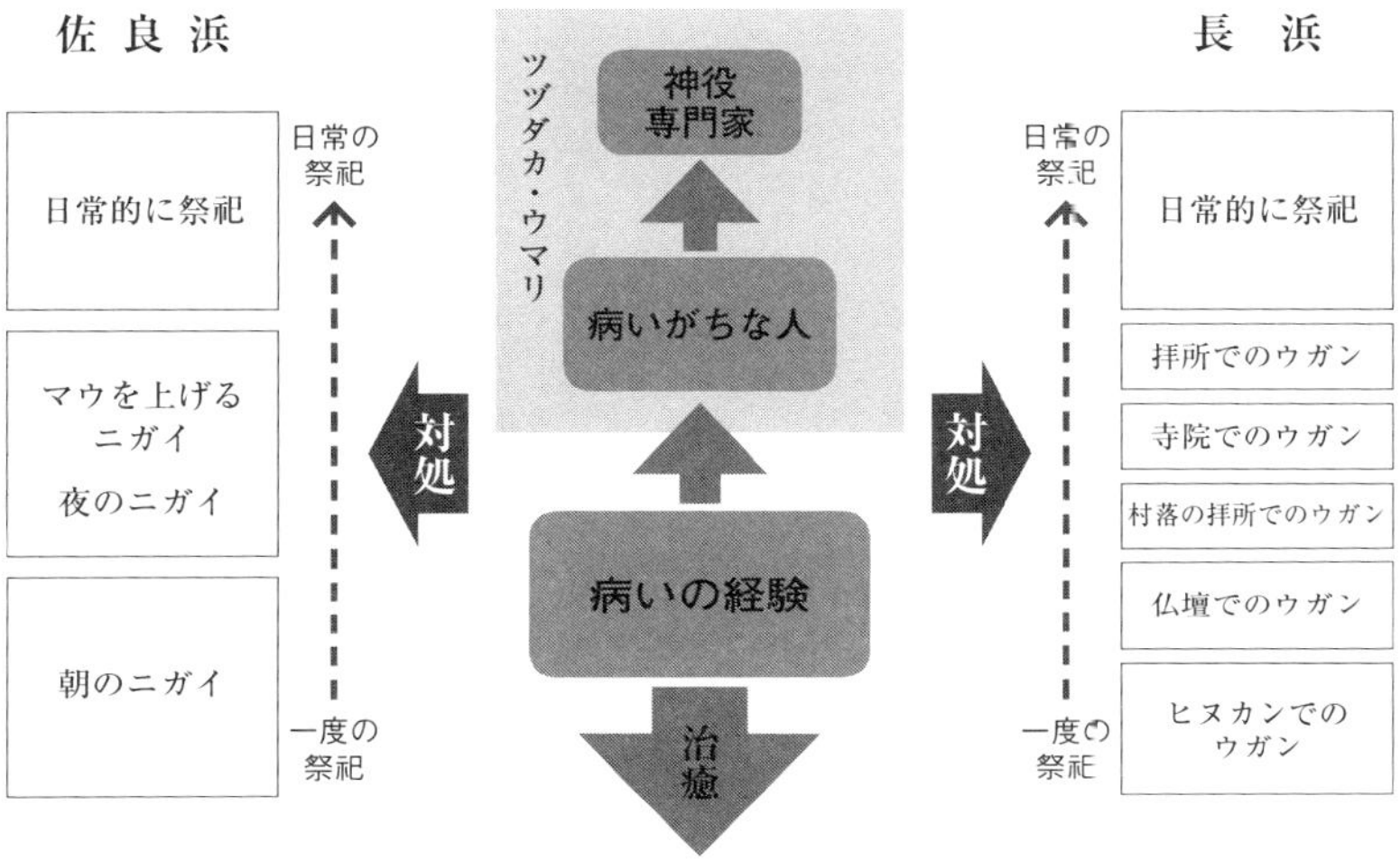

図③　病いの経験の段階性と対処

れない。マウをあげる儀礼はすぐにはできず、可能な日を選んで依頼し、物を整え、精進するなどの準備の期間を長らく過ごすことになる。その間に、どこかで症状が治まり、落ち着き、そのうえでマウを上げてカミを得ているのである。つまり症状の経過を見ながら、治まる時、落ち着いた時を捉えて、その時に拝んでいたカミがすなわち自分のカミだったと理解されているのである。

しかし、カミを探しあてても症状がなくならないこともある。それでもウマリなどと確信を得た人は、その後も続く体の不調を「特別な人であるための不調」と解釈できるようになっている。佐良浜においてもマウをあげることによって症状が治まる人もいれば、不調を日常として祭祀に注力する日々を送る人もいる。「カミを抱いた」人々は、不調が起こるのはウマリであるからだとわかっており、またその対処の方法もわかっているので、いちいち原因を確かめることなく祭祀によって対応できるのである。つまり、ウマリ、ツヅダカは、病いが継続するという症状を示す名称でもあり、その処置の方法もわかっている状態なのである。

それでも日常に支障をきたすような人は、さらに次の段階に進むしかない。それは、自分のためではなく、他人のために祭祀を行なうことである。カミと自分だけの関係を第三者へと開き、社会との関係性を持つのである。長浜であれば門中の神役になり、門中全体のために祈願し、またウガンサーやユタなどの専門家になり、依頼者のためにカミとの仲立ちをする。佐良浜であれば里や村落のツカサになって祭祀を行なったり、またムヌスーやニガインマになって他人のための仕事をしたりするのである。

佐良浜の事例②「ムヌスーの話」のMさんは「人のハンジを取ってからは、病気をしていたのが嘘のように元気になり、自分の体を治すためにはカミサマの使いにならなくてはいけない、と自覚もできていった」と言い、同様の経過は他の専門家たちも語る。それは長浜のAさんが「頭が痛い時には、その後にだれかが相談に来るので、「ああ、これだったか」とわかる」と教えてくれたように、自分の中で起こる不調を外の出来事と結びつけて言語化し、対象化し、人のための処置に関わることによって、不調を自らの管理下に置けるからではないだろうか。自分はカミの使いであるという誇りをもとに、自らの内にある苦しみを他人と共有し、意味づけ、社会の中で役割を果たしていると感じることによって、自らの不調を管理しているのが専門家なのである（図③）。

2　シャーマン・プリースト論と医療者

これまでの研究

民俗医療において長浜ではユタ、佐良浜ではムヌスーが重要な役割を果たしていることがわかったが、彼らは医療だけでなく、カミの専門家であり、人生の問題も扱う宗教的職能者である。佐々木宏幹は、世界各地の人類学調査の成果を受けた議論をまとめて、ある社会の呪術―宗教的体系の中核となって役割を果たす職能者には二種類の人物（群）が存在するとして、プリースト（祭司）とシャーマンの概念を整理した。すなわち、定型的な儀礼による「神への一方的接近」を行なうプリーストと、「神人の相互的直接交流」によって特徴づけられるシャーマンとの対比である。佐々木宏幹はこれらは比較研究を進める上での分析モデルとして有効としている［佐々木 一九八四：一八］。

奄美・沖縄地域についてには、桜井徳太郎が、ノロやツカサなどをプリーステス（プリースト）、ユタやカンカカリヤ、ニゲーピトゥなどをシャーマンとして、この二つが沖縄における民俗宗教のなかで「中心的な核を形成するもの」として議論を牽引してきた［桜井 一九七九：一〇八―一〇九］。そのうえで、通時的な図式を描き、祭司的領域と巫女的領域が重なり合っていた未分化の状態が当初あり、そこから専門化が進み、琉球王朝体制下のノロ制度によって分離が行なわれたが、その体制が弱体化することによって元の形に戻ろうとしており、現在両者が混淆する状況にあるとして、それを問題化した。同時に王朝体制が徹底しなかった「辺遠の地」では伝統的形態が持続しており、「下級神役」がそれを体現しているとして、ツカサの中にカカリヤンマ（カカラ）というシャーマン的役割を期待される神役を含む佐良浜の事例などを例証としてあげている［桜井 一九七九：一四二―一四四・一二七―一二八］。

しかし、桜井の示したプリーストとシャーマンの図式に対しては、各地の事例研究から疑義が呈されている。津波高志は沖縄本島北部において「巫者的司祭」が活動する現状を示し、二分法は沖縄本島における理念型としてしか有効性がないことを指摘している［津波 一九八三］。渋谷研は神役たちの「憑依の具現化」を取り上げて、混淆する状況はかつてよりあったといい、両者が同一の基盤に存在していることは沖縄本島でもいえる、としている［渋谷 一九九二］。また、伝統的形態として混淆が持続しているとされた宮古列島では、各地の事例が渋谷の主張を裏付けている。宮古列島各地を調査した佐々木伸一は、総括的な視点から神役と民間巫者は、「どちらもがプリーストとシャーマンの属性をそれぞれ合わせもつ、近似した存在」であり、「等しい属性をもつ一群の宗教的職能者が、それぞれプリースト的あるいはシャーマン的活動を行っているともみなせる」ことを解き明かし、さらにその根底にはシャーマン的性格があることに言及している［佐々木　一九八八：一六四］。

調査地の状況の整理

佐々木宏幹が断っているように、プリースト・シャーマンの概念はあくまでも分析モデルである。しかし、人類学の初期の時代からプリーストとマジシャンなど対立的な職能者の存在は世界中で報告されてきており、普遍的な理念型ではあることは間違いない。エヴァンズ＝プリチャードもヌアー族の宗教において「地上に立って天を見上げる」祭司に対して、予言者には「天から精霊が降りて」くるという違いがあり、それぞれを「聖なるものに対する人間の代表者と、人間に対する聖なるものの代表者」であると、祭司と予言者の対照性を概念化している［エヴァンズ＝プリチャード　一九八二（一九五六）：四七六］。

では、調査地の状況はどうであろうか。その後のシャーマンの概念規定の議論で複雑化した宗教的職能者の枠組みであるが、エヴァンズ＝プリチャードがいうように「天への働きかけ」（プリースト）と「天からの働きかけを受ける」（シャーマン）という素朴な理念型で考えれば、整理が可能である（図④）。

長浜でも佐良浜でも各家で祭祀が行なわれており、それぞれ主婦や家長などが執り行なっており、それが基本と考えられている。長浜ではヒヌカンや仏壇で旧暦や新暦の一日、一五日や行事の日に祭祀を行なっている。また、村落祭祀を区長が行なう一方で、門中の行事での祭祀はそれぞれのウクディが担う。佐良浜では各家で、各人の十二支に合わせて日を選んで「朝のニガイ」を行なっている。

そして専門家たちの祭祀はこれまで述べてきたとおりである。これを佐々木宏幹が作成した祭司とシャーマンについての表にならって［佐々木 一九八四：一八］、整理してみると表⑤のようになる。ただし、表には各職能者が対象とする範囲を項目として追加した。

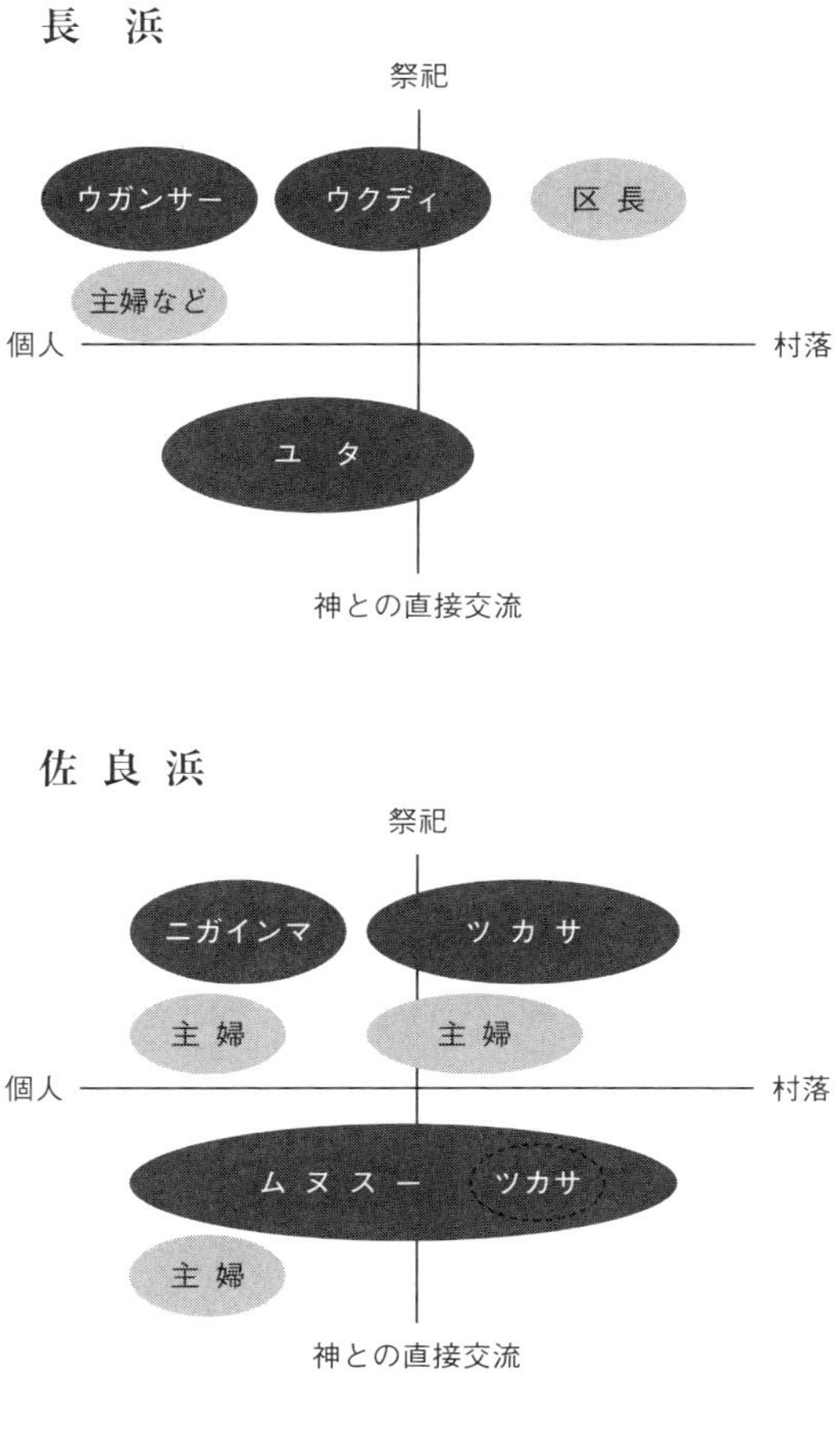

図④　長浜と佐良浜における各人の職能

表⑤　プリーストとシャーマンの比較

	長浜				佐良浜		
	プリースト（祭司）			シャーマン	プリースト（祭司）		シャーマン
	家長など	区長	門中のウクディ	ユタ	主婦など	ツカサ	ムヌスー
神人関係	神への一方的接近	神への一方的接近	一方的接近（直接交流もある）	神人の相互的直接交流	神への一方的接近	一方的接近（直接交流もある）	神人の相互的直接交流
意識	平常	平常	平常（トランスもある）	トランス	平常	平常（トランスも期待される）	トランス[92]
地位	世襲	選出	世襲・獲得	獲得	世襲	選出（神籤）	獲得
教育	学習	学習	学習・召命	召命	学習	学習	召命
威信	系譜	選出	系譜・個人	個人	系譜	神籤	個人
機能	個別（家）	全体（村落）	個別（門中）	個別（個人・家）	個別（家）	全体（村落・里）	個別（個人・家）
対象の範囲	家	村落	門中（沖縄本島）	沖縄本島	家	村落	村落・宮古列島

シャーマン性の基盤

こうして見ると祭司の理念型には家の主婦や家長、区長が近い一方、ウクディやツカサには従来は対照性があるとされてきたシャーマン的要素が見られることがわかる。

ウクディは各集団の中で体調の悪い人やウマレといわれる人などが「出る」のであり、シャーマンの召命と同様であり、その中には神との直接交流を行なう者もいる。しかし、佐良浜のツカサは神籤による選出であり、無作為に選ばれているはずであるが、その人たちにもシャーマン性が見られるのである。宮古列島では佐良浜以外の地域でも、神役の選出にあたって名前を書いた紙を丸めて置いた盆を振って神意をうかがうという神籤が、多く採用されている。琉球王国時代は宮古列島でも王府から任命されるツカサが一六の御嶽におり、一定の系譜の中で選出されていた。池間島でも系譜によって選ばれたツカサが祭祀を行なっていたが、廃藩置県以降、一定年齢の女性全員の名前を紙に書いて落とす籤で選ぶように変わったという［野口 一九七二：二一四―二一六］。佐良浜の村落祭祀は王国時代の制度化された神役組織に含まれていなかったが、祭祀そのものを池間にならっていることからも神役組織も池間に準じていたことが想像できる。また、集団移住によって村落が作られており、草分けの家などの伝承は語られていない。佐良浜で神籤を採用したのがいつ頃からかは不明であるが、すべての女性を神役の対象にすることに賛同を得られる均質的な社会が前提にあったのだろう。そのように女性全体の中から神役が選ばれているにもかかわらず、シャーマン的属性を示す場合があることが問題といえよう。これは、佐良浜だけの事例ではなく、宮古列島全域を見通した佐々木伸一も、神役が神籤で選出されるにもかかわらず「神がかり」の能力を持つものが就任していると報告している［佐々木 一九八八：一五一―一五四］。

もちろん神籤とはいえ、任意の選出も行なわれていたと語られている。佐良浜では、昔は経済的な負担がかかるフンマには豊かな家の人を選んでいた、カカラにはムヌスーを選んでいた、などという。また戦前にいた男性の神役は占いや予言をしていたというので、そのような素質によって神役への就任が求められたのかもしれない。非公開で行なう神籤は、任意の操作が可能な方法でもあるかもしれない。また「下級神役」にシャーマンをあてたという見方も出されてきた［桜井 一九七九、赤嶺 二〇〇八］［93］。

しかし、研究者たちのいう「神がかりできる」人と現地の人々が考える「カミと通じる人」とは少し異なっているように思える。佐良浜において祭祀中にカミと通じることができるのはカカラだけ、とはだれも言わないだろう。ツカサたちはみなカミと交流できると考えられており、彼女たちも常にカミを感じて、その存在を意識している。ツカサの就任にあたっては第二章で紹介したとおり、ムヌスーと同じような経緯をたどり、ツカサもムヌスーも同様に「ツヅダカな人」であり、それはカカラには限らない。ムヌスーⅠさんの代のツカサたちは、六人のうち五人がカミからの「知らせを聞けていた」という。ツカサ経験者であり、ニガインマとして祭祀を依頼されていたOさんは、卜占をしたり、具体的にカミからの言葉を伝えたりすることはなかったが、それでも彼女自身も周りの人もカミと交流ができる人であると考えていた。また、一定年齢の女性がすべて参加するべき祭祀であるユウクイでは、一般の人々にまで直接カミの意思は届けられ、神がかりの状態になる人も出てくるが、人々はそれを異常な状態とは考えていない。カミと通じあうことは、特別な素質を持った限られた人のみができること、とされていないのである。

村落の祭司にシャーマン的要素が混淆するあり方は、宮古列島のみの特徴ではないことは先に紹介した渋谷が説くところであり、津波がシャーマン的素養を見せない「司祭」（祭司）であってもその役への就任の大きな動機が「カラタヌタミ」（体のため、健康のため）であるといい、「司祭と巫者は同一の基盤に立っている」ことを示唆しているように［津波 一九八三：八一―八二］、沖縄本島も宮古列島も宗教的基盤にシャーマニズムの素地があり、何よりそのような資質を肯定し、評価する社会であるといえる。その反面、人から神に働きかけて儀礼を実修する祭司の役割も重要視されており、村落祭祀の単位だけでなく家や親族組織などの単位でも熱心に祭祀が行なわれているのである。

そのような社会における宗教的職能者の能力を個人単位でみれば、プリーストとシャーマンの役割は混淆した状況を示すことになる。しかし、それぞれの宗教的儀礼の場面で求められるのは、祭祀では手順をよく知り、それに則って間違いなく儀礼が実修できることで[illegible]神意を正しく諮り、わからないことを見通せるか、の職能である。その求めに従って個人がそれぞれの場で役割を果たしているのである。

枠組みの問題点

表⑤に追加したとおりプリーストとシャーマンの職能を考える際には、対象とする範囲を加えることが必要である。職能を及ぼす対象が家なのか、親族集団なのか、また村落なのかはその文脈を左右する大きな問題である。

さらには、職能者が属する社会の範囲についての考察も必要になる。村落祭祀であれば村落を単位とすることが基本であるが、佐良浜の村落祭祀には字伊良部の拝所で伊良部のツカサが主導する祭祀への参加があり、佐良浜には伊良部島の中の村落としての位置づけもあることがわかる。長浜の村落祭祀は、琉球王国の神女体制のもと、読谷山を五つに分けた一つである瀬名波ノロの管轄下にあり、現在もウフウガンには瀬名波へ拝みに行っている。その一方でシャーマンであるユタやムヌスーは村落を基盤として活動してはおらず、もっと広い範囲に影響力を及ぼしている。長浜では、読谷村内のユタと屋慶名などのユタをそれぞれ利用するのが一般的であり、それは沖縄本島全域に見られる「ユタ買い」の作法である。佐良浜であれば、村落内のムヌスーを頻繁に利用するが、問題に応じて平良のユタや伊良部島内のユタのもとへも出かける。しかし、たとえば沖縄本島の病院に気軽にかかるようには、沖縄本島のユタを利用するようなことはない。

医療者の二分法

プリーストとシャーマンの対照性は、宗教的場面における職能の二分法であり、神などへの働きかけと神などの意思の感受という、相対する方向性の違いとして考えることができた。これは、医療の専門家の職能についても同様であり、整理と比較のための枠組として使える。問題への働きかけと問題が何であるかを知ること、つまり処置と診断である。これらにはそれぞれ別の能力が求められ、それぞれに秀でた専門家が役割を果たすことを基本としながら、それらを兼ねる職能者などもおり、複雑な現実が展開しているのである。

第五章　治癒と物語

一　物語で理解する現実

1　信念と物語

エヴァンズ＝プリチャード（Ｅ・Ｐ）に戻ろう。アザンデ人は病いや不幸などはだれかからの妖術によって起こっていると考え、託宣を行なって判断し、儀礼等によって対処して事態を治めている。また抽象的な哲学としてその体系を考えてはいないため、詳しいことは妖術医に聞いてほしいといい、個々の概念を書き出してみると全体として一貫していない。アザンデ人は科学的概念とは相いれない妖術信仰という「神秘的概念」を基にしているのだと、Ｅ・Ｐは結論する。しかし、病いなど一つ一つの出来事について対処の指針はあり、人々はそれで事態を治めており、場合によってはＥ・Ｐ自身もそれを利用していたという。そして、アザンデ人も妖術によらずに起こる病いがあることを知っているし、最初の症状にはまず薬草などを用いて自分たちで処置するし、西洋人たちが持ち込んだ医薬品も喜んで使っている［エヴァンズ＝プリチャード 二〇〇〇（一九三七）］。さて、長浜や佐良浜の人々はイチジャマや死者や祖先、カミなどが病いを起こすという信仰を持っており、それらは科学的に実験や証明ができず、やはり詳しいことはユタやムヌスーに聞いてほしいという。E・Pであれば、きっと沖縄の人々は神秘的概念を基に医療を行なっている、というであろう。しかし、現代の日本の東京や大阪で暮らす人々と沖縄の人々、そしてアザンデ人たちはどこが違っているのだろうか。はたして、私たちは近代医学の全体像を体系的に述べることができるのであろうか。アザンデ人にあなたの信じている近代医学は論理的でないから説明してほしい、と言われれば、それは専門家に聞いてほしいと答えるであろう。私たちが生活しているのは文脈の世界であって実験室ではない。平均値を確かめて託宣を科学的に試す必要はそもそもないのである。私たちが病いに際して必要としているのは、「科学的思考」ではなく、自分たちの文化がもつ「信念」なのである。

「科学的思考」と民俗社会の「信念」の対立は、思考様式の種類の違いとして理解するべきである。本書冒頭で述べたようにジェローム・S・ブルーナーは、人の二つの思考様式として「論理―科学様式」と「物語様式」があるとし、それぞれは相補的であるが、他方に還元することはできないものであるという［ブルーナー 一九九八（一九八六）：一八―二〇］。論理―科学様式では厳密な因果関係などを必要として、事象を一般論化するのに対して、物語様式ではより緩やかな繋がりの中から個別の理解がなされるという。科学的思考のもとで、実験し、一般化し、普遍化することで近代医学は発展し、私たちがその恩恵に浴していることは間違いない。しかし私たちは日常生活の中で起こる病いの出来事に対処するために、実験を行ない、一般論を導く必要はない。必要とするのは自分にとって理解できる説明である。

その点で、民俗医療は丁寧に説明を与えてくれる。なぜ私が病いを患うのか、他人ではなく私なのか、なぜこの時なのか。人生における病いの意味を知りたいと思うその欲求に、物語として答えを示してくれるのである。

2 現実を理解するための物語

長浜や佐良浜では、物語によって、心身の不調を単なる痛みや不快感としてではなく、意味ある病いの出来事として理解することができていた。物語は不調の経験に名前を与え、理解させてくれるのである。

「ツカサの話」（事例①）や「カミンチュをするべきGさんの話」（事例⑳）などでは、さまざまな症状に苦しみ、病院で「原因不明」といわれて女性たちが、それらの不調は「神役に就くように」という「カミからの知らせ」であるとわかることによって、原因不明の状態から脱することができた。彼女たちは症状も苦しかったであろうが、さらに何が自らに起こっているのか答えが与えられない「原因不明」の状態に苦しんでいたに違いない。自らの経験を理解できないということは、自らが生きている世界を理解できないということであり、現実世界に自分の存在が許容されていないと感じることである。それが「カミからの知らせ」と人生の一時期の体験をまとめて名付けることができ、さらには自分が普通の人ではない「特別な」人であったという優越性も付与されるのである。その理解がもたらす世界との折り合いによって、人生の次の段階に進むことができるのである。

それまで普通の主婦であったLさん（事例①）が、ムラを代表するツカサに就任しなくてはならないと知らされた時に、その「特別な」私の物語は、神役を受け入れることを後押しし、役割を果たせると自信を与えるものになったはずである。一方、神役のように公に認められた役割を与えられるのではなく、自ら専門家であることを宣言しなくてはならないムヌスーのMさん（事例②）のような専門家にとっては、「カミからの知らせ」を受けた人であるという物語は、周囲への宣言となり、自らの自信と拠り所になる必要な資格であり、より切実に求められる。その物語を携えて、他人の依頼を受ける専門家になっていくのである。

このように物語が必要とされるのは、彼女たちのような重篤な病いに対してだけではない。一般の人々に日々起こる軽微な症状や倦怠感、腹痛や発熱なども、そのままでは不快な体験、理解できない現実の不協和音のままである。理由もなく、まったく不定期に不快な症状に襲われるのが日常であれば、それはひどい苦痛である。自分に起こった経験が何なのか人は知らなくてはならないのである。ある経験が「〇〇からのイチジャマであった」「〇〇したことにより人が噂したせいであった」と理解されれば、意味をともなった人生の一コマとして把握し、記憶することができる。人の同一性は、ただ記憶が支えている。経験の意味や、原因と結果を理解し、記憶することによって、過去から未来へ同じ自分であることを繋いでいっているのである。記憶によって自己を継続させている私たちの営みにおいて［リクール　一九八七（一九八三）］、物語によって自分の過去の経験を理解し記憶していくことは、自らの人生を手中に収め、管理していくために不可欠な過程なのである。

3　症状からわかる原因

原因があり、それによって病いが起こり、対処したので治った、もしくは、病いが起こったことによって（ある特定の）原因がわかった、と人々は言う。しかし、どの病いも、治った時点から振り返っての話であり、病いの進行中の過程は明らかではない。たとえば長浜の「ムインがかかった話」（事例⑭）では、「何がかかっているかわからなかったので大変だった」と言うが、「わからなかった」時にはさまざまな原因を考え、対処していたにすでにある[illegible]、また死者の霊かと考えてヒヌカンでニガイをしたかもしれない。しかし、その時には症状が治まらなかったのだ。いくつも可能性を試す中で、数年前に死んだ豚の祈願をした後に症状が治まった。それが豚の悪霊という原因に気付いた時であり、「正しい原因」が見つかった時だったのではないだろうか。治癒のタイミングをとらえた説明が、すなわち原因になったのである。佐良浜の「オジイが痛ませた話」(事例⑧)が適例である。足の痛みがなくなったから、盆の供え物が処置として機能したとわかり、「オジイが痛ませていたはず」と原因が判明したのである。決して所与の原因があって症状を起こしているのではなく、治った時に思い至った原因が、「それであった」のである。

実はこの「治癒ありきの原因」は、処置の専門家たちもよく心得ている。長浜のウートートーのDさんによれば、ヤナムンの姿は見えないが、その人が治ることによってウガンが通っていることがわかり、ヤナムンであったことが結果的にわかる、という。対処と治癒によってしか原因は特定できないのである。長浜のハジマカーギーのカッティWさんも、依頼されても原因はわからないのだという。ハジマカーなのか、ヤナムンがカカイムンして湿疹が出ているのか判断できないために、ハジマカーの処置の言葉を唱えた後に、「ヤナムンなら、抜けるように」とも付け加えるという。原因を限定できなくても、処置を複数行い、それで治れば、どれかが原因であったと結果的にわかるという論理である。

これは、人々の治療の行動からも推測できる。病いの出来事のつど、原因が遡って判断されているので、症状に見合った原因の段階性を見て取ることができるのである。たとえば、軽い不調である倦怠感や腹痛、足腰の痛みや子供の熱などの症状があったときに、人々はまず自分たちで治めることができると考え、自分の行動を顧みる。長浜では恨みを買っていないか、人の気持ちが来ているのではないか、と思いを巡らせる。佐良浜なら死者に「当た」らなかったか、死者が「怒って」いるのではないか、などと考えるのである。卜占の専門家でない人々があげられるのは、自分の行動と結びつけて考えることができる病因である。そしてイチジャマを祓う、死者の物を返す、祭祀を行なうなどの対処をする。それで症状が治まれば、考えたことが「原因」であったとわかるのである。または、病因に気付いた時点で症状が消えることもあり、さらなる確信がもたらされる。

しかし、それでは治らない場合、また最初からもっと重篤な症状の時、そして病院で手当てを受けており、病名も告げられているが回復が思わしくない時には、卜占の専門家に原因を訊きに行く。すると、あの世のことなど自分では気付かなかった原因が示されることになる。ユタ、スムチーなどやムヌスーは、何が病因であるのか示すことのできる専門家であり、彼らにしかわからない話を解き明かし、人々はそのようなことがあったと知る。それらの原因に対して、彼らの指示のもと行動や儀礼で対処が行なわれる。この段階までで症状が治まれば、治まったことによって病因が確定するのだ。

しかし、それでも病いが治らない場合もある。その時は段階を異にする原因が示唆されるようになる。病いが継続する人に対しては、特別な資質を持っているとの指摘がなされる。そのような人は拝所を回ったり、マウをあげたりする。カミの知らせを受けている人として、他の人とは異なる新たな対処の行動をとるのである。その結果、症状が治まれば、個人のカミを見つけたことになる。それでも症状が治まらない人は、神役や職業的な専門家になるようにとカミから知らされていることが原因とわかり、日常的に祭祀を行なうことになる。それがユタやムヌスーなどの専門家になるということである。専門家になれば、今度は不調は依頼者が起こすものに変わり、そのつどに原因を解き明かしていくことになるのである。

事例からうかがえることはつまり、現実を後追いする物語の作り方である。症状の生起を顧みながら、その時々にふさわしい物語を展開して作っていく。そのため、症状によってはその作成者が人々から専門家に変化していく。症状があり、それが治まる。その出来事を理解するために、物語があてがわれているのが民俗医療の治療の過程なのである。

4　特別な個人と共感可能な個人

この「症状によって変化する病因」を、今度は語られ方によって分類してみる。個人の行動をもとにした原因か、関係性に基づく原因かに分けるのである。

まず、軽微な症状の説明は自分の言動が何らかの影響を及ぼしている病因であった。自分がとった行動の結果、病いを患うことになったのであり、病いを患うという状況を、具体的な自らの過去によって説明するのである。それは、病いがなぜ自分に、今起こっているかという疑問に答えるものであり、他でもないオリジナルな個人の病いを説明できるものである。

しかし深刻な症状になれば、個人の行動ではなく、祖先や死者など系譜上の繋がりや社会における関わりが問われ、関係性によって個人に病いがもたらされているという説明がなされる。行動という具体的な原因が、関係性という抽象的な原因へと変化するのである。これは専門家によってしか説明できないものである。

深刻な病いは個人の危機である。それは日常生活の遂行を妨げるという危機的状況とともに、意味世界における危機をも伴っている。人は、生物として一個で完結しており、ある意味ではだれとも「私」を共有できない。そのような本質的な孤独を、他人と共感できること、つまり想像上は他人と代替可能とすることで、仮想の繋がりを築いて社会生活を営んでいるといえる。しかし、病いや死という場面では、やはり他人とは代わり得ない代替不可能な「私」、孤立する生物としての個の実態を突きつけられることになる。どんなに愛する者であってもその病いや死を共有することはできない、孤独な存在であること。病いがもたらす恐怖は、そのような哲学上の脅威も含んでいる。この過酷な現実に対して、民俗医療は他人と共有できる「私」の物語で応えてくれるのである。祖先や死者と繋がる私。本当は他の家族にもたらされたかもしれない病いを自分が引き受けているという説明。病いの孤独に、関係性の救いの手が差し伸べられるのである。生物的な心身の問題に苦しむ中で、せめても哲学的な孤独の恐怖から逃れさせてくれる説明といえよう。また、家族、親族に代わって病いを引き受けているという説明は、家族が病人に無関心でいることをできなくさせるだろう。

さらに重い症状とともに日々を送らなくてはいけない人には、カミとの関係性の物語が授けられる。人智を超えた大きな存在であるカミに認められた存在であるための苦しみとして病いを理解し、カミとともにあると感じることは、病いの日々を支える大きな力になるだろう。「モチヌシサマとともにがんばっている」という事例⑬のムヌスーのKさんのように、カミを実感できることは、病いを患う人だからこそ与えられた恩寵でもあろう。民俗医療は、病いがもたらす個の危機を乗り越えさせる秀逸な物語を持っているということができそうである。

二　物語を作る作業

1　論理性と感情の喚起

民俗医療の病因についての説明は、聞いていてしばしば論理的ではない。全体に辻褄が合わないこともある。しかし、必ずしも詳細を一致させた論理的な筋立てがなくても、人は物語に自らを重ね合わせることができる。

人々は、論理性を追求したいのではなく、理解をしたいのであり、説明できる物語を必要としているからである。どこか心にひっかかる点さえあれば、それをきっかけに物語を自らのものにすることができる。このような物語を取り込む過程を教育心理学者のジェームス・ワーチは「専有」と名付けている。文化的な道具として個人の外に存在する物語を自分の内に取り込む過程に、個人や社会の意図を読み取ることができるという［ワーチ 二〇〇二］。原因の事柄と自らの間を繋ぐ過程では、社会に共有されている物語を背景にして、個人を取り巻く問題や関係性を顕在化させている。問題の直接の解決を志向することはなくとも、発露の機会として一定の役割を果たしており、そこには無意識の意図が働いていると考えることができるのである。

物語をわがものにするためには、筋道だった論理性ではなく、どこかで感情が動くことが必要である。共感できたり、驚いたり、憐憫の情を覚えたり、心に響くものでなくてはならない。そうであるから、死んだ子供であったり、哀れな祖先の物語であったりするのであろう。

女性たちはユタのハンジや、ムヌスーのムヌアカシを娯楽の一種にしている。そこで期待されるのは、「当てられる」ことであり、いかにだれも知らないことを明かされたか、詳しい話をされたか、ユタやムヌスーの力量を語り合う。当てられることは、驚きであり、喜びであるのだ。それは、なぜだろうか。ユタやムヌスーが当てることができるということは、個人がこの世の中で孤立した存在ではなく、カミが把握する大きな世界の中に位置づけられた一員であることの証であり、その不思議さに驚くのかもしれない。カミの世界に繋がる「私」が実感できるのは、確かに喜びであろう。そのような感情の動きをともなって、病いの物語が大きな世界の中に居場所を与えられた自分の物語であることに納得するのである。

それとともに病因は、実感をもって想像できる話、快く受け入れることのできる物語でもあるはずだ。長浜では正しく祀られない祖先が不満を訴えることは予想可能なことであり、また琉球王国に連なる物語は喜んで受け入れることができる説明である。佐良浜においては、死んで間もない死者は現実的な存在であり、彼らの感情を実感できるのである。またカミを感じやすいことは誇るべき資質であり、自分が「マウをあげるべき人」であることは受け入れがたい説明ではない。

しかし、人々の現在の志向が直接的に病因論に反映されているとはいえないようである。ユタなどが語り、それを自らの物語として人々が得心するには時間が必要なようであり、その間に取捨選択され、長い時間をかけて変化していくと考えられる。悪霊は現在の人々には実感されなくなってきており、逆に「門中」や「池間民族」は将来、病因として語られるようになるのかもしれない。

2　専門家と物語

ユタやムヌスーなどが相談の場で行なっていることは、卜占などによって依頼者が問題とする事柄の原因やなすべき対処の全体像を明らかにすることである。しかし、一方的に一般論の診断を下しているのではなく、依頼者の関心に応じて過去や関係性の心当たりに気付かせ、各人が納得できる原因の物語をオーダーメイドで作っている。

つまりユタやムヌスーは物語を作る専門家なのである。そのようなことができるのは、自らに無作為に現れる病いの問題に対して意味を与えることによって理解し、制御不能な外部世界と自らの心身を理解の内に収め折り合いをつけることによって、専門家の道を歩んできたからである。世界の意味を読み取り、解釈していく作業を日々行なうことによって日常[illegible]いる存在であるから、その創作を必要とする切迫度は計り知れない。

ムヌスーのＩさんは、たとえば会うなり、「あんた、腰が痛くないね、来ると思っておばさんなんかは腰が病んでいたよ」と言う。自らの中で起こる形にならない問題と外の世界の出来事の関係を意味づけて理解し、その物語を紡いでいくことが専門家の仕事である。彼女は「おかしくなっていた時」に、なぜかキャベツをむき続けたい衝動を抑えられなかったことを「キャベツをむくようにひとつひとつ物事を悟っていきなさいという意味だった、とわかった」と理解した。わからない自分に意味を与え、言葉によって理解することによって、自らの行動を意味のない制御できないものから理解可能なものに変え、自らの人生を管理下に収めていくことを成し遂げることで、彼らは専門家になり得たのである。

彼らが語る物語は、強力である。耳に残るようなフレーズがあり、目に浮かぶような描写がある。しばしば、名言を作る。「カンの緩まはだか（カミが緩まなくては）、ドゥの緩まん（自分が緩まない）」（カミの祭祀をしなくては自分が元気にならない）など、適切な言葉を適切な調子で伝える。これを聞いた人は、それをそのまま人に伝えることで、その言葉とともに背後の物語を伝えることができ、それが地域で共有されていく。また、供養をした時に入ってきた鳥の色が死んだ人の着ていた作業服の色だった話など、聞くだけで見たかのように思い浮かべることができる。それらは、辻褄が合わないように感じられる話もあるが、論理的な構成物としてではなく物語のまとまりとして、聞く人の深いところに直接届き、感情を揺さぶるような力を持っている。彼らから聞いた話によって筆者はありありと情景を思い描くことができたし、それを今でもイメージとして多く覚えている。このような物語が地域で積み重ねられ、語り継がれ、共有されていくのである。

3　物語と行動

民俗医療の治療において、原因に対する処置は欠かせない行程であるが、その行動が直接治癒へと結びつくようにはみえない。儀礼を行なっているとしか表現できない行為である。しかも自分で行なうこともあれば、家族が行なうこともあり、また専門家に頼むこともある。つまり病いを患っている人の身体とは直接関係しなくても構わないのである。専門家に頼む場合は、任せきってしまい詳細を十分に把握していないことも多い。また処置の儀礼は、症状を顧みない。症状が治まっていても行なうことから、対処療法としてではなく、原因に働きかけるために行なっているものである。そして、病いの対処として特別な方法で行なうのではなく、日頃からの祭祀に目的を加えて行なうだけである。

処置の儀礼は何をなしているのだろうか。原因の物語によって病いの理解がなされ、病いが取り扱い可能なものとなるのであるが、それはあくまでも言葉の上や頭の中の出来事である。それを現実の世界に体現するのが、処置の儀礼である。人々は主体的に儀礼を行なうことを選択し、行動によって現実世界に目に見える変化を起こしている。それこそが物語を進め、物語の終結へといざなう力であり、病いへの対処になるのである。

民俗医療の対処は、何らかの行動を起こすこと、物語の世界を現実の世界へと変換することであり、それは必要不可欠であるにもかかわらず、何をなしているのかは意味を持たない。現実の世界での行動こそが大切であり、それが物語を終わりに導く合図なのである。

民俗医療においては、病いを患う人は受動的な患者として処置されるのではなく、自らが行為者となれる。そして本人だけでなく家族も行動をとることができる。長浜の女性がいうように、費用をかけてユタを頼むという選択肢が用意されており、たとえ効果がなかったとしても「できるだけのことをしたから気が済んだ」と家族が言えるのである。

さらに病いが治まらない人には、神役や専門家になって祭祀を日常的に続ける道があり、それは病いに対抗する行為を継続し、治療の道を歩き続けることである。

原因が確定している問題の対処で行なう儀礼に、原因へ働きかけることを目的に行なっても、症状を顧みることはない。さまざまな段階で「治った」と言われるが、一連の対処の行動が行なわれることに焦点が当てられており、たとえムヌアカシの場で症状がなくなったとしても、その後に必ず儀礼は行なう。また、処置の有効性が症状の変化によって測られることはない。原因が突き止められさえすれば、そこに疑いは挟まれず、儀礼は信頼された形式に則って行なわれるために「治る」ことは自明とされており、症状の変化よりも物語を推し進めていくこと、つまり滞りなく対処を行なうことに関心が移行するのである。

治療儀礼を医療行為として評価する時の議論の空回りは、この点にある。人々は症状の除去をもって「治った」とは考えておらず、物語を始めた時点でそれを求めることを棚上げしている。儀礼の目的は、あくまでも物語上の原因への対処であり、その意味で儀礼は合目的であり、効果のある行為、あるいはそれでしか成し遂げられない唯一の方法なのである。

三　治癒が埋め込まれた物語、あるいは治癒を説明する物語

物語には、始まりがあり、終わりがある。そしてそれを繋ぐ「中」の部分がある。人々が、原因に気付いた時

にその人の病いの物語は始まり、次の展開が約束される。それぞれの村落の原因論には、それに応じた処置がセットされている。カミが怒ったのであれば謝り、祖先が祭祀の不足を知らせているのであれば祭祀を行なう。長浜では、死者をヒヌカンで祓い、佐良浜では、「もうこんなことはさせないで下さい」と言ってニガイを行なう。このような定型の祭祀が病いの原因に働きかける行為であり、物語の「中」の部分となる。対処が行なわれれば、物語は終わり、終わりは「治癒」として語られる。人々が語る病いの物語に、症状の変化によって治癒が確認されて物語が終わるのではなく、原因への対処という物語の終わりをもって治癒が示されるのである。

もし、症状が変化せず、病いが続く場合には、初めに戻って他の原因が探され、新たな物語が作られることになる。その場合、最初の物語は、物語を終えることができていればそれで役割を果たしており、物語における治療に失敗はないといってよい。そのため、たとえ回復せず死に至ったとしても、その物語の原因が間違っていたと責められることはないのである。

病いの物語には、それが始まれば、必ず終わるという約束がある。つまり、原因を見つけた時点で、すでに終わりは決まっており、治ったともいえるのである。人々はそれを知っているかのように「ミチアキすれば（原因が明らかになれば）、治る（痛みがなくなる）」という。また、ニガイをします、とマウに言えば治る、「日を取れば」（ニガイをする日を決めれば）治る、ともいう。身体の不調は、物語を得た時に身体上の事柄であることを離れ、概念の上で操作が可能なものになるのである。

人々が口にする「治る」は、近代医学で使用する「治癒」とは異なる概念である。それは、症状の除去のみを意味するのではなく、原因の平定を表現しており、その中にはどこかの時点で症状もなくなるという合意がある。症状がなくなることのみを目指さないため、それが早い段階で起こったとしても、最後まで対処を行なう。症状は、原因が起こす問題の一つの側面でしかなく、問題自体と取り組まなくては、「治ら」ないという病い観は、病いが身体上に限定された問題ではなく、その人の全人格的な存在と関わる問題であることを表現しているのである。

そして、原因が明らかにされる現場を見れば、それが現実を映して選択されていることがわかる。症状の変化、つまり治癒の兆しをうかがいながら原因論が探られ、治癒を確認して物語が完成する。原因論に気付き、処置を行なったから症状が消えるのではなく、症状が消えた時点の物語がすなわち原因なのである。病いの症状が起こり、それが落ち着く。その身体的変化を鑑みながら物語は作られる。物語は、治癒を説明するために、自分に起こった現実を理解するために作られているのである。

では、治癒が、原因への働きかけによって起こっているのではないとしたら、どのように起こっているのだろうか。この問題に社会科学は実証的な答えを出すことはできない。しかし、代替医療の研究では、人は自然に治るものであることを前提にする仮説がある。プラシーボ（プラセボ）効果の研究は、その作用が実在することはだれもが認めているが、「科学的」な説明は、期待論や条件付け論、また意味づけによって試みられている途上である［ブローディ 二〇〇四（二〇〇〇）：八、ワイル 一九九三（一九八八）：二七六―二九二など］。

二カ所の村落の事例からいえることは次のとおりである。すなわち、多くの病いの症状はある期間を経ることによって治まっており、その現実を理解し、病いの体験として人生の中に収めるために病いの物語が作られている。その物語はもちろん、信頼性によって病いを治める助けになっているだろう。しかし物語の真の目的はその構成によって行為を要請することかもしれず、行動が行なわれることによって物語が完結し、現実が回収されていく。行為も、治癒への期待の力によって症状が治まることを手助けしているかもしれないが、何より大事なのは、現実世界への働きかけを行なっているということである。行動によって人々は、その病いの物語の主役であることを宣言し、主体的に世界と向き合うことができる。しかし、それでも症状が治まらない場合もある。その時には、日常的に物語を生起させながらその現実を管理下におき、生活の中で病いを治めていく営みが延々と続けられるのである。

このように現実を把握し、作り替え、主体的に向き合える手段となり、病いとともにある営みを彩り豊かに紡ぐ物語を、南西諸島の村落は豊富に持っているのである。

おわりに

まず、事実がある。長浜においても佐良浜においても、死者やイチジャマ、カミなどが病いを起こし、原因を明らかにすることで、またそれに対処することによって、病いが治る。それを行なうのは本人でなくても構わず、さらには依頼していることを知らなくても治るという。たとえば、長浜のある女性は、アメリカに住んでいた時に子供の熱が下がらず、母親に電話してユタのところに聞きに行ってもらうとすぐに治った、という。また、佐良浜のある女性は、小さい頃からお腹が痛い時には、ニガインマをしていたおばあさんに言ってニガイをしてもらい、治っていたので、離れて住むようになっても、同じように電話して頼んでいるのだという。どのようにニガイをしているのかを見ることなく、子供本人は事情を知るよしもないが、それでも「治る」のである。

このような不思議な話は、他の地域や国でも聞くものである。これについては、象徴効果や社会的な意味を持つ行為であるとか、偽薬あるいはトリックなど、さまざまな説明がなされてきた。この理解したいと思う気持ち、説明をせずにはいられない私たちの性分が、すなわち病いの物語を作っている。しかし、みなが合意できる説明には至っていない。もし、説明をいったん保留して、そういうものである、病いとは治るものである、と考えればどうであろうか。何もしなくても一部の人は治り、そこに何かを加えるとより多くの人が治る。そして、治らない人もいる。そのような自然に推移する出来事に解釈をのせて、働きかけて、自らが出来事の主役であるよう振る舞っているのだ、と。それがそれぞれの土地で語られる病いの物語であり、民俗医療の治療である、と。

もちろん、病いの物語は治癒へ導く力を持っており、その一つは物語が要請する「行為」だと考えられる。何らかの具体的な行動を行なうことは物語を世界に具現化させることであり、治癒へ至る必要不可欠なステージである。ただし、アメリカにいた子供のように、行為者が本人である必要はないのである。また、物語という形式をとることも治癒を喚起する力の一つであろう。話の内容が物語形式で語られることによって人の心の奥深くまで届き、感情がゆさぶられる体験になっているのである。そうして自らと世界との関係への気付きを得た時、物語は治癒という決められた終わりに向かって進み始める。

ただし、どのような物語でもいいわけではなく、その土地に暮らす人々の共感と納得を得られるものでなくてはいけない。そのために長浜と佐良浜という二つの地域で、異なるそれぞれの語りがなされ、それぞれの病因の物語があるのである。二つの村落の事例には共通点もみられる。物語は現実世界の関係性に変化を求めるような攻撃的なものではなく、共感を基にした同調的なものである。特に重篤な病いの際に語られる物語は、家族のだれが患ってもおかしくない病いを当人こそが患うという説明であり、だれにも代われない病いの経験を共感や想像によってなぐさめ、個の孤独を癒すものであった。

このような物語を自分のものにできる人が治癒を得られる人である。物語を受容できる力、いかに物語を自分の中に引き込み、感情を動かせるかという力が試される。一方、社会としては、いかに多くの物語を素材としてストックできているか、が問題になる。多くの物語を人々に提供できる社会こそが、人が持つ治癒のしくみを有効化する力が高い社会といえるのではないか。

長浜と佐良浜の事例から得た結論は、このような「物語的」なものであり、それを「科学的」に説明することは難しい。しかし一般の人々が語る自らの人生における病いの物語も、専門家たちが語る苦悩の物語も、同様に力をもった胸を打つものであった。彼らの語る物語を提示することによって、人と病いと治癒の営みのその一端を示すことができたのではないかと考える。

しかし物語は認識の問題だけではなく、外的世界への働きかけの行動が、物語にとって欠かすことのできない大切な要素であることもわかった。行動を詳細に記述することによって、語りを逆照射することもできるであろう。これは、今後の課題としたい。

注

［1］本書では宮古島を中心とする群島の範囲を、海洋情報部と国土地理院の間で統一されている「宮古列島」とする［安城・割田 二〇〇九］。

［2］これまでに「民俗医療」という用語は、吉田正紀や王貞月によって使用されてきている［吉田 二〇〇〇、王 二〇〇二］。

［3］一九八三年には『民族学研究』四八（三）の誌上に「病いのシンボリズム」と題したシンポジウムでの発表と議論が掲載されている。

［4］スタンリー・J・タンバイアは、年中行事などいわば結果が自明である儀礼について、言語行為論を援用し、儀礼の構成的性格に注目することによって、その言及の効力を説明した［TAMBIER 1985］。

［5］クラインマンの唱える「民間セクター（popular sector）」と「民俗セクター（folk sector）」にも相当するが、この二つは「専門職セクター（professional sector）」と三項で鼎立するのではなく、民俗文化の中でともにあるのが実状であるため、この用語も使用しない。

［6］ユタは、沖縄本島では卑称として使用する場合があり、それを研究上の用語として使用していることに、特に沖縄県内の研究者から問題が指摘されている。しかし、南西諸島全体における巫者的職能者一般を指す用語として定着しており、沖縄の人々も価値観を含めずに使用している。本書では研究史上の用語、また沖縄本島での民俗語彙として使用する。

［7］佐々木宏幹は、プリーストを「祭司」としている。概念的な用語として本書でも「祭司」を使用する。

［8］本書では現地の言葉をカタカナで表記し、説明できるものには（ ）を付して相当する言葉や意味を補う。

［9］沖縄県立博物館所蔵の『楊氏医方類聚』（楊氏野口家に伝来の治療法等の書）には、参照文献として『普救類方』が記されている。

［10］奄美諸島を「琉球文化圏」からのぞく研究者もいる［上野 一九八三など］。

[11] 比嘉政夫は、「琉球」という名称を提案し、その民俗の一般化は困難であるが、日本の中での弁別的な体系化を進めるべきであるとの主張を行った［比嘉 一九九六］。また、津波高志は、日本本土である「ヤマト」に対比する意識によって「沖縄」文化地域をくくることは可能であるという［津波 一九九六］。

[12] たとえば、医院の受診にあたっても、ユタへの相談のように自分から症状を語らず、医師が診断をするのを待っている患者が多く、困ったと医療者は語る。

[13] 池間添、前里添となったのは、一九〇八（明治四一）年である［伊良部村役場 一九七八：一一〇］。

[14] 旧藩時代の行政区（［50］参照）。宮古島では一六二八年に確定し、以降王府の直接統治に変わっていく［高良 一九八三b］。

[15] 笠原政治は『〈池間民族〉考』において「池間民族」を名乗る人々の自己認識を、①同じ系統の信仰を持っており、②「海洋民族」としての自己認識があり、③同じ行事を行っていることから検討している。そして、その意識が、一九八〇年代という池間島をとりまく社会が変化する時代に高まったことを指摘している［笠原 二〇〇八：一七八・一七九］。

[16] 区長は区民が決め、行政事務連絡員は役所が選出する。前里添では区長と行政事務連絡員を同じ人が兼任している。行事などの連絡は、昔はトゥーズチが触れて回っていたが、現在は有線テレビ（宮古テレビ）がその役を担っている。

[17] 野口武徳は、池間島のムトゥを「儀礼集団」と定義している［野口 一九七二：三四六］。

[18] 神役選出の場には、行政区長も同席するが、彼らはそれぞれ自分の家が所属する「ムラ」の長老として、池間添の区長はナカムラに、前里添の区長はモトムラにそれぞれ座す。

[19] ヤーヌナーには、アガインミ（東の丘）、イイバリ（西原）、ウイバル（上原）、カーマアーギ（遠い上方）、ナカバリ（中原）、イスバマ（石浜）、カーバタ（井戸の端）、シーヤー（洞穴の家）、ジャー（広場）、トゥガイ（岬）、バタンツ（岩間の道）、ミジュンマ（水浜）、ユマタ（十字路）、カッジャ（鍛冶屋）、サヤフ（大工）、ニィーニヤー（根屋）、ホウヤー（大きな家）、ミイヤー（新しい家）、カマガニヤー（人名）、シューガマヤー（おじさんの家）、カバシャヤー（芳しい匂い、整髪剤をつけておしゃれだった個人から）などがある。昭和末と思われる頃に前泊龍英が書いた手書き資料「屋号・愛称名」には、一一四の屋号が記録されている。

[20] アライダス（結婚）も昔は簡単に「グシンサンゴウ」（五銭三合、三合の酒）と蛸だけで済ませたという。現在は、サキム

イ（結納）からニガイとして大掛かりに行われる。

[21]「宮古・伊良部島佐良浜の伝承」には、トンジ、七草のジューシ（おじや）を作る、と書かれている［岡本 二〇〇八：七二］。

[22] 神がどのような存在なのか、考察し、定義するべきであろうが、本書ではできていない。現地のことばとして「カミ」と表記する。

[23] 一九九八年（平成一〇）からの三年間の任期分の祭祀が途中で中断されたことがあり、また、二〇一三年（平成二五）からも二期中断しており、次の神役選出は二〇一八年の予定である。一九九八年の中断は神役の病気を機に起こり、「宗教的気持ちが強いゆえの中断」（二〇〇一年二月、沖縄民俗学会での津波高志の発言）であったが、二〇一三年のケースは祭祀よりも個人の生活を重視する意見による中断とみえる。

[24] 厳密には自治会と祭祀のムラは対応しないのであるが、便宜的に池間添がモトムラ、前里添がナカムラの祭祀を主催している。前里添ではウガン料を一戸あたり年間四五六〇円（三八〇円×一二カ月）徴収しているが、一人暮らし世帯は免除、創価学会の家からは年間二〇〇〇円の徴収にしている（二〇〇〇年現在）。

[25] マビトダミニガイ（全ての人の願い）など、人々は四〜六つ程度の主要なニガイに参加するという。

[26] 任期や人数もそれぞれで異なる［伊良部村役場 一九七八、沖縄国際大学文学部社会学科（赤嶺ゼミ）一九九一］。

[27] 佐良浜のツカサは、これまで研究史上で多く取り上げられてきた［伊良部村役場 一九七八、沖縄国際大学文学部社会学科（赤嶺ゼミ）一九九一、比嘉 一九九二、奥濱 一九九七、安倍 二〇〇〇］。

[28] 実際に二〇〇一年からは初めて八重山出身者がツカサに就いた。

[29] 移住元の池間島や、佐良浜と同様に分村した西原では、神籤に書かれるのは女性の名前である。また、祭祀も女性が主導しているという［平井 二〇一二］。

[30] たとえば、一九八九年（平成元）度は一二月の井戸ニガイは前年の旧暦一二月二二日、マビトダミニガイは旧暦一月二四日であった。

[31] フンマヤーでのツカサたちへの食事などもフンマの負担である。そのため、フンマになるのは経済的な余裕のある家の女性でないといけないという。

［32］「マートゥヤーのオジイ」は一九二九年生まれの女性の祖父にあたり、昭和初めにフンマをしていたらしいという。祭祀のためにウハルズウタキに入ると黒板に大きく「〇〇がある」「〇〇が大漁」などと書かれているのが彼には見え、それをみなに教えていたという。また、「大きな鳥（飛行機）が来て、シマ中穴だらけになり（防空壕）、人が死ぬ」と、その後の戦争の状況を言い当てたという。

［33］費用を比較して、僧侶の方が儀礼の回数が少ないので安価ですむのでいい、という人が多くなっている。

［34］村落の事情を知らない地域外のムヌスーの方が、よいと考えられている。

［35］大学の教授たちの調査団の案内を任された男性が、求めに応じて文献を見ながら拝所を案内したが、その行為は妻をはじめ、周囲の人々の非難を受けたという。

［36］ブーンミャーは役所。ブー（苧麻）を織った織り場。ズンミジャアは拝所建物前の広場。昔は話し合いの場であった。

［37］卜占の儀礼を沖縄本島ではハンジというが、佐良浜ではムヌアカシというのが一般的である。Mさんは、沖縄本島の言葉や儀礼の方法を使う。

［38］一八八〇年に平良西里に沖縄県医局宮古島診察所が置かれたが、すぐに閉鎖され、以降は宮古島役所の嘱託医や町村嘱託医、開業医などが平良で医療を担った。一九六〇年に琉球府立宮古病院が診療を始め、沖縄県立宮古病院に変わって現在まで続いている［沖縄県宮古島医療史編纂委員会編 二〇一一：七六、一三五］。

［39］南西諸島では祭祀の際などに、生まれ年の十二支の年まわりを個人名のかわりに個人を表すために使う。

［40］過去には七夕に墓参りをしていた、という。また、最近では沖縄本島や県外の風習を見て墓参りをする人も出てきたというが、それは人々の噂になっていた。

［41］船のダツンマには、不漁になると出漁中の南洋からも「ムヌスーに行くよう」電話がかかってくる。五〇歳代の女性は、先日ソロモンから電話がかかり、ムヌスーに原因をアカシてもらうと、現地の乗組員達がケンカしたためにユウビツ（不漁）していることがわかり、それを伝えた。船では「フナダマさん」に酒をあげて「いらないことは、遠くに回して、大漁させて下さい」と言って祈願をしたはずという。家では、ブツダンと船の旗をあげる台、オカマヌカンにバカス（壺）の酒、米、塩を供え、「マウガン」（マウ神）には酒をあげて祈願した。すぐに漁獲が戻ったと電話がきたそうである。

[42] Iさんは、死者を扱うムヌスーではないため、死者儀礼のニガイは入っていない。
[43] 行事の日には、ブツダンにご馳走である刺身や豚を供える。
[44] 一般的にニガイには、七カド、九カド、マエカド（一一カド）が良いといわれ、日の十二支のうち、自分の十二支から始まって七番目、九番目、一一番目の十二支の日を「取る（採用する）」。また、自分の十二支の年にはニガイはできないという。年配の女性たちの多くが知る知識であり、みな暦を見ながら指を折って自分や家族のニガイの「日を取」っていた。
[45] 沖縄本島では平ウコーを使うが、佐良浜では棒状の線香を使う。線香はカミへの供え物として大量に用いられる。そのため、たらいで焚くのが一般的である。祭祀によって線香の本数が決まっているので、カカランマやニガインマは祭祀の前に線香を「読んで」（数えて）準備を行う。
[46] 免許を持たない個人による豚の屠殺は、事例当時も禁止されていたが、「神ごと」なので、保健所も大目に見ていた。現在（二〇一五年）は行われていない。
[47] マウを個人で持とうとするのは、多くの場合は女性である。昔はマウを上げる時に男性が家にいてはいけないといわれ、いるときはゴザをまいてその存在を消すようにしていた、という話も聞く。
[48] 死者を扱わないムヌスーたちは、死者を扱うのは、位の低いことというニュアンスで「扱えない」と言う。
[49] 拝所は、公民館周辺にウガン、ウガンガー、ウフガー、ヒヌカンがあり、少し離れてイリガー、ティーウハカ、マテージグシクなどがある。カミアサギは広場の休憩所になっており、祭祀はされていない。
[50] 間切は古琉球から一九〇七年まで存続した行政区画単位。現在の市町村区画にほぼ相当。一九〇八年に沖縄県及島嶼町村制により町村に改称された［高良 一九八三b］。
[51] シマは、沖縄本島を指す言葉でもある。また、状況によっては沖縄県全体を指す場合もある。
[52] 一四世紀～一五世紀前半。
[53] 王国時代の逓送システムのために整備された街道。
[54] 二〇〇〇年代後半にそれまで字内にはなかった高層のマンション建設の是非をめぐって議論が交わされたが、結局建設された。軍属への賃料は高額な相場が保証されているので、新築して、賃貸に出す人も多い。

［55］ナナチネーは、大殿内、知花屋、前尻、後尻、伊保、根神、玉井の七軒とも、また大殿内、前殿内、仲殿内、根神、玉井、新城の六軒ともいわれている。

［56］長浜の人々の多くは戦後、石川の収容所に入れられ、その後、高志保アカムヤーに移動して字の返還を待った。

［57］戦後の行政区分では隣の字となった地域に住む人々も、戦前の所属のまま長浜の行政区に加入している。また、世帯の単位ではなく、ヤーヌナー（屋号）のある「家」を単位として加入するため、分家して間もない家や借家住まいをしている家は加入をしていないことも多い。

［58］班は、昔はリンスといっていた。イリ・中・メー・クシの四つに分かれ、リンスガシラがいて不祝儀や普請の人の手配を指示していた。また各リンスに二名のクミガシラが決められ、納税や徴兵の事務にあたった。セイネンガシラ（青年頭）もリンスごとに置かれ、札（タバコブダ、トゥイブダほか）の管理や罰金の徴収を行い、また他のブラクの人が家畜、作物を取らないよう監視を行った。札の罰金は、芋の植え付け（四月）に合わせてハラゴウで豚を潰し人頭（ニントウ）割りし、また字の予算に入れた。

［59］二〇〇六年に落成した公民館の建て替えにあたっては、「長浜区民」二六七人が寄付を寄せている［長浜公民館建設推進委員会編　二〇〇六］。

［60］表②は、二〇〇四年現在の「電話帳　長浜区」の「屋号」の欄から作成した。ただ、同じ屋号でも複数の「系統」があると人々は意識しているが、どの時点から分かれたか不明なため、名称だけで分類した。加わっている属性を優先して数えたため重複があり、「軒数」と、属性の合計は合わない。

［61］兄弟が同じ家の仏壇に祀られることを「チョーデーカサバイ」といって忌避するため、その下の世代の男子を養子とすることによってその禁忌を避けようとする。この禁忌は主にユタなどから語られるが、人々もよく承知しており、できるのであればそれを避けようとする。

［62］二〇一五年の公民館文書中の「年中行事御願細則」も、同じ内容である。しかし、「旗スガシー」「旧一二月二四日」「二月の大御願」「清明祭」だけに○がつけられ、それらが現行の行事であることが記されている。

［63］戦前はカンカーマチュと呼ばれる松のある場所で牛を殺して、村落の入り口にその血を塗った木を下げて魔除けにしていた。

戦後には、牛を買ってきてそれをチネー（世帯）に分けることだけは続けていたが、調査当時には行われなくなっていた。村落の入り口は、①船地ハマジョー（浜門）、②カネクハマジョー、③タケイシハマジョー、④シリハマジョー、⑤ハマジョー、⑥（ガネク）ハマジョーがあった。

[64] 戦前までは、四九歳の男性がウガンウスメー、ウガンオジイといわれる役割で、家々を分担して竈を拝んで回っていた。

[65] ある六〇歳代の男性は「長男だから」と言ってヒヌカン祭祀を自分で行っている。また、八〇歳代の女性によると、自分の義父など「よくわかる人」といわれる男性たちは、自分たちでヒヌカンを祀っていたという。

[66] 八〇歳代のEさんのヤシチのウガンは、台所のヒヌカンを拝んだ後に庭に出て、庭の四隅それぞれで「カミサマに祟りないように、土のカミは土に落ち着いて、石のカミは石に、木のカミは木に落ち着かせて下さい。四カドのカミガナシー、ジョーのカミガナシーはいいことだけ持ってくる人を入れて下さい」と唱えてシロカビ（白紙、半紙）、ハナグミ（花米、米）、酒、ウチャナク（白餅）、線香六本を供える。

[67] 行くと、魂をとられる、弱いところにあたる、傷が化膿する、などと言われる。

[68] 大湾の住職によると、長浜は住職が説く「迷信」の変革を受け入れるのが早く、「死はケガレではないから、塩はいらない」と説明すれば、村内で一番早くその考えを定着させたという。

[69] 亡くなったUオジイから生前に祭祀の方法を教えてもらっていた女性は、頼まれてUオジイのマブイワカシをした。Uオジイは病院で亡くなったので、まず、病院でベッドとご飯を食べていた机でサン（すすき）を三回まわしてウートートー（祈願）してヌジファ（抜き魂）をした。その後、家でもマブイが迷わないよう同様にした。マブイワカシは、ご飯、おつゆ、水を盆に置き、サンで招いて「グソーの道や、イキル道やまっすぐに通してください、メーメーの道をまっすぐに、夢も見せないで、極楽してね」などと言ったという。そしてみんなで水を三回、ごはんとおつゆを一口ずつ食べた。ミナンカ（三七日）に白い香炉を外して位牌を焼いてその灰を三杯、大きな香炉（家の香炉）に入れた。葬儀後にUオジイの言葉を家族がユタに聞きに行った時には、「〇〇（その女性）にきれいにしてもらった、お礼を言いなさい」と言ったという。

[70] [illegible]

とシロカビ（白紙、半紙）、ハナグミ（米）、アラインパナ（洗い米）、酒、ヒツジ（メリケン粉で作った団子。七つの角を作る）、豆腐・ニク七切れ、ウチャナク（白餅）六つを墓の前に供えて「シンクチ、ウサギヤイビンドゥー」（洗骨を祈願します）と言っていたという。

［71］「医制」文部省より東京京都大阪三府へ達（明治七年八月一八日）、県甲第九二号（明治一三年一〇月九日）。

［72］「薬価調査委員会の決定案」［沖縄県医師会 一九〇八］。

［73］『沖縄県統計書』明治三九─四〇年より換算（原文では、米下一石一五・五七円、米上一石一六・〇五円、薪一〇貫〇・二四銭）。

［74］医師になるには、県外で医学を修めなくてはならなかった。医師の養成が再び始まるのは、半世紀後の一九八一年（昭和五六）琉球大学医学部設置からである。

［75］Wさんの唱える言葉は、次のようなものであるという。「ハジマカー、ハジマカー、ウヤノユウクトゥキカンディシチガ、チーヌアランタチーニ、ドゥーゴーサー、イーゴーサー、ナマカヒミガティ、ムツミヌカンディ、ニシヌウミヌ、スータチグチサイ、チャラサレンドー、クレンサレンドー、ウシヌキソーリ、ヌケレー」。

［76］異常な精神状態の人を指す。ほかに「フリムン」という言い方もあるが、フリムンに比べて、ターリムンはカミによってもたらされる異常であるとされる。

［77］沖縄本島中部にある村落名であるが、「ユタのシマ」として全島的に有名。特に死後儀礼の一つとして死者の話を聞く場合には、長浜の人々は屋慶名に行くことが多い。

［78］また、物理的に温めるなどして「ヒジュルー（寒さ、冷気）が入る」ことを防ぐよう気遣う。

［79］クチを抜くウガンは、平線香を一枚立てる（普通の祈願の際は二枚）などという。

［80］六〇歳代の女性は、いつもマブヤーを気にしているといい、つまずいた時、物に当たった時などささいなことでも「マブヤーマブヤー」「クーヨクーヨ」と言うが、人が見ている時には心の中で唱える。しかし、転んだ時には人がいても声に出して、また招く動作を必ずするという。

［81］「スーコー」は焼香であるが、祖先などへの祭祀の意味で使われる。「スーコー不足」は「祭祀不足」の意味である。

［82］グァは、グワーとも表記される。指小辞。名詞などの後ろにつける。漢字では「小」と表記される。親しみの気持ちなどを表すという。

［83］イーヤーは、夫が笑いながら埋めた、子供を集めて笑わせた、などという。

［84］未婚男性などを親元の仏壇で祀るとチョーデーカサバイとなるのだが、長浜では、スムチーのUオジイが「親元に抱かれるのは上等」と言っていたこともあり、対処法となっている。

［85］家を女性が継ぐことを禁じるための禁忌であるという見解もある［竹田 一九七六：一七四―一七五など］。

［86］現在、男の子供がいない夫婦が「内地（県外）ではそうしている」と言って娘に婿養子を取って家を継ぐ試みがなされている例もあり、周囲では賛否の意見が交わされている。

［87］夫婦で一組と考えられているが、実際に男女である必要はない。また、二人が揃っていない門中も多いが、理念として語られる。

［88］沖縄県内では、年中行事や祖先祭祀の方法などを書いた本が数多く出版されており、長浜でも多くの家に何冊もの本が置かれている。

［89］塩月亮子は、イチジャマが原因として衰退していることを沖縄本島北部、備瀬の事例から明らかにしている。

［90］カミウガミは門中によって回る場所や、五年ごとや七年ごとなど周期が異なる。琉球王国に繋がる東ウマーイと今帰仁ヌブイには、多くの門中が行く。

［91］加えて佐良浜には、一九五〇年代頃に沖縄本島コザ市（現沖縄市）出身の女性が興した新興宗教の「ミルク神」の影響もみることができる。教祖一行が来て伊良部島内のガマ（洞窟）を開いて回った時に参加した人が何人もおり、その中でムヌスーになった人やその後も「ミルク神」「ミロク神」を祀っていた人もいる。人々はその教祖を「よくあたる」ムヌスーの一人のように思ったという。

［92］佐々木が提唱するようにトランスを広い枠組みで理解する。すなわち外見の変異とは関係せず、シャーマンが超自然的存在との直接接触・交流を行う状態であり、「意識の変異状態」とする［佐々木 一九八四：一二］。

［93］[illegible]

庭のヤーヌニガイ（個人のニガイ）もしており、シャーマン性が認められるため、昔は籤びきではなく神がかりによって選ばれていたのだろう、としている［桜井 一九七九：一二七―一三〇］。少なくとも現在の話者たちが知る範囲である戦後は、それとは異なる内容が語られる。ツカサはブラクのニガイと共に各家や船などの個人の祭祀も頼まれれば行い、その場合は三人（フンマ、カカラ、ナカンマ）そろって個人の家に行き儀礼を行う。また、ムヌスーをしていた人がツカサに選ばれれば、その間はムヌスーとしての仕事はしない。またツカサの中のヒエラルキーでは、カカラは二番目に位置づけられている。

引用・参考文献

赤嶺政信　一九八九「沖縄の霊魂と他界観」、渡邊欣雄編『祖先祭祀』（「環中国海の民俗と文化」三）凱風社

赤嶺政信　一九九七「ノロとユタ」、赤田光男・小松和彦編『神と霊魂の民俗』（「講座日本の民俗学」七）雄山閣

赤嶺政信　二〇〇二「奄美・沖縄の葬送文化」、国立歴史民俗博物館編『葬儀と墓の現在——民俗の変容』吉川弘文館

赤嶺政信　二〇〇八「沖縄の祭祀とシャーマニズムについての覚書　宮古の事例を中心に」、『国立歴史民俗博物館研究報告』一四二、国立歴史民俗博物館

安城たつひこ・割田育生　二〇〇九「我が国の広域な地名及びその範囲についての調査」、『海洋情報部技報』二七、海上保安庁海洋情報部

安倍宰　二〇〇〇「沖縄県伊良部島・佐良浜の祭祀組織——社会構造の視点から」、『國學院大學紀要』三八

阿部年晴　一九七五「部族社会における救い」、梅原正紀他『救い』（「ふぉるく叢書」七）弘文堂

阿部年晴　一九九七「日常生活の中の呪術——文化人類学における呪術研究の課題」（特集・呪術再考）、『民族学研究』六二（三）、日本民族学会

阿部年晴・長島信弘・吉田禎吾・渡辺公三・中沢新一・佐々木宏幹・波平恵美子・小松和彦・掛谷誠・武井秀夫・野田正彰　一九八三「シンポジウム：病のシンボリズム」、『民族学研究』四八（三）、日本民族学会

イーザー、W　一九八二（一九七六）『行為としての読書——美的作用の理論』轡田収訳、岩波書店

池上良正　一九九九『民間巫者信仰の研究——宗教学の視点から』未来社

池田光穂　一九九五「非西洋医療」、黒田浩一郎編『現代医療の社会学——日本の現状と課題』世界思想社

池田光穂　二〇〇一『実践の医療人類学——中央アメリカ・ヘルスケアシステムにおける医療の地政学的展開』世界思想社

池田光穂　二〇〇二「民族医療の再検討」（特集・民族医療の再検討）、『民族学研究』六七（三）、日本民族学会

石垣みき子　一九八三「民間巫者と依頼者」、『沖縄民俗研究』四、沖縄民俗研究会
石川栄吉他編　一九八七『文化人類学事典』弘文堂
伊藤幹治　一九七六「村落の論理」、九学会連合沖縄調査委員会編『沖縄――自然・文化・社会』弘文堂
伊藤幹治　一九八〇『沖縄の宗教人類学』弘文堂
伊藤幹治・鎌田久子・竹田旦・源武雄・湧上元雄・和田正洲　一九七三「沖縄民俗における地域差」（沖縄の自然・社会・文化に関する総合研究）、『人類科学』二五、九学会連合
稲福盛輝　一九九五『沖縄疾病史』第一書房
井上順孝・孝本貢・対馬路人・中牧弘允・西山茂・吉原和男・渡辺雅子　一九八一『新宗教研究調査ハンドブック』雄山閣
伊波普猷　一九七五「ユタの歴史的研究」、『伊波普猷全集』九、平凡社
井村修　一九九六「沖縄のシャーマン「ユタ」――心理療法的観点からの分析」、『ヒューマンサイエンス』二、琉球大学法文学部
伊良部町　二〇〇〇『広報いらぶ』九月号
伊良部村役場編　一九七八『伊良部村史』伊良部村
イリッチ、I　一九七九（一九七五）『脱病院化社会――医療の限界』金子嗣郎訳、晶文社
岩田慶治　一九七九『カミの人類学――不思議の場所をめぐって』講談社
上田紀行　一九九七「癒し」、青木保他編『宗教の現代』（「岩波講座文化人類学」一一）岩波書店
上野和男　一九八三「概説Ⅰ・奄美の社会構造」（特集・奄美の神と村）、上野和男・大越公平編『現代のエスプリ』一九四、至文堂
宇田川学　一九九三「伝統医療研究の行方」、東京都立大学社会人類学会編『社会人類学年報』一九、弘文堂
内田順子　二〇〇〇『宮古島狩俣の神歌――その継承と創成』思文閣出版
柄木田康之　一九八三「ノロ集団に対する民間巫者の関与――奄美加計呂麻島薩川の予備的報告」、筑波大学歴史・人類学系編『南西諸島における民間巫者（ユタ・カンカカリヤー等）の機能的類型と民俗変容の調査研究』（科学研究費補助金研究成果報告書、代表・北見俊夫）筑波大学歴史・人類学系
エヴァンズ＝プリチャード、E　一九八二（一九五六）『ヌアー族の宗教』向井元子訳、岩波書店

エヴァンズ＝プリチャード、E　二〇〇〇（一九三七）『アザンデ人の世界　妖術・託宣・呪術』向井元子訳、みすず書房

エリアーデ、M　一九七四（一九五一）『シャーマニズム――古代的エクスタシー技術』堀一郎訳、冬樹社

王貞月　二〇〇二「台湾シャーマンに関する民俗医療の治療メカニズム――信仰の現状と社会的変容を中心として」、『福岡発アジア・太平洋研究報告』一一、アジア太平洋センター

王貞月　二〇一一『台湾シャーマニズムの民俗医療メカニズム』中国書店

大川恵良　一九七四『伊良部郷土誌』自家出版

大胡欽一　一九六五「上本部村備瀬の社会組織」、東京都立大学南西諸島研究委員会編『沖縄の社会と宗教』平凡社

大胡欽一　一九七三「祖霊観と親族慣行」、日本民族学会編『沖縄の民族学的研究　民俗社会と世界像』民族学振興会

大越公平　一九八三「呪的―霊的（宗教職能者）―ノロとユタ」（特集・奄美の神と村）、『現代のエスプリ』一九四、至文堂

大越公平　一九八六「村落祭祀の変容とその要因」、『国立民族学博物館研究報告別冊』三、国立民族学博物館

太田良博　一九八三「医生教習所」、沖縄大百科事典刊行事務局編『沖縄大百科事典』上、沖縄タイムス社

大藤時彦　一九五〇「日本民俗学と沖縄研究」、『民族学研究』一五（二）、日本民族学会

大貫恵美子　一九八五『日本人の病気観――象徴人類学的考察』岩波書店

大橋英寿　一九八三「ユタとウマンチュ」、関西外国語大学国際文化研究所編『シャーマニズムとは何か――国際シンポジウム：南方シャーマニズム』春秋社

大橋英寿　一九九八『沖縄シャーマニズムの社会心理学的研究』弘文堂

大本憲夫　一九八三「祭祀組織と神役・巫者――宮古群島の場合」、筑波大学歴史・人類学系編『南西諸島における民間巫者（ユタ・カンカカリヤー等）の機能的類型と民俗変容の調査研究』（科学研究費補助金研究成果報告書、代表・北見俊夫）筑波大学歴史・人類学系

大本憲夫　一九九一「沖縄の御嶽信仰」、植松明石編『神々の祭祀』（「環中国海の民俗と文化」二）凱風社

岡本恵昭　一九七六「沖縄県の民間療法」、『九州・沖縄の民間療法』明玄書房

[illegible]

小川徹　一九六五「羽地村真喜屋の社会誌学的研究――沖縄本島の先進的水田農村の場合」、東京都立大学南西諸島研究委員会編『沖縄の社会と宗教』平凡社

小川徹　一九七一「沖縄民俗社会における「門中」（仮説的総括）（第二二回日本民俗学会年会研究発表論文）」、『日本民俗学』七四、日本民俗学会

沖縄県　二〇一〇「平成22年国勢調査　産業等基本集計結果」http://www.pref.okinawa.jp/toukeika/pc/2010/sangyou/sangyou_top.html

沖縄県　二〇一三『漁業センサス（沖縄県結果報告〔平成二五年一一月一日現在〕）』http://www.pref.okinawa.jp/toukeika/fc/2013/kakuhou/fc_2013.html

沖縄県　二〇一四a「離島関係資料（平成二六年一月）第一　指定離島・島しょ・人口」http://www.pref.okinawa.jp/site/kikaku/chiikirito/ritoshinko/h26ritoukankeisiryou.html

沖縄県　二〇一四b「市町村別国勢調査人口及び世帯の推移（昭和二五年～平成二二年）」、『平成二六年人口移動報告年報』http://www.pref.okinawa.lg.jp/toukeika/estimates/2014/year/year_esti_all.pdf

沖縄県医師会編　一九〇八『沖縄県医師会会報』三（富永實忠編集）

沖縄県沖縄史料編集所　一九八一「御教条」、『沖縄県史料　前近代一　首里王府仕置』沖縄県教育委員会

沖縄県伊良部町　一九九八『統計書』

沖縄県宮古島医療史編纂委員会編　二〇一一『沖縄県宮古島医療史』宮古地区医師会

沖縄県読谷村　二〇〇三『読谷村村政要覧よみたん』

沖縄県読谷村　二〇一五a「字別住民基本台帳人口及び外国人登録人口」http://www.vill.yomitan.okinawa.jp/sections/jinkou201503.pdf

沖縄県読谷村　二〇一五b「基地の実態」http://www.vill.yomitan.okinawa.jp/sections/redevelopment/post-209.html

沖縄県立博物館編　一九八一『楊氏医方類聚』沖縄県立博物館

沖縄国際大学文学部社会学科（赤嶺ゼミ）　一九九一『みんぞく』五（伊良部町佐良浜調査報告書）、沖縄国際大学文学部社会学科小熊研究室

沖縄歴史教育委員会　二〇〇一『高等学校　琉球・沖縄史』東洋企画

萩野恒一編　一九七八『文化と精神病理』弘文堂
奥野克巳　一九九八「シャーマニズム研究における「治療効果」再考――ボルネオ島カリス社会のバリアン儀礼を事例として」、『民族学研究』六三（三）、日本民族学会
奥濱幸子　一九九七『暮らしと祈り――琉球弧・宮古諸島の祭祀世界』ニライ社
小熊英二　一九九八『〈日本人〉の境界――沖縄・アイヌ・台湾・朝鮮植民地支配から復帰運動まで』新曜社
小田晋　一九七四『文化と精神医学』金剛出版
小田亮　一九八六「災因論と法・占い・モノ語り」、東京都立大学社会人類学会編『社会人類学年報』一二、弘文堂
小田亮　一九八七「沖縄の「門中化」と知識の不均衡配分――沖縄本島北部・塩屋の事例考察」、『民族学研究』五一（四）、日本民族学会
小田亮　一九九八「民衆文化と抵抗としてのブリコラージュ――ベナンダンティと沖縄のユタへのまなざし」、田中雅一編『暴力の文化人類学』京都大学学術出版
小野重朗　一九九五『改訂南島歌謡』（小野重郎著作集「南日本の民俗文化」七）第一書房
折口信夫　一九七五「琉球の宗教」、『折口信夫集』（「近代日本思想大系」二二）筑摩書房
笠原政治　一九八九「沖縄の祖先祭祀――祀る者と祀られる者」、渡邊欣雄編『祖先祭祀』（「環中国海の民俗と文化」三）凱風社
笠原政治　一九九六「〈池間民族〉考――宮古島嶼文化の個性と文化的個性の強調」（仲宗根政善先生追悼特集号）、『沖縄文化研究』二二、法政大学沖縄文化研究所
笠原政治　二〇〇八『〈池間民族〉考――ある沖縄の島びとたちが描く文化の自画像をめぐって』風響社
加藤正春　一九八三「マブイ」、沖縄大百科事典刊行事務局編『沖縄大百科事典』下、沖縄タイムス社
鎌田久子　一九七一「宮古諸島の神役名称」、『日本民俗学』七八、日本民俗学会
鎌田久子　一九七六「守護神について」、九学会連合沖縄調査委員会編『沖縄――自然・文化・社会』弘文堂
川浦佐知子　二〇〇二「ナラティブ・アナリシス　ポストモダンにおける新しい知の構築」、『アカデミア　人文・社会科学編』七四、
南山大学

川上新二　二〇一五「沖縄・伊良部島佐良浜の宗教職能者——祭司とシャーマンとの関係について」、『岐阜市立女子短期大学研究紀要』六五、岐阜市立女子短期大学
河原田盛美　一九八九（一九六五）「琉球備忘録」、『沖縄県史　第一四巻　雑纂一』国書刊行会
ギアツ、C　一九八七（一九七三）『文化の解釈学Ⅰ』吉田禎吾訳、岩波書店
喜名誌編集委員会　一九九八『喜名誌』喜名公民館
喜山朝彦　一九八九「沖縄の位牌祭祀」、渡邊欣雄編『祖先祭祀』（「環中国海の民俗と文化」三）凱風社
吉良安之　一九九五「沖縄の民間巫者「ユタ」のカウンセリング機能の一研究——宗教的面接場面の分析から」、『健康科学』一七、九州大学健康科学
グッド、B・J　二〇〇一（一九九四）『医療・合理性・経験——バイロン・J・グッドの医療人類学講義』江口重幸他訳、誠信書房
久場雅博　一九七八「フリドゥブルとカンブリ——与那国の狂気観」、荻野恒一編『文化と精神病理』弘文堂
久場政彦　一九八六「沖縄社会における民間医療職能者の特質——ヤブーを中心にして」、『沖縄文化』二三（一）、沖縄文化協会
窪徳忠　一九八一『中国文化と南島』（「南島文化叢書」一）第一書房
クラインマン、A　一九九二（一九八〇）『臨床人類学——文化のなかの病者と治療者』大橋英寿他訳、弘文堂
クラインマン、A　一九九六（一九八八）『病いの語り——慢性の病いをめぐる臨床人類学』五木田紳・上野豪志・江口重幸訳、誠信書房
グリーンハル、トリシャ＆ハーウィッツ、ブライアン編　二〇〇一『ナラティブ・ベイスト・メディスン——臨床における物語と対話』斎藤清二・山本和利・岸本寛史監訳、金剛出版
黒田浩一郎　一九八九「医療社会学序説」、中川米造編『病いの視座——メディカル・ヒューマニティーズに向けて』メディカ出版
桑江克英訳註　一九七一『球陽』三一書房
国立国語研究所編　一九八〇『沖縄語辞典』（六版）、国立国語研究所
小森康永　二〇〇三「ナラティヴ・プラクティスに向けて」（特集・ナラティヴ・プラクティス）、『現代のエスプリ』四三三、至文堂

坂井正人　一九九六「非巫病・継承型男性民間医療従事者と村落祭祀間構造――鹿児島県大島郡徳之島の事例より」、『南島史学』四七、南島史学会
佐喜真興英　一九二五『シマの話』（「炉辺叢書」一七）郷土出版社
崎浜秀明編　一九八四『蔡温全集』本邦書籍
桜井徳太郎　一九七三『沖縄のシャマニズム――民間巫女の生態と機能』弘文堂
桜井徳太郎　一九七九「沖縄民俗宗教の核――祝女イズムと巫女イズム」、『沖縄文化研究』六、法政大学沖縄文化研究所
佐々木宏幹　一九七二「シャーマン」、田丸徳善・村岡空・宮田登編『日本人の宗教』二、佼成出版社
佐々木宏幹　一九八〇『シャーマニズム――エクスタシーと憑霊の文化』中央公論社
佐々木宏幹　一九八三『憑霊とシャーマン――宗教人類学ノート』東京大学出版会
佐々木宏幹　一九八四『シャーマニズムの人類学』弘文堂
佐々木宏幹　一九九一「ユタの変革性に関する若干の覚書――シャーマン―祭司論との関連において」、植松明石編『神々の祭祀』（「環中国海の民俗と文化」二）凱風社
佐々木宏幹　一九九七「巫師的祭司（シャーマン・プリースト）について――フィリピン・マニラ華人社会の事例から」、脇田平也・田丸徳善編『アジアの宗教と精神文化』新曜社
佐々木宏幹・鎌田東二　一九九一『憑霊の人間学――根元的な宗教体験としてのシャーマニズム』青弓社
佐々木伸一　一九八〇「宮古島の部落祭祀――その比較・統合に向けての序章」、『民族学研究』四五（二）、日本民族学会
佐々木伸一　一九八三「宮古島の民間巫者と神役――その重層性と分化」、筑波大学歴史・人類学系編『南西諸島における民間巫者（ユタ・カンカカリヤー等）の機能的類型と民俗変容の調査研究』（科学研究費補助金研究成果報告書、代表・北見俊夫）筑波大学歴史・人類学系
佐々木伸一　一九八八「カンカカリ達――宮古島その他のシャーマン的宗教者」、北見俊夫編『日本民俗学の展開――筑波大学創立十周年記念民俗学論集』雄山閣出版
佐々木雄司　一九八六『宗教から精神衛生へ』金剛出版

佐々木雄司　一九九四「沖縄のユタとカミダーリィ」、『季刊AZ』三二、新人物往来社
佐々木雄司編　一九八四『沖縄の文化と精神衛生』弘文堂
佐藤壮広　一九九七「シャーマンの存在論と癒し――沖縄のユタを事例として」、『現代社会理論研究』七、現代社会理論研究会
佐藤壮広　一九九九「沖縄シャーマニズムと精神世界の交錯――ユタとセラピストの出会いから」、『沖縄民俗』一九、沖縄民俗学会
佐渡山安公　一九九三『ぴるます話　宮古島ふしぎ発見――カンカカリャ比嘉トヨさんの「神語りの世界」』かたりべ出版
塩月亮子　一九九二「沖縄の死霊観――中国・韓国との災因論的比較研究」、『南島史学』四一、南島史学会
塩月亮子　一九九九「沖縄シャーマニズムの現代的変容――民族的アイデンティティの宗教社会学的研究」、『民俗宗教の地平』春秋社
塩月亮子　二〇〇一「沖縄における死霊観の歴史的変遷――静態的社会人類学へのクリティーク」、『国立歴史民俗博物館研究報告』九一、国立歴史民俗博物館
塩月亮子　二〇〇二「表象としてのシャーマニズム　沖縄の映画と文学にみるアイデンティティ・ポリティックス」、『哲学』一〇七、慶應義塾大学
塩月亮子　二〇一二『沖縄シャーマニズムの近代――聖なる狂気のゆくえ』森話社
渋谷研　一九八四「沖縄本島北部一農村におけるユタ発生の構造」、『日本民俗学』一五六、日本民俗学会
渋谷研　一九九一「沖縄におけるノロとユタ――憑依と相関関係の問題を中心に」、『日本民俗学』一八六、日本民俗学会
渋谷研　一九九二「対峙する神々――宗教的職能者間の対立と共存をめぐる一考察」、『民族学研究』五六（四）、日本民族学会
島袋源七　一九二九『山原の土俗』（「炉辺叢書」）郷土出版社
島村恭則　一九九三「民間巫者の神話的世界と村落祭祀体系の改変――宮古島狩俣の事例」、『日本民俗学』一九四、日本民俗学会
新村出編　一九九八『広辞苑』（第五版）岩波書店
新村拓　二〇〇〇「民間療法」、福田アジオ・神田より子・新谷尚紀・中込睦子・湯川洋司・渡邊欣雄編『日本民俗大辞典』下、吉川弘文堂
新屋重彦・島薗進・田邉信太郎・弓山達也　一九九五「序　癒しと和解――現代におけるCAREの諸相」、新屋重彦他編『癒しと和

解』ハーベスト社
総務省統計局　二〇〇〇『平成一二年　国勢調査報告』（第三 人口の労働力状態・就業者の産業 四七 沖縄県）
曾根信一　一九八〇「文書に現れた読谷の部落名一覧」、読谷村立歴史民俗資料館編『館報』四、読谷村教育委員会
ターナー、V　一九七六（一九六九）『儀礼の過程』冨倉光雄訳、思索社
高石利博　一九七四「民間信仰と精神科医療」、佐々木雄司編『沖縄の文化と精神衛生』弘文堂
高江洲義英　一九八三「精神史からのユタ問題」、『新沖縄文学』五七、沖縄タイムス社
高橋恵子　一九八三「沖縄民間信仰語彙」、『沖縄文化』一九（二）、沖縄文化協会
高橋恵子　一九九八『沖縄の御願ことば辞典』ボーダーインク
高田紀代志　一九九七「近世琉球における医の制度　基礎的考察」、『沖縄研究ノート』六、宮城学院女子大学キリスト教文化研究所
高梨一美　一九八九「神に追われる女たち」、大隅和雄・西口順子編『巫と女神』（「女性と仏教」四）平凡社
高良倉吉　一九八三a「ユタ禁圧の前提」、『新沖縄文学』五七、沖縄タイムス
高良倉吉　一九八三b「間切」「宮古島（旧制度）」、沖縄大百科事典刊行事務局編『沖縄大百科事典』下、沖縄タイムス社
高良倉吉　一九八四『おきなわ歴史物語』ひるぎ社
高良倉吉　一九八五「首里王府とトキ・ユタ禁圧――近世琉球におけるユタ問題の構造」、『沖縄史料編集所紀要』一〇
高良倉吉　一九八九『琉球王国史の課題』ひるぎ社
滝口直子　一九九一『宮古島シャーマンの世界――シャーマニズムと民間心理療法』名著出版
竹沢尚一郎　一九九二『宗教という技法――物語論的アプローチ』勁草書房
竹田旦　一九七六「先祖祭祀――とくに位牌祭祀について」、九学会連合沖縄調査委員会編『沖縄　自然・文化・社会』弘文堂
竹田旦　一九九〇『祖霊祭祀と死霊結婚』人文書院
竹村精一　一九七五『神・共同体・豊穣――沖縄民俗論』未来社
蛸島直　一九八三「治療者としてのユタ――沖永良部島の場合」、筑波大学歴史・人類学系編『南西諸島における民間巫者（ユタ・カンカカリヤー等）の機能的類型と民俗変容の調査研究』（科学研究費補助金研究成果報告書、代表・北見俊夫）筑波大学歴史・

人類学系

蛸島直　一九八四「奄美一村落の病気観――沖永良部島S部落の場合」、『民族学研究』四九（二）、日本民族学会

蛸島直　一九九四「あるユタのカルテから」、山折哲雄・宮本袈裟雄編『祭儀と呪術』（「日本歴史民俗論集」九）吉川弘文館

蛸島直　一九九八「病気と死」、小松和彦・香月洋一郎編『身体と心性の民俗』（「講座日本の民俗学」二）雄山閣

田里修　一九九四「戦災実態調査と字誌」、朝尾直弘他編『地域史研究の現状と課題』（「岩波講座日本通史」別巻二）岩波書店

田中真砂子　一九八八「沖縄の「先祖」」、石川利夫他編『生者と死者――祖先祭祀』（「シリーズ家族史」一）三省堂

谷川健一　一九九一『南島文学発生論――呪謡の世界』思潮社

玉城隆雄　一九八二「沖縄の現代家族とユタへの社会学的アプローチ」、沖縄国際大学教養部編『沖縄国際大学教養部紀要』九（一〇）、沖縄国際大学教養部

玉城隆雄　一九八三「伊良部島の家族」、沖縄国際大学南島文化研究所編『伊良部島調査報告書』（「地域研究シリーズ」）沖縄国際大学南島文化研究所

玉木順彦　一九九八「沖縄における民間医療――まじない的な療法」、琉球大学医学部付属地域医療研究センター編『沖縄の歴史と医療史』九州大学出版会

崔仁宅・石川浩之・森雅文・渋谷研　一九九六「奄美・沖縄はどう語り得るか」（特集・「琉球」研究を求めて）、『民族学研究』六一（三）、日本文化人類学会

常見純一　一九六五「国頭村安波における門中制度の変遷」、東京都立大学南西諸島研究委員会編『沖縄の社会と宗教』平凡社

津波高志　一九八三「祭祀組織の変化と民間巫者――沖縄本島北部一村落における巫者的司祭」、筑波大学歴史・人類学系編『南西諸島における民間巫者（ユタ・カンカカリヤー等）の機能的類型と民俗変容の調査研究』（科学研究費補助金研究成果報告書、代表・北見俊夫）筑波大学歴史・人類学系

津波高志　一九九六「対ヤマトの文化人類学」（特集・「琉球」研究を求めて）、『民族学研究』六一（三）、日本民族学会

堂前亮平　一九八三「伊良部島住民の日常生活行動からみた島内集落間および島外との結びつき」、沖縄国際大学南島文化研究所編『伊良部島調査報告書』（「地域研究シリーズ」）沖縄国際大学南島文化研究所

渡具知綾子　二〇〇三『沖縄の年中行事――琉球の島々に息づいている神々の心』那覇出版
渡口初美　一九九六『親祖先たちの民間信仰――沖縄の冠婚葬祭・拝詞帖』琉球料理研究所
渡口真清　一九六七ａ「系図と門中」、『沖縄文化』二五、沖縄文化協会
渡口真清　一九六七ｂ「門中の成立」、『研究余滴』四六、球陽研究会
鳥越憲三郎　一九六五『琉球宗教史の研究』角川書店
内務省　一九三八『衛生局年報』（昭和一一年）内務省衛生局
名嘉幸一　一九八四「沖縄県の一離島における児童生徒の発達と適応に関する継続研究」、『琉球大学医学会雑誌　医学部紀要 Ryukyu medical journal』七（一）
中井久夫　一九八三「概説」、飯田真他編『治療と文化』（「岩波講座精神の科学」八）岩波書店
長島信弘　一九八二「解説」、エヴァンズ＝プリチャード、Ｅ『ヌアー族の宗教』向井元子訳、岩波書店
長島信弘　一九八七『死と病いの民族誌――ケニア・テソ族の災因論』岩波書店
長浜公民館建設推進委員会編　二〇〇六『長浜地区学習等供用施設（公民館）落成記念誌』長浜公民館建設推進委員会
仲原善忠　一九五九「太陽崇拝と火の神」、『奄美・沖縄の民俗、比較民族学的諸問題』（「日本民俗学大系」一二）平凡社
名嘉真宜勝　一九八四「読谷村の民俗――伊良皆・喜名・長浜・儀間・宇座の民俗素描」、『読谷村立歴史民俗資料館紀要』八、読谷村教育委員会
仲松弥秀　一九七二「第二章　村と生活」、琉球政府編『沖縄県史　第二二巻　各論編一〇　民俗一』沖縄タイムス社
仲松弥秀　一九七五（一九六八）『神と村』伝統と現代社
中村淳　一九九七「日本人類学の「まなざし」――「観察」と「モニタリング」」、『科学技術史』日本科学技術史学会
長嶺伊佐雄・長嶺哲成　一九九八『カミングヮ――家族を癒す沖縄の正しい家相』ボーダーインク
波平恵美子　一九八二「医療人類学」、『現代の文化人類学』二（『現代のエスプリ』別冊）至文堂
波平恵美子　一九八四『病気と治療の文化人類学』海鳴社
波平恵美子　一九九〇「[illegible]」、波平恵美子編『[illegible]』海鳴社

波平恵美子他編　一九九二『人類学と医療』（「講座人間と医療を考える」四）弘文堂
西村康　一九七八「シャーマン文化と精神医療」、萩野恒一編『文化と精神病理』弘文堂
農林水産省経済局統計情報部編　二〇〇一『世界農業センサス　二〇〇〇年』第一巻四七（沖縄県統計書）、農林統計協会
野口武徳　一九七二『沖縄池間島民俗誌』未来社
野口武徳　一九七六「沖縄を舞台とした民俗学と民族学」、東京都立大学社会人類学会編『社会人類学会年報』二、弘文堂
野口裕二　二〇〇三「社会学とナラティヴ・プラクティス」（特集・ナラティヴ・プラクティス）、『現代のエスプリ』四三三、至文堂
畑中小百合　一九九九「「癒し」の構造――現代日本の「病」と「治療」をめぐって」、『大阪大学日本学報』一八、大阪大学
浜本満　一九八三「卜占（divination）と解釈（理論的課題）」、江淵一公・伊藤亜人編『儀礼と象徴――文化人類学的考察　吉田禎吾教授還暦記念論文集』九州大学出版会
浜本満　一九八九「不幸の出来事――不幸における「原因」と「非原因」」、吉田禎吾編『異文化の解読』平河出版
浜本満　二〇〇一『秩序の方法――ケニア海岸地方の日常生活における儀礼的実践と語り』弘文堂
ブローディ、ハワード　二〇〇四（二〇〇〇）『プラシーボの治癒力――心がつくる体内万能薬』伊藤はるみ訳、日本教文社
比嘉春潮　一九七一「首里の門中と祭祀」、大藤時彦・小川徹編『民俗編』（「沖縄文化論叢」二）平凡社（初出、一九五二『民間伝承』）
比嘉政夫　一九七六「祭祀集団と村落社会――宮古を中心として」、九学会連合沖縄調査委員会編『沖縄――自然・文化・社会』弘文堂
比嘉政夫　一九八三『沖縄の門中と村落祭祀』三一書房
比嘉政夫　一九九六「琉球列島文化研究の新視角」（特集・「琉球」研究を求めて）、『民族学研究』六一（三）、日本民族学会
比嘉康雄　一九九二『海の神への願い　竜宮ニガイ（宮古島）』（「神々の古層」一〇）ニライ社
平井芽阿里　二〇〇七「村落祭祀の担い手たち――宮古諸島西原のニガインマ」、『沖縄民俗研究』二五
平井芽阿里　二〇〇九「宮古諸島西原のミャークヅツ――担い手の役割からみる村落祭祀構造」、『沖縄民俗研究』二七
平井芽阿里　二〇一二『宮古の神々と聖なる森』新典社

平良市史編さん委員会　一九七九『平良市史　第一巻通史編Ⅰ　先史〜近代編』平良市役所
平良市史編さん委員会　一九八七『平良市史　第七巻資料編五　民俗・歌謡』平良市教育委員会
フォーテス、M　一九八〇『祖先崇拝の論理』田中真砂子編訳、ぺりかん社
フォスター、G・M＆アンダーソン、B・G　一九八七（一九七八）『医療人類学』中川米造監訳、リブロポート
福島真人　一九九三「儀礼とその釈義」、民俗芸能研究の会・第一民俗芸能学会編『課題としての民俗芸能』ひつじ書房
福島真人　一九九五「儀礼から芸能へ――あるいは見られる身体の構築」、福島真人編『身体の構築学――社会的学習過程としての身体技法』ひつじ書房
藤井衣吹　一九九三「沖縄のユタによる「病気」生成に関する一考察」、『RUGAS』一一、立教大学地理人類学研究
藤井正雄　一九七八「先祖供養」、窪徳忠編『沖縄の外来宗教――その受容と変容』弘文堂
藤崎康彦　一九八七「沖縄のユタと「トランス」」、『南島史学』三〇、南島史学会
ブルーナー、J　一九九八（一九八六）『可能世界の心理』田中一彦訳、みすず書房
古家信平　一九九四『火と水の民俗文化誌』吉川弘文館
古家信平　一九九八「沖縄研究と民俗の比較」（特集・日本民俗学の現在　方法論の現在）、『日本民俗学会』二一六、日本民俗学会
フレーザー、J・G　一九五一―五二（一九一九―二〇）『金枝篇』一―五、永橋卓介訳、岩波書店
星野晋　一九九〇「「病気」というカテゴリーをめぐって――Suffering論序説」、波平恵美子編『病むことの文化――医療人類学のフロンティア』海鳴社
星野晋　二〇〇六「医療者と生活者の物語が出会うところ」、江口重幸・斎藤清二・野村直樹編『ナラティヴと医療』金剛出版
前泊廣美　一九九六『ミャークヅツ　初出親のための手引き（掌本）』HOST・M企画
増田昭子　二〇〇一『雑穀の社会史』吉川弘文館
マッケロイ、A＆タウンゼント、P　一九九五（一九八九）『医療人類学――世界の健康問題を解き明かす』丸井英二監訳、大修館書店
マッレッキー、T・W　一九六二「第二次世界大戦後の米国人類学者による琉球研究」、『民族学研究』二七（一）、日本民族学会

馬渕東一　一九七四（一九五二）「沖縄研究における民俗学と民族学」、『馬渕東一著作集』一、社会思想社
宮田登　一九七一「沖縄のミルク神」、『民族学研究』三六（三）、日本民族学会
宮良高弘・山下欣一　一九九四（一九七九）「沖縄の民俗研究史」、瀬川清子・植松明石編『日本民俗学のエッセンス［増補版］――日本民俗学の成立と展開』ぺりかん社
民俗学研究所編　一九五一『民俗学辞典』東京堂
村武精一　一九七五『神・共同体・豊穣――沖縄民俗論』未来社
山里昭子　一九七七「沖縄におけるユタと精神医療」、『沖縄精神医療』二、沖縄精神医療編集室
山路勝彦　一九六七「沖縄渡名喜島の門中についての予備的報告（門中・親族・家族）」、『日本民俗学会報』五四、日本民俗学会
山路勝彦　一九六八「沖縄小離島村落における〈門中〉形成の動態――粟国島における父系親族系としての〈門中〉の若干の考察」、『民族学研究』三三（一）、日本民族学会
山下欣一　一九七七『奄美のシャーマニズム』弘文堂
山下欣一　一九八一「ノロとユタ――研究の回顧と展望（一）」、『南島史学』一七・一八、南島史学会
山下欣一　一九九三「ノロとユタ」、『日中文化研究』五、勉誠社
やまだようこ　二〇〇〇「人生を物語ることの意味――ライフストーリーの心理学」、やまだようこ編『人生を物語る――生成のライフストーリー』ミネルヴァ書房
吉田禎吾　一九八三「バリ島民およびメキシコ・チアパス高原インディオの病気と治療儀礼」、『民族学研究』四八（三）、日本民族学会
吉田正紀　二〇〇〇『民俗医療の人類学――東南アジアの医療システム』古今書院
吉永真理・大塚柳太郎　一九九四「沖縄県粟国島における伝統的な病因論と民間療法に関する研究」、『民族衛生』六〇（二）、日本民族衛生学会
饒平名健爾　一九七三「シャーマニズムの考察――宮古・伊良部村佐良浜の事例から」、『琉大史学』四、琉球大学法文学部
饒平名健爾　一九七六「霊的職能者と部落――宮古郡伊良部村佐良浜部落」、九学会連合沖縄調査委員会編『沖縄――自然・文化・

社会』弘文堂
読谷高等学校郷土クラブ　一九七一『沖縄の民俗』四、読谷高等学校
読谷村教育委員会・歴史民俗資料館編　一九八一『長浜の民話　読谷村民話資料集』三、読谷村教育委員会
読谷村教育委員会・歴史民俗資料館編　一九八二『瀬名波の民話　読谷村民話資料集』四、読谷村教育委員会
読谷村史編集委員会　一九九五a『読谷村史　第四巻資料編三　読谷の民俗』上、読谷村役場
読谷村史編集委員会　一九九五b『読谷村史　第四巻資料編三　読谷の民俗』下、読谷村役場
読谷村史編集委員会　二〇一二「第Ⅳ編　警察・医療　第二章　医療」、『読谷村史　第六巻資料編　統計にみる読谷山』読谷村役場
読谷村役所　一九六九『読谷村誌』読谷村役所
リーブラ、W・P　一九七四（一九六六）『沖縄の宗教と社会構造』崎原貢・崎原正子訳、弘文堂
李鎮栄　二〇〇二「死霊と祖先の系譜」、記念論集刊行会『琉球・アジアの民俗と歴史――比嘉政夫教授退官記念論集』榕樹書林
リクール、P　一九八七（一九八三）『時間と物語Ⅰ――物語と時間性の循環／歴史と物語』久米博訳、新曜社
リクール、P　一九九〇（一九八五）『時間と物語Ⅲ――物語られる時間』久米博訳、新曜社
琉球政府編　一九七二『沖縄県史　第二二巻　各論編一〇　民俗一』沖縄タイムス社
琉球政府編　一九八九（一九六五）「琉球藩雑記（明治六年大蔵省調）」、『沖縄県史　第一四巻　雑纂一』国書刊行会
琉球大学医学部付属地域医療研究センター　一九九六『沖縄の疾病とその特性』九州大学出版会
琉球大学法文学部社会人類学教室（津波研究室）　一九九八「一九九八年七月一〇日～一八日　社会人類学調査実習（伊良部佐良浜）実習レポート」（非公表）
ルイス、I・M　一九八五（一九七一）『エクスタシーの人類学――憑依とシャーマニズム』平沼孝之訳、法政大学出版局
レヴィ＝ストロース、C　一九七二（一九五八）『構造人類学』荒川幾男他訳、みすず書房
ロマヌッチ＝ロス、L他編　一九八九（一九八三）『医療の人類学――新しいパラダイムに向けて』波平恵美子監訳、海鳴社
ワーチ、J・V　二〇〇二（一九九八）『行為としての心』佐藤公治他訳、北大路書房
ワイル、アンドルー　一九九三（一九八八）『人はなぜ治るのか――現代医学と代替医学にみる治癒と健康のメカニズム』上野圭一

訳、日本教文社
渡辺公三　一九八三「病いはいかに語られるか――二つの事例による」（一報告　病いのシンボリズム）、『民族学研究』四八（三）、日本民族学会
渡辺欣雄　一九七一「沖縄北部農村の門中組織――大宜味村字田港の事例」、『日本民俗学』七四、日本民俗学会
渡辺欣雄　一九八七『沖縄の祭礼――東村民俗誌』第一書房
渡辺欣雄　一九八九「序論　祖先祭祀」、渡邊欣雄編『祖先祭祀』（「環中国海の民俗と文化」三）凱風社

ATKINSON, J. M. 1992 Shamanisms Today, *Annual Review of Anthropology*, 21.
AUSTIN, J. L. 1962 *How to do things with words,* Clarendon Press. Oxford.
BROWN, P. J. 1998 *Understanding and Applying Medical Anthropology*, Calif. Mayfield.
CSORDAS, T. J. 2002 *Body/Meaning/Healing*. Palgrave Macmillan.
CSORDAS, T. J. & KLEINMAN, A. 1996 The Therapeutic Process, *Medical Anthropology: Contemporary Theory and Method*, edited by Sergeant, C. F. & Johnson, M. T. Praeger.
DUNN, F. L. 1976 Traditional Asian Medicine and Cosmopolitan Medicine as Adaptive Systems, *Asian Medical Systems*, edited by Leslie, C., University of California Press.
FAVRET-SAADA, J. 1980 *Deadly Words: Witchcraft in the Bocage*, Cambridge University Press.
FOSTER, G. M. 1976 Disease Etiologies in Non-Western Medical Systems, *American Anthropologist*, 78.
FRAKE, C. O. 1961 The Diagnosis of Disease among the Subanun of Mindanao, *American Anthropologist*, 63.
GLICK, L. B. 1967 Medicine as an Ethnographic Category: The Gimi of the New Guinea Highlands, *Ethnology*, 6.
GOOD, B. J. 1977 The Heart of What's The Matter, The semantics of illness in Iran. *Culture, Medicine and Psychiatry, 1.*
GOOD, B. J. & GOOD, M.－J. D. 1994 In the subjunctive mode: Epilepsy narratives in Turkey, *Social Science and Medicine*, 38（6）.
HOLMBERG, D. H. 1989 *Order in Paradox: Myth, Ritual, and Exchange Among Nepal's Tamang,* Cornell University Press.

LANDY, D. 1977 *Culture, Disease, and Healing: Studies in Medical Anthropology*, Macmillan, N.Y.

LEBRA, W. P. 1966 *Okinawan Religion: Belief, Ritual, and Social Structure,* University of Hawaii Press.

MATTINGLY, C. 1998 *Healing Dramas and Clinical Plots: The Narrative Structure of Experience*, Cambridge University Press.

MATTINGLY, C. & GARRO, L. C. (ed) 2000 *Narrative and the Cultural Construction of Illness and Healing*, University of California Press.

MATTINGLY, C. & GARRO, L. C. 2001 *Narrative As Construct and Construction, in Narrative and the Cultural Construction of Illness and Healing*, University of California Press

MILNE, D. & HOWARD, W. 2000 Rethinking the Role of Diagnosis in Navajo Religious Healing, *Medical Anthropology Quarterly*, 14 (4).

NAKA, K., TOGUCHI, S., TAKAISHI,T., ISHIZU, H. & SASAKI, Y. 1985 Yuta (shaman) and Community Mental Health on Okinawa, *Social Psychiatry*, 31 (4).

NICHTER, M. 1981 Idioms of Distress: Alternatives in the Expression of Psychosocial Distress: A case study from South India. *Culture, Medicine and Psychiatry,* 5.

PRESS, I. 1980 Problems in the Definition and Classification of Medical Systems, *Social Science and Medicine*, Vol. 14 (1).

REYNOLDS, S. W. 1997 *Questioning Misfortune: The Pragmatics of Uncertainty in Eastern Uganda,* Cambridge University Press.

RIVERS, W. H. R. 1924 *Medicine, Magic and Religion: The FitzPatrick Lectures delivered before The Royal College of Physicians of London in 1915 and 1916,* Kegan Paul, Trench, Trubner & Co.

TAMBIER, S. J. 1985 *Culture, Thought, and Social Action: An Anthropological Perspective,* The President and Fellows of Harvard College.

THOMPSON J.J., RITENBAUGH C., & NICHTER M. 2009 Reconsidering the Placebo Response from a Broad Anthropological Perspective, *Culture, Medicine and Psychiatry*, 33 (1).

TURNER, V. 1967 *The Forest of Symbol: Aspects of Ndembu Ritual,* Cornell University Press.

YOUNG, A. 1982 The Anthropologies of Illness and Sickness, *Annual Review of Anthropology*, 11.

巻末資料

巻末資料① 佐良浜と池間島・西原の村落祭祀の比較

①佐良浜（一九八九年）／旧暦 月日	名称	十二支（十干）／訳		祈願の内容	②同（一九七五年）／旧暦 月	名称	③池間島（一九六一年）／旧暦 月	名称	祈願の内容など	④西原（一九九五～二〇〇九年）／新暦 月	名称	祈願の内容
1／1	正月フツアキニガイ				12	正月のフツアキニガイ				1	旧正月	
1／24	マビトダミニガイ	サヌイヌ日（カニ）	申（庚・辛）	健康、安全	1	マビトダミニガイ	1	初マビトダミニガイ	健康	3	ムラダミニガイ	村鎮め願い
1／26	カリユシダミニガイ	インヌイヌ日（ミズ）	戌（壬・癸）	車や船の安全	1	カリユスダミニガイ	4	カリウスダミニガイ	人の安全			
1／28	ウホユダミニガイ	ニヌイヌ日（キノエ）	子（甲）	豊作、豊漁	1	ウホユダミニガイ	2	ウフユダミ・ユーグムイ	豊作、御嶽夜籠り	2	ウフユダミニガイ	大世鎮め願い
										1	ヒューイ取り	日数取り
										1	ビーズングムイヌウタキヌサウズ	春の籠りの御嶽の掃除
2／4	マビトダミニガイヌカサンバン	ヌマヌイヌ日（カニ）	午（庚・辛）		2	マビトダミ、カサンバンニガイ						
2／7	カリユシダミヌカササンバン	トリ（ミズ）	酉（壬・癸）		2	カリユウスダミ、カサンバンニガイ						
2／9	イドニガイ	ヒツヌイ、ビヌイ（キノエ）	未、亥（甲）	水	2	カーヌカンニガイ						
2／11	ムスヌヌンニガイ	ウシヌイヌ日（ヒノエ）	丑（丙）	虫祓い	2	虫ヌヌンニガイ	4	ムスヌヌン	虫追い	4	ムスヌヌンニガイ	虫払い願い
2／13	ハマニガイ	ウヌイヌ日（ツチ）	卯（戊・己）	シマから出る人の安全、豊漁	2	浜ウガン	2	ヒダガンニガイ	海の安全、豊漁			
2／25	セイトガンニガイ	ウヌイヌ日（カニ）	卯（庚・辛）	生徒の健康、勉学	2	シートガンニガイ	4	シートガンニガイ	生徒の健康	3	シートゥニガイ	生徒願い
					2	アワノバン、ウフバンムツニガイ						
3／5	スマカリユウニガイ	ニヌイヌ日（カニ）	子（庚・辛）	シマの人の健康安全	2	スマカリユウニガイ						
3／7	オヨギニガイ	トラヌイ（ミズ）	寅（壬・癸）	海の安全	3	オヨギノニガイ						
3／15	タビカリユウニガイ	インヌイヌ日（カニ）	戌（庚・辛）	旅に出る人が無事帰ってくるよう健康安全	2	旅カリユウニガイ						
3／19	ウホユダミヌカサンバン	トラヌイヌ日（キノエ）	寅（甲）		2	オホユダミカサンバンバンニガイ						
3／23	マミヌバンムツ	ンマヌイヌ日（ツチ）	午（戊・己）	豆の豊作	3	マミノバンモツニガイ	5	マミダミニガイ	豆の豊作			
3／24	ムズヌバンムツ	ヒツヌイヌ日（ツチ）	未（戊・己）	麦の豊作						2	ムッダミニガイ	麦鎮め願い
3／27	カサヌバンニガイ	インヌイヌ日（ミズ）	戌（壬・癸）	麻疹の予防	2	カサノバンニガイ						
							3	ウカディダミ・ユーグムイ	大風を防ぐ、御嶽夜籠り	3	ウカディダミニガイ	御風鎮め願い

							3	ウハナダミ・ユーグムい	木綿の豊作、御嶽夜籠り			
										3	ウチャナクニガイ	ウチャナク願い
										3	ンツガマニガイ	神酒願い
4/5	ナガヤマニガイ	ンヌイヌ日(ツチ)	巳(戊・己)	航海の安全、虫祓い	4	長山のニガイ						
4/8	ヒヤズニガイ	サヌイヌ日(ミズ)	申(壬・癸)	畑の豊作	4	ヒャーズのニガイ						
4/11	アワヌバンムツ	ビヌイヌ日(キノエ)	亥(甲)	粟の豊作	3	アワノバンモツニガイ	2	ウフプユルス・ユーグムイ	粟の豊作、御嶽夜籠り			
4/15	ナンバシニガイ	ウヌイヌ日(ツチ)	卯(戊・己)	船の安全	3	ナンバシノニガイ						
4/20	ムズビュウイウサギ	サヌイヌ日(キノエ)	申(甲)	麦のお礼	4	麦ビューイニガイ	5	ムズウハツ	麦の感謝	4	ムズヌウパツ	麦の御初
							4	セイネンカイバヌニガイ	海の事故をくりかえさないよう			
							4	ジャグユシニガイ	カツオ釣りの餌を寄せる			
										4	フツムトニガイ	口元願い
										4	ウチャナクヌカサンブン	ウチャナクの重ね盆願い
5/4	ハアリヌフツアキ	インヌイヌ日(ツチ)	戌(戊・己)	行事の無事	5	ハーリーニガイ						
5/14	イモヌバンムツ	サヌイヌ日(ツチ)	申(戊・己)	芋の豊作	3	イモノバンモツニガイ	3	イビンヌダミニガイ	芋の豊作	3	ンーダミハナダミニガイ	芋鎮め米鎮め願い
5/20	タイリョウニガイ	トラヌイヌ日(キノエ)	寅(甲)	大漁	8	海のユウカジュースニガイ	4	ズユシニガイ	魚が寄ってくるように			
5/24	キビニガイ	ンマヌイヌ日(ツチ)	午(戊・己)	キビのお礼	4	キビノニガイ						
5/26	ハナヒツダミニガイ	サヌイヌ日(カニ)	申(庚・辛)	風邪を防ぐ	2	ハナヒツダミニガイ	5	ハナシツダミニガイ	悪病を防ぐ			
										5	公民館ヌヤシキダミニガイ	公民館の敷地鎮め願い
										5	学校ヌヤシキダミニガイ	学校の敷地鎮め願い
										5	公民館ヌウフユダミニガイ	公民館の大世鎮め願い
					5	ツミャギ(地名)ノニガイ						
							5	ナナバカスニガイ	粟の豊作			
6/16	アワビュウイウサギ	ウヌイヌ日(ツチ)	卯(戊・己)	粟のお礼	6	粟ビューイニガイ				5	アーヌウパツ	粟の御初
							6	フッビューイ	米の豊作願い			
							6	ウハマツマイ	米の感謝			

①佐良浜（一九八九年）／旧暦					②同（一九七五年）／旧暦		③池間島（一九六一年）／旧暦			④西原（一九九五～二〇〇九年）／新暦		
月日	名称	十二支（十干）	／訳	祈願の内容	月	名称	月	名称	祈願の内容など	月	名称	祈願の内容
										6	ヒューイヌウタキヌサウズ	大日選りの御嶽の掃除
										6	ヒューイ	大日選り
										6	六月ニガイ	六月願い
										6	ツマウサラ	村ウサラ
					6	フツアキニガイ						
					6	虫のオガン						
					6	雷のオガン						
							7	ウフユダミニガイ	豊作祈願			
										7	公民館ヌフツバナスニガイ	公民館の口払い願い
					7	カリュウスダミニガイ						
					7	セイケツズミニガイ						
8／26	バンプトツニガイ	ニヌイヌ日（ツチ）	子（戊・己）	お礼、願いをほどく	8	オホバンホドツニガイ						
							8	アーナカンダミニガイ	芋葛の豊作			
					8	ガンジュウニガイ	8	ウフユダミ・カサンバン		9	ウフユダミニガイ	大世鎮め願い
							8	ウフブユルス・カサンバン	粟の豊作、御嶽夜籠			
							8	ウカディダミ・カサンバン	台風よけ、御嶽夜籠			
9／2	ミヤクヅツ（アラビ）	ンマヌイ（キノエ）	午（甲）	行事の無事	9	ミャークヅツのニガイ				10	ミャークヅツ	宮古節
9／3～5	ミャークヅツ（フツカヌ日・ミッカ・ヨッカ）											
9／16	（ウホ）ユウクイ	サヌイヌ日（ツチ）	申（戊・己）	豊作、豊漁	9	ユークイニガイ	9	ユークイ	豊作祈願	10	ユークイ	世乞い
							9	ユークイヌ・ヤープトツ	ユークイの家への祈願			
										9	ヒューイ取り	日数取り
										9	ツサンサグムイヌウタキヌサウズ	秋の籠りの御嶽の掃除
										9	ウカディダミグムイ	御風鎮め願い
										9	ムッダミニガイ	麦鎮め願い
					9	大和ガンのニガイ						

① 月日	① 祭祀	① 日	① 十二支（十干）	① 祈願の内容	② 月	② 祭祀	③ 月	③ 祭祀	③ 祈願の内容	④ 月	④ 祭祀	④ 祈願の内容
10/7	マキニガイ	最初のンヌイ	巳	畑のお礼	10	マキのニガイ						
10/10	ヒヤズニガイ	サヌイヌ日（ミズ）	申（壬・癸）	豊作	10	ヒヤーズのニガイ	11	ヒャーズヌニガイ	伊良部の御嶽（鍛冶の神、畑の神）			
10/16	イモビュウイウサギ	トラヌイヌ日（ツチ）	寅（戊・己）	芋のお礼	10	イモビュウイニガイ	10	ウハツ	芋の感謝	12	ンーヌウパツ	芋の御初
10/22	ヒヤズウホバンムッニガイ	サヌイヌ日（キノエ）	申（甲）	畑の豊作								
							10	アーナカンダミ	芋葛の豊作	10	ンーダミハナダミニガイ	芋鎮め米鎮め願い
										10	ンマニガ	国還り
										10	ユークイヌサウズ	世乞いの掃除
							11	マビトダミニガイ	部落民の健康	11	ムラダミニガイ	村鎮め願い
11/11	ハマニガイ	トラヌイヌ日（ミズ）	寅（壬・癸）	お礼	11	浜ニガイ						
11/12	トマイニガイ	ウヌイヌ日（ミズ）	卯（壬・癸）	大漁祈願	11	トマイニガイ	10	トマイガンニガイ	昔の港の祈願	12	トゥマイニガイ	泊願い
							11	ムズダミニガイ	春の豊作			
							11	ハルンナダミニガイ	かたつむりの発生予防			
							11	イラウバシヌニガイ	池間と佐良浜の間の航海安全			
										11	シートゥニガイ	生徒願い
12/16	カエルニガイ	ウシヌイヌ日（ヒノエ）	丑（丙）	悪霊の駆逐	12	カイルガマ	11	スマフサラ（カウルガマ）	遭難者の漂着と疫病の防止	4	ヤナムヌハラスニガイ	悪霊払い願い
12/22	イドニガイ	ヒツヌイヌ日（ミズ）	未（壬・癸）	水のお礼	12	カー（井戸）のニガイ	12	カーヌカンニガイ	井戸の神	12	カーヌカンニガイ	川の神願い
										12	ンツガマニガイ	神酒願い
										12	シーブ	歳暮

それぞれの項目は、左記の資料により作成した。①の祭祀と比較するために、②～④は執行月順によらずに並べた。

①一九八九年度のナカムラのフンマの祭祀覚え書きから作成。ただし、「十二支（十干）／訳」と「祈願の内容」は筆者。

②『伊良部村史』一二三九～一二四五ページ［伊良部村役場編 一九七八］。原文は不定期に読点が振られているので統一し、ツイタチニガイは省いた。ほかは、原文のまま。

③『沖縄池間島民俗誌』二二一～二四四ページ［野口 一九七二］。

④『宮古の神々と聖なる森』七五～七八ページ［平井 二〇一二］。

※「母島」である池間島で行われていた祭祀（③）をもとにして分村した佐良浜（①②）、西原（④）の祭祀がなされたといい、現在も共通する祭祀も多いことがわかる。しかし、生業や出来事によって異なっていたり、佐良浜と西原がそれぞれ新たに祭祀を加えたりしていることも読み取れる（本文五二ページ参照）。

巻末資料② 長浜の行事一覧

月	月日（旧暦）	現行行事	過去の行事	行事主体	祭祀の場	拝所	内容
	新暦1月1日	正月		家	ブツダン（餅など）		
1月	1月1日		グワンジチヌヒー	家	ブツダン（餅など）		若水・年始廻り
	1日～2日		カタカシラスージ	家			男子15才の祝い
	1月2日	初ウビー御願	初ウビー	字・門中		ウガン・ウフガー・仲殿内・大殿内・イリガー・イーフ・玉井	ヌール祭祀、井戸拝み
	1月3日		フネマチー（舟祭）	船			
	1月3日		ハチウクシー	門中	カミブチダン・カー		仕事始め
	1月7日		七日ヌシーク	家	ブツダン		
	1月16日		ジューロクニチー（十六日）	家	ブツダン（ご馳走）		
	1月20日		ハチカー	家	ブツダン（ご飯）		
	初年日（日曜）	生年合同祝		字	ブツダン（ご馳走）		
	初年日		トゥシビー	家			
2月	2月吉日	二月大願	大御願	字・門中		仲殿内・大殿内・玉井・瀬名波ノロ殿内	ヌール祭祀、無病息災、繁栄、豊作祈願
		ヤシチのウガン		家	ヒヌカン（餅など）		
	2月15日	お祭り	ウマチー	門中			
	彼岸	彼岸		家	ブツダン（ウチカビ）		
	田植え後		腰ユックイ	家			
3月	3月3日	三月浜遊び	サンガチサンニチ	家		宇加地三月原・中殿内・東表原永代	昔は浜から砂を取ってきた
	清明入日	清明祭	村シーミー（清明）	字	墓	ティウハカ・イフイービ・ウフイナグヌメー・玉井墓・漂流人の墓・カンジャマーウハカ	
	清明	清明		門中・家	墓		
	3月10日	旗スガシ		字			旗を出す
	3月10日		サンガチウガン	字		カーウタキ・港原モー（火の神）	ユイムン（寄り物）祈願
	3月16日		野国総官祭・芋御主	字		ンムスーモー	芋伝来の感謝
4月	4月14日		フカンジ	家			ミーソー（新仏）の家でユートゥジ
	4月14日	ウユミ		家	ブツダン（ご飯）		
	4月15日		アブシバレー	字・家			害虫駆除
	4月15日	お祭	ウマチー	字・門中			
	製糖後	ウージヌマンサン	ウージヌマンサン	字			製糖後の祝い

5月	5月5日	グングヮチャー		家			豆腐を実家・本家へ
5月	5月14日	ウユミ		門中・家			
5月	5月15日	お祭	五月ウマチー	字・門中		イーフ・ウタキ・ウフガー・大殿内・玉井・イリガー	ヌール祭祀
5月	5月18日		ジューハチヤ（十八夜）	門中			
5月		共進会（ヤマイモスーブ）	ハルヤマフーブ	村			畑、山の表彰
6月	6月14日		綱引き	字			
6月	6月14日	ウユミ		家	ブツダン（ご飯）		
6月	6月15日	お祭	六月ウマチー（米のシナク）	字・門中		イーフ・ウタキ・ウフガー・イリガー・大殿内・仲殿内	ヌール祭祀
6月	6月24日		カシチー（強飯）ウユミ	家	ブツダン（ご飯）		
6月	6月25日		サンクミの御願	字			人口増加祈願
7月	7月7日	七夕		家	ブツダン（お茶）		墓掃除
7月	7月13日	ウンケー（盆の迎え）		家			
7月	7月14日	ナカヌヒー（盆中日）		家			
7月	7月15日	ウークイ（盆の送り）		家			
7月	7月15・16日	エイサー	エイサー	字			盆の送りの踊り
7月	7月16日		旗スガシ	字		仲殿内・大殿内・玉井・イーフ	
8月		敬老会		字			
8月	8月初戊		カンカー	字		カンカーマーチュー	悪疫払い
8月			ハナゴウ	字			罰金の貯金での共食
8月	8月8日		トーカチ	家	ブツダン（ご馳走）		
8月	8月10日		柴差し・ヨーカ火	家	ヒヌカン		
8月	8月15日		十五夜・村アシビー	字			
8月	8月15日	カーウビナディ		門中			
8月	彼岸	彼岸		家	ブツダン（ウチカビ）		
9月	9月7日		カジマヤー	家	ブツダン（ご馳走）		
9月	9月9日	九月九日・門中拝み		門中		ウフガー・ムートゥ	
9月	9月14日	ウユミ		家	ブツダン（ご飯）		
9月	9月15日	お祭り	ウマチー	門中			
9月	9月15日		観音堂拝み・庭御願	家			
9月	9月18日		十八夜拝み	門中			

月	月日（旧暦）	現行行事	過去の行事	行事主体	祭祀の場	拝所	内容
10月	10月1日		カママーイ・ヒーマチの御願	字	各家のヒヌカン		火よけに四九歳の男性が各家を回る
	初カニ（庚、辛）		ボーザスージー	字			出生祝
11月	初壬		タントイ（種まき）	家			
	冬至		冬至雑炊	家	ブツダン（雑炊）		
12月	12月7日		フーチヌユエー	鍛冶屋			
	12月7日	ムーチー		家	ブツダン（餅）		
	12月24日	向いお願・解お願	ウガンブトゥチ（解御願）	字・家			
	12月26日		ワークンジー（豚縛り）	家			
	12月27日		ワークルシー（豚殺し）	家			
	12月28日		スネー（供え）	家			
	12月29日		クンチャマ	家			
	12月30日		年の夜	家			
	毎月1・15日（10月除く）	ヒヌカンウガミ・オチャトウ		家	ヒヌカン		

※左記の文書や文献を参考に、二〇〇四年時点で長浜の人々から聞き取った行事などをまとめた。ただし、話者によって異なる点が多く、取捨選択してまとめている。

長浜行政区文書「長浜行事御願細則」（旧・現行）

長浜公民館作成行政区配布の「各月予定表」（二〇〇二〜二〇〇四年度、二〇一五年度）

『沖縄の民俗』第四号［読谷高等学校郷土クラブ 一九七二］

「読谷村の民俗——伊良皆・喜名・長浜・儀間・宇座の民俗素描」（『読谷村立歴史民俗資料館紀要』第八号）［名嘉真 一九八四］

『読谷村史 第四巻資料編三 読谷の民俗』上、八四ページ［読谷村史編集委員会 一九九五a］

『読谷村史 第四巻資料編三 読谷の民俗』下、九三・一七四ページ［読谷村史編集委員会 一九九五b］

巻末資料③　佐良浜のウホンマのノート

資料としてのノート

佐良浜で健康を願い、また病いを癒すために各家で行われる個人のニガイ（祭祀）の理念型は、ツカサ達が行うブラクのニガイ（村落祭祀）である。各家のニガイは、ツカサが村落祭祀でバカス（壺）に酒を入れて米と共に盆に備えるバカスブンの形式で行われ、病気などの問題を解決するためにニガインマに頼んで行う「夜のニガイ」は、豚を潰すアキドラニガイに倣っている。佐良浜における儀礼の典型を見るために、村落祭祀の詳細を参考資料として示したい。

祭祀の継承は、昭和三〇年代のツカサ達は口伝で行っていたが、少なくとも昭和五〇年代には儀礼の方法を書き留めたノートを次のツカサが書き写して引き継いでいく方法が取られるようになった。ニガイは、旧暦一月のマビトダミニガイ、カリウスダミニガイ、ウフユダミニガイから始まり、旧暦一二月の井戸ニガイで終わる。新しいツカサは、三年ごとに一二月の井戸ニガイの後に神籤で選出され、マビトダミニガイまでの間にそれぞれのムラの同じ役割のアニ（姉）のツカサからノートを借りて書き写して、祭祀に備える。ノートは役割ごとに継承されている手書き資料のため、同じムラのツカサの中でも単語の書き表し方やニガイの名称表記さえ異なる場合もある。さらにモトムラ（本村）とナカムラ（仲村）とでは、もともと道具の名称や数、祭祀の詳細に違いがある。

以下に示すのは、一九八九年から三年間、ナカムラのウホンマ（フンマ、大司）を務めた女性のノートである。一年に定例で行われる三三のニガイとその他に頼まれて行うニガイなどが一冊のノート一五四頁にわたって書かれている。ニガイは大きく分ければ、①人々の健康、安全、出世を祈願するもの、②畑の豊作祈願、収穫お礼、③海の大漁祈願、④災いを除けるもの、虫除け、に分類でき、それぞれ祭祀の方法が異なっている。①から④をそれぞれ含んだ一九のニガイと個人に頼まれた時に行うニガイの合計二〇のニガイ（約七六頁分）を示す。これらは、内容の重複を避け、特徴的と思われるニガイを筆者が選んだものである。

ニガイの日程は、半年ごとにツカサたちが干支の日を選んで決めるため、年によって異なる。資料では、一九八九年の祭祀の執行順（巻末資料①「佐良浜と池間島・西原の村落祭祀の比較」の①欄に対応）に並べた。ノートに書かれた順番とは異なる場合もある。

ニガイの概要

ニガイは、第二章で述べたようにモトムラ、ナカムラのそれぞれで選ばれたウホンマ、カカランマ（歌を歌い、神がかかる役割）、ナカンマ（ウホンマの補助）の合計六名が行う。ただし、新たに選出された一年目は、アニが付き添って教えてくれる。また、「大きなニガイ」（主要なニガイ）の時にはユウムチャア（ユウ持つ人、道具持ち）がツカサに付いて荷物の移動や食事の準備を手伝う。

ニガイでは、盆に酒や米を載せ、小皿に塩や小魚などを供え、決まった数の線香を焚いて願いのことばをフツユン（口詠、小声で祈りのことばを唱える）して祈願し、カカラがウユシ（神歌）を歌う。煙草をキセルで吸う「煙草ユウイ」（祝い）もする。ニガイは、それぞれのウホンマヤー（ウホンマの家）で準備を整えてから、村落を歩いてムラを清めながらナナムイ（ウハルズウタキ、村落の拝所）に行き（現在は車で移動する）、ヤーキ（一般の家）から盆を持って集まった女性とともに行う。他の拝所を回る場合もある。

ニガイには、早朝から始まるもの、深夜に及ぶものなどもあり、特に畑の作物のニガイは濁酒を造って念入りに行う。また、祭祀を行った翌々日の「三日ニガイ」や日を改めて重ねて行う「カサンバン」もある。

表記について

原本は大部分がカタカナで書かれており、読点は打たれておらず、句点も規則的には打たれていない。資料では、読みやすいように漢字交じりのかな書きにした。現地のことばや専門の用語はカタカナに残し、初出に（　）で解説した。助詞は共通語にしたものもあるが（例：ヌ→の）、理解可能なものはニュアンスを残すためにもそのままにした（例：ヲバ〔を〕→をば）。くり返しや冗長な部分は省き、時に「（ウホ）ユウクイ」は全体を示すことを優先して一

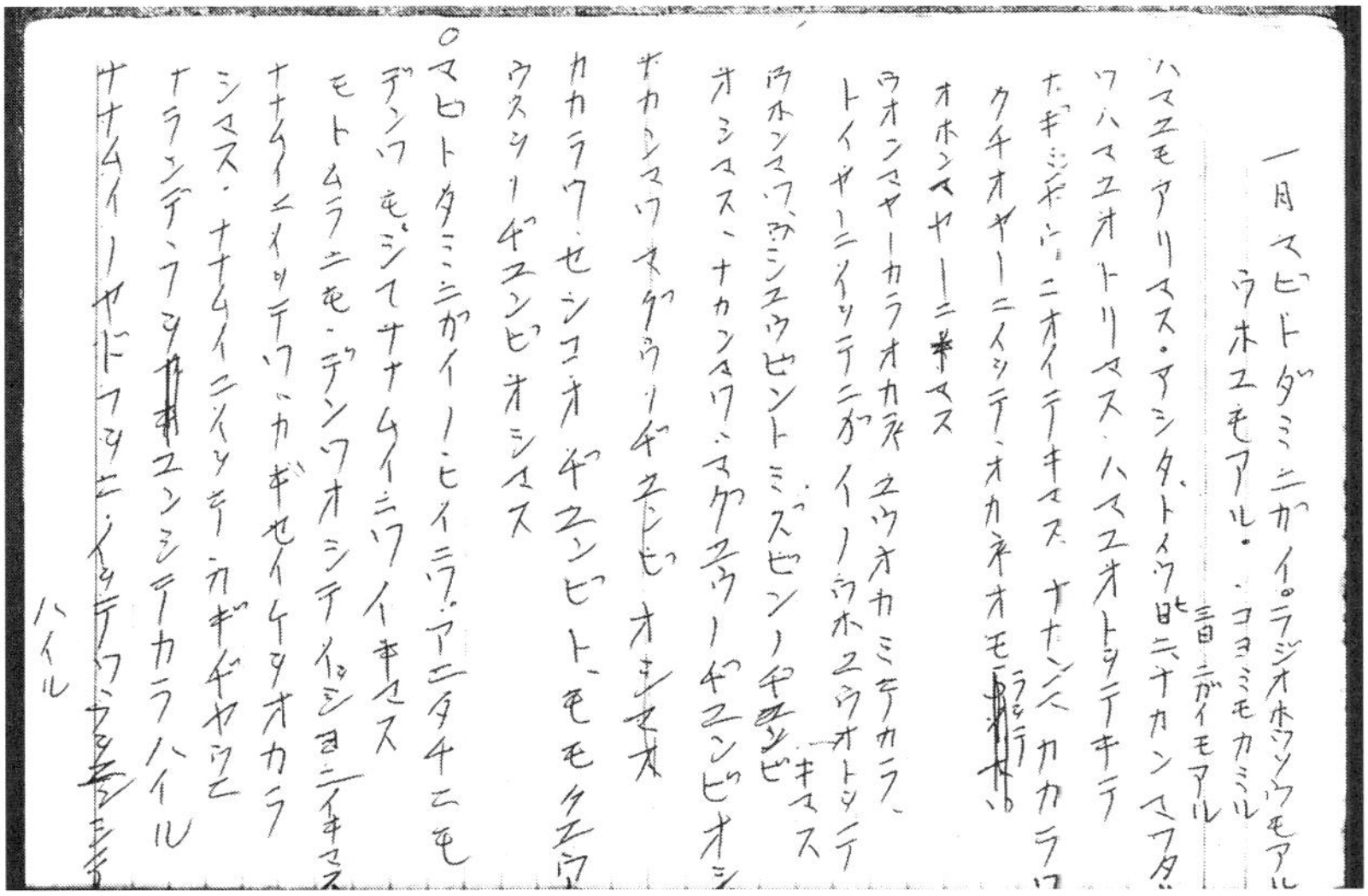

実際のノート（「マビトダミニガイ」の冒頭部分）

部を省いた。

ツカサ達に課される制約の一つには「良いことばだけを使う」というものがあり、荒いことば遣いをしないとともに、祭祀の道具などの単語の前に「カギ」「ハナ」（尊い、美しい、など）を付けたり、後ろに「ユウ」（富、寄せ物）を付けたりしている。

単語の表記には揺れがあったが、より一般的と思われるものに統一した。例えば、香炉の表記は「ウコウロ」「オコウル」「オコウロ」などであったが、すべて「ウカウル」にしている。また、第二章では一般的な呼称を選択したのに対して、本資料は正式な名称を優先したので、本文とは異なっている単語もある（例：第二章では大司はフンマとしたが、資料ではウホンマとした）。

なお、各項冒頭の「解題」の文章と、【 】の見出しは筆者が補ったものである。

図Ⓐ　拝所（ナナムイ）見取り図

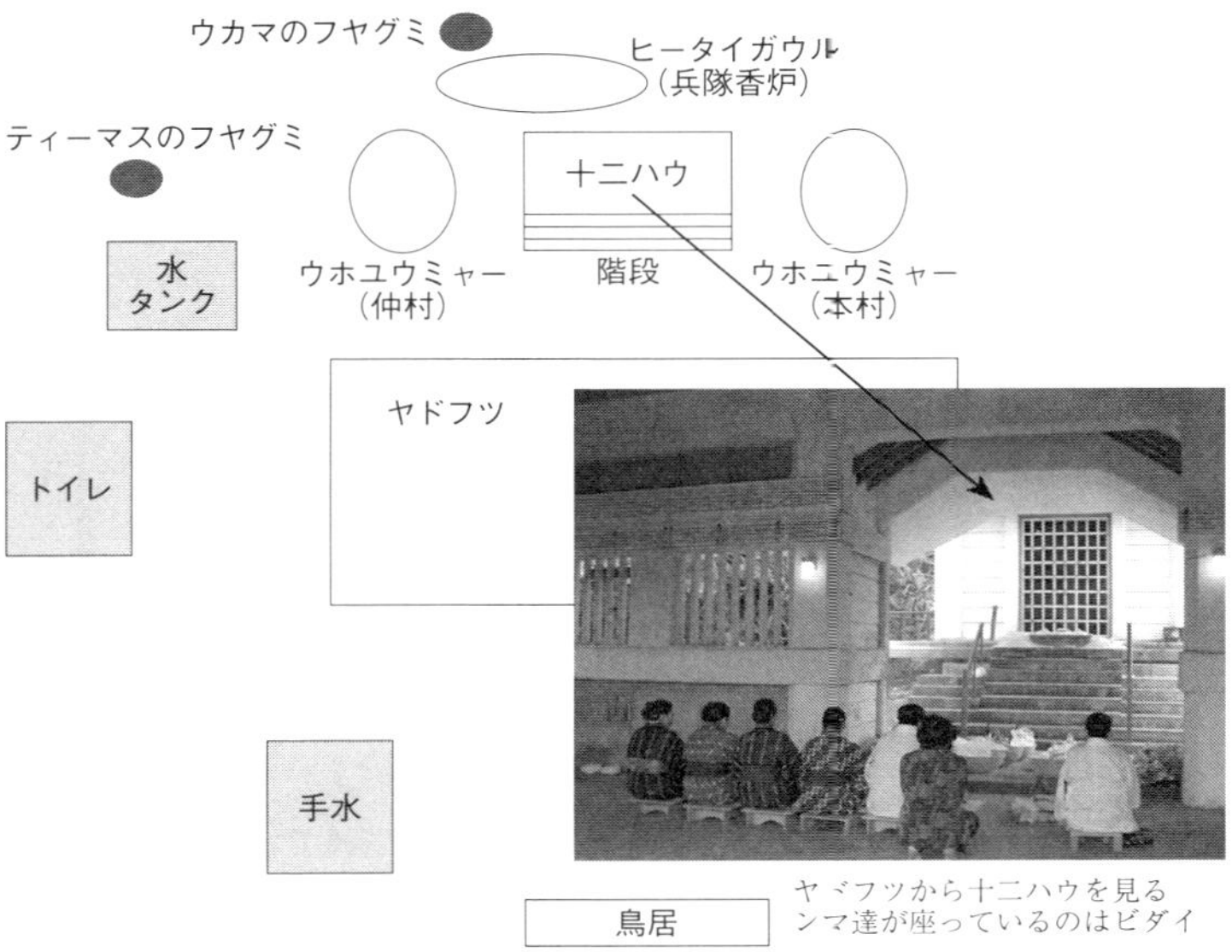

図Ⓑ　供え物の名称

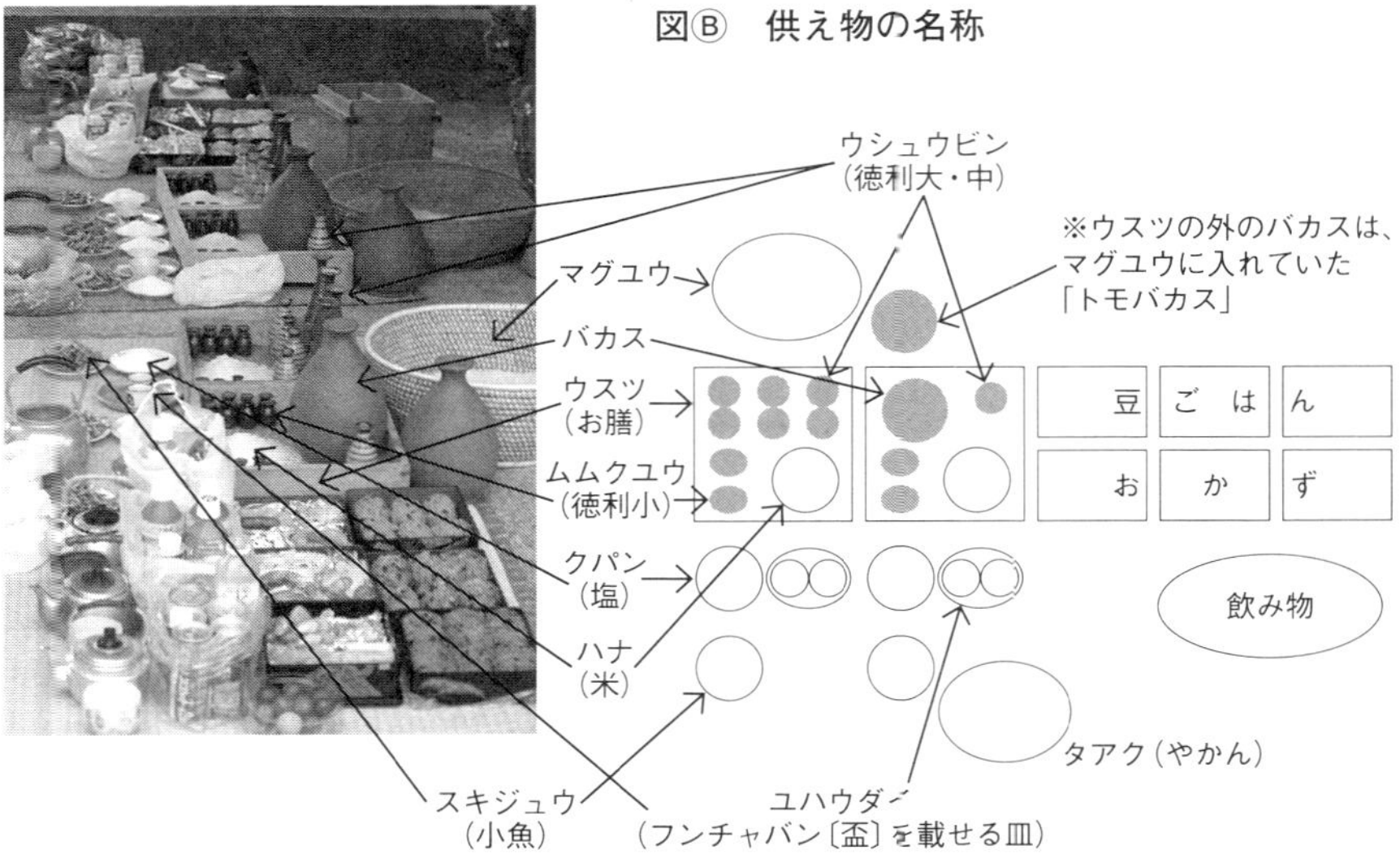

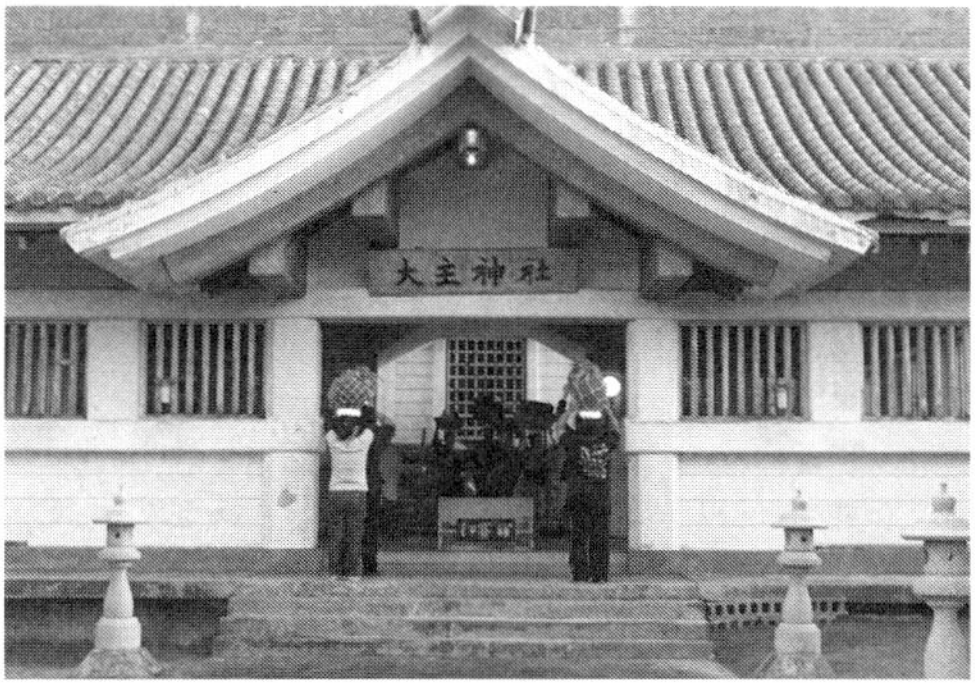

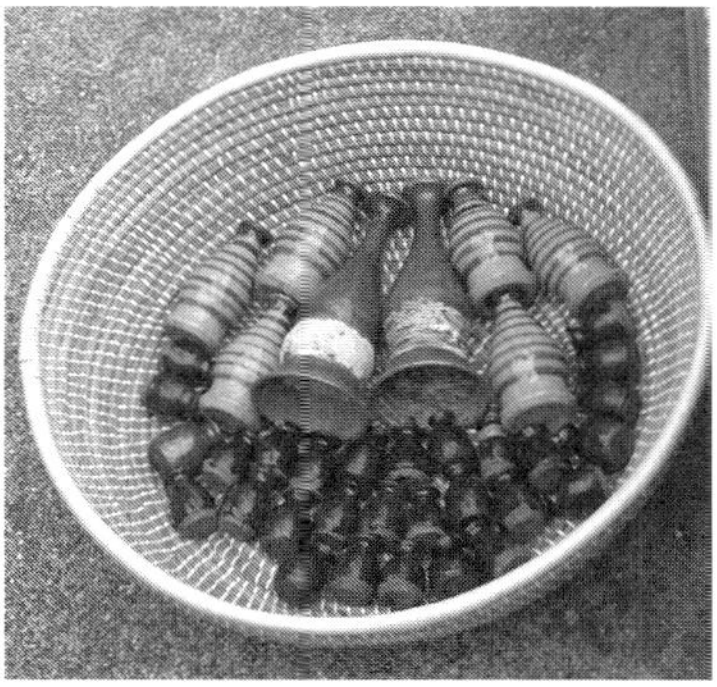

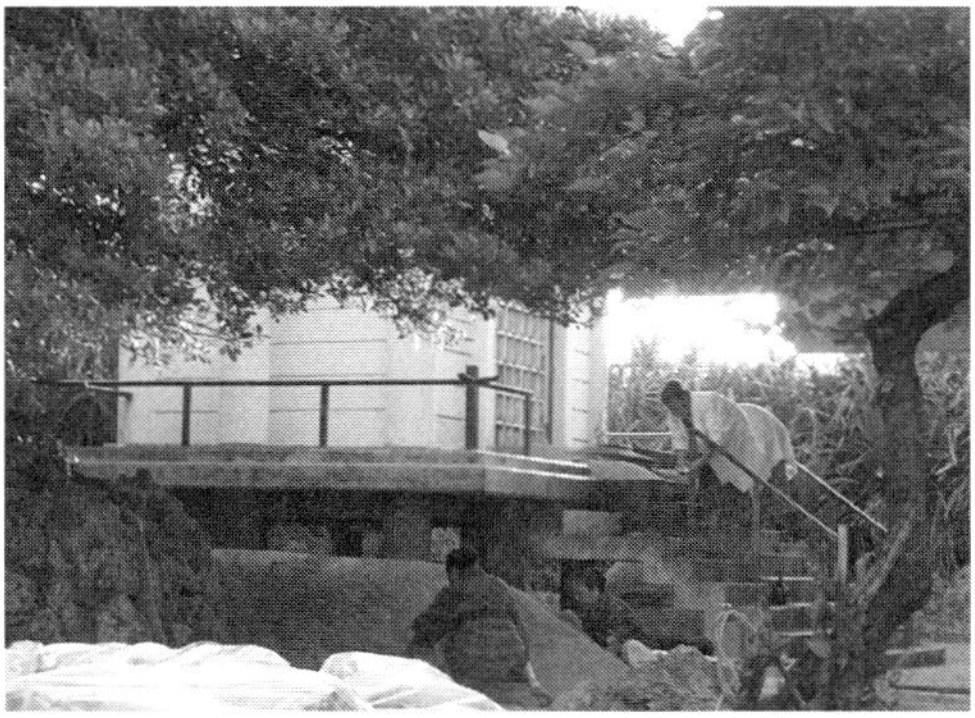

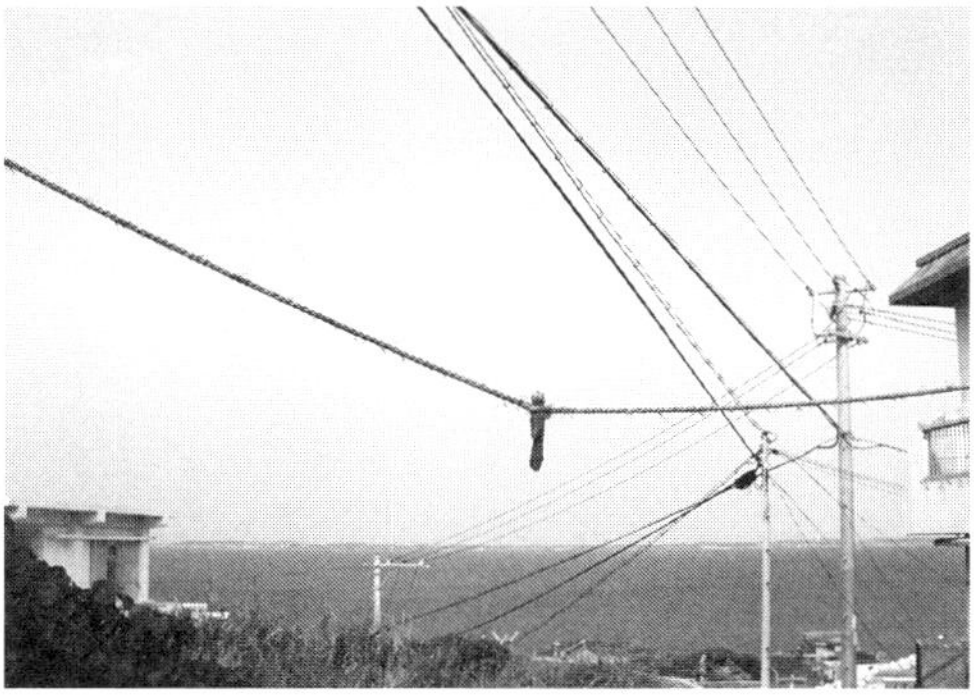

右上：マグユウの中のウシュウビンとムムクユウ

左上：カラスガミを運ぶユウムチャア

左中：「清潔」のようす

左下：昔の村落の端（カエルニガイで豚の骨を吊っている）

［目次］

一月　マビトダミニガイ
一月　カリユシダミニガイ
二月　イド（井戸）ニガイ
二月　ムスヌンニガイ
二月　ハマ（浜）ニガイ
二月　セイト（生徒）ガンニガイ
三月　ムズ（麦）ヌバンムツ
三月　カサヌバンニガイ
四月　ナガヤマ（長山）ニガイ
四月　ヒヤズニガイ
四月　サンバシニガイ
四月　ムズ（麦）ビュウイウサギ
五月　ハナヒツダミニガイ
八月　ミャークヅツ
九月　（ウホ）ユウクイ
一〇月　マキ（牧）ニガイ
一〇月　イモ（芋）ビュウイウサギ
一一月　トマイニガイ
一二月　カエルニガイ
――　タマスツキ（魂付け）ニガイ

一月　マビトダミニガイ

解題

一年の始まりの村落の人々の健康などの願い。カニ（カネ、十干のうちの金（庚、辛））の日に行う。カニ（蟹）のように元気なように「カニの日を取る」という。

ラジオ放送もある［1］、ウホユウ［2］もある、暦もカミる（持ち上げて拝む）［3］、三日ニガイ［4］もある。

【準備】

ハマユウ（浜ユウ、白砂）もあります。明日という日（前日）にナカンマ二人はハマユウを取ります［5］。

ハマユウを取って来てカギジャウ（ジャウ、門）［6］に置いてきます。

ナカンマ、カカラは区長ヤー（家）に行ってお金をもらってウホンマヤー（ウホンマの家）に来ます。

ウホンマヤーからオカネユフ［7］（お金、人数お金ユフと表記）をカミてから、トイヤー（問屋、店）に行ってニガイのウホユウ（供え物）を取ってきます。

ウホンマはウシュウビン（徳利形の酒瓶）とミズビン（水瓶）の準備をします。

ナカンマはマグユウ（マグ、萱製の籠）の準備をします。

カカラは線香を準備と、ムムクユウ（徳利形の小さな酒瓶）とウスツ（お膳）の準備をします。


【掃除】

マビトダミニガイの日には、アニ（姉、先輩ツカサ）達にも電話もして（時間を打ち合わせて）ナナムイには行きます。

モトムラ（以降、本村）［8］にも電話をして一緒に行きます。

ナナムイに行っては、カギセイケツ（清潔、掃除、以降カギ清潔）をからします。

ナナムイに行ってカギジャウに並んでフツユン（口詠、小声で祈りのことばを唱える）してから入る。

ナナムイのヤドフツ（図Ⓐ参照）に行って、フツユンして入る。

ヤドフツから少しハイバラ（南）カタ（方）に草履を外します。

水瓶、蓋を開けて取って、十二ハウ（図Ⓐ参照）前にフツユンしてから水瓶をハイバラ方のウホバラ（柱）の所に置きます。

十二ハウにフツユンして後ろに下がり［9］、ナカンマ達がビダイ（椅子）を取って来てからウホンマ達はビダイに座ります。

ビダイに座ってから、カギ清潔の準備をして、ウホンマ二人は十二ハウに行きながら置いてある水瓶を取ってカギ清潔をする［10］。

取った水瓶を持ってフツユンして水瓶を、下から読んで三段目（の階段）に置いて、十二ハウに上がります。

十二ハウに上がって清潔。十二ハウのウカウル（香炉）本村、ナカムラ（以降、仲村）のウホンマ二人がカギ清潔をする。

ウホガウル（大香炉）の清潔もする。ダツナウ（ツカサ）のウカウルもします。水ウカウルもします。

ウカウルをカギ清潔しては、下に降りながら階段も清潔して降ります。ハイバラ方からも乗ってカギ清潔をします。

次はウホユウミャー（図Ⓐ参照）に行きます。

十二ハウの裏方からウホンマ二人は手を合わせて、手をカミてから後ろに下がりながら、ヒータイガウル（兵隊香炉、図Ⓐ参照）もやって、後ろに下がっていきます。ナカンマ二人がウホンマ達の清潔したチリ（塵）は取ります［11］。

ヒータイガウルのハイバラ方からもします。

ナカンマ達がチリを捨ててきたら、三人とも（ウホンマ、カカラ、ナカンマ）フツユンをします。

「キュウ（今日）ヌカギ清潔ヲバ、カギムヌ、チユラムヌ（素晴らしいもの清らかなもの）ニ…」とウホユウミャーに向かってフツユンして、十二ハウの前に来て、十二ハウに向かってフツユンします。

【ニガイ】

あとはビダイの所へ来て、カギブン（盆）をビシます（並べます、供えます）。

カカラ達が線香を読み（数え）終わったら、カギジャウからウホユウをトモす（持って来る）［12］。

ヒータイガウルにもウホユウはトモす。

ウシュウビンブンです。

（図①）

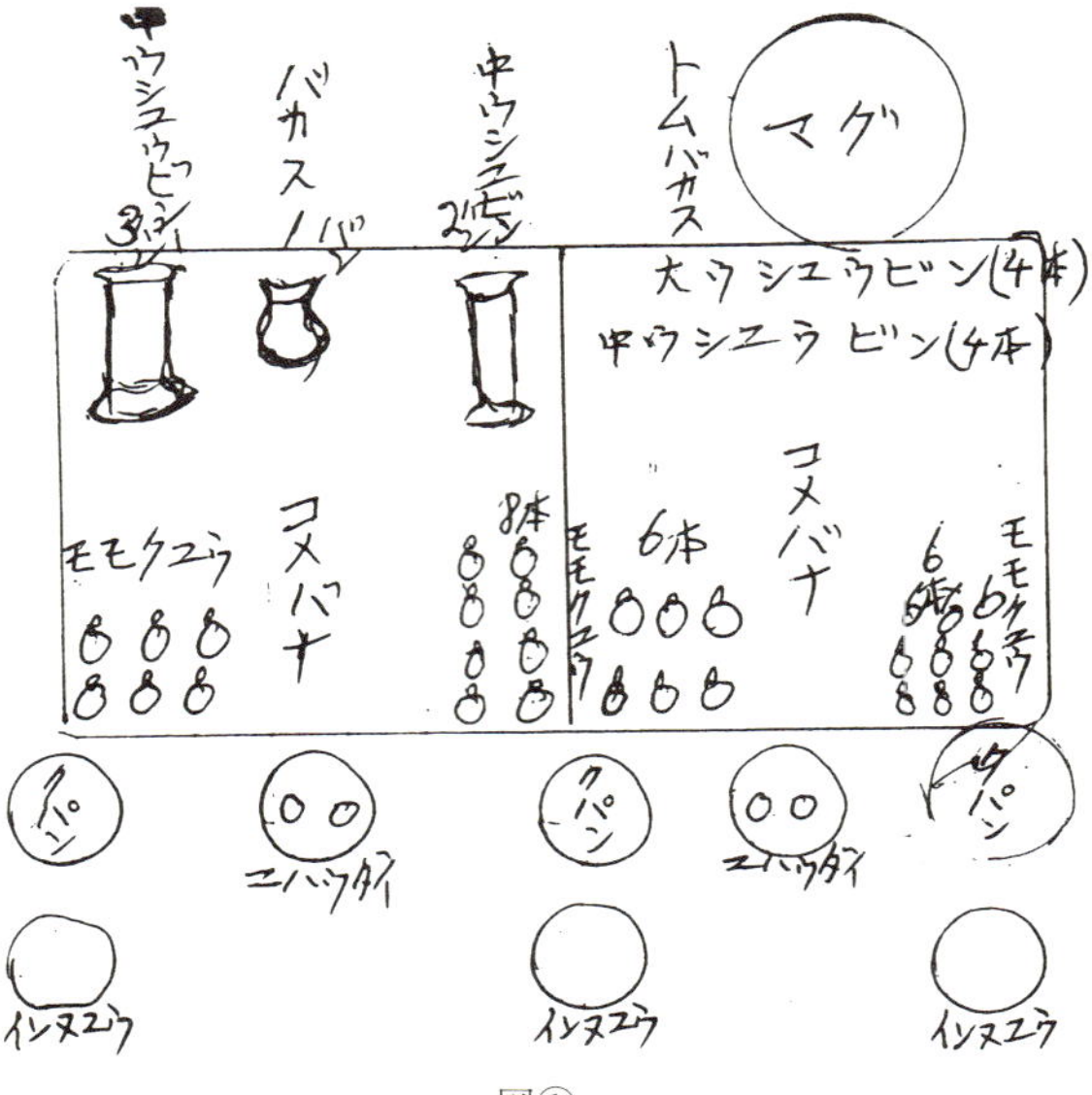

図①

カギブン、ビシては、「カギムヌ、チュラムヌ…」とフツユンします。

あとにナカンマとカカラ達が線香（に火）を点していきま

す。

ウホンマ二人は十二ハウに上がって、線香をビシる所を手で空けておきます。

線香を点けてきたらウカウルに線香をビシる。

線香をビシた後は、ナカンマ達がウホンマ二人に水瓶を渡します。水瓶を取ってフツユンして下りてきます。

ハイバラ方の階段を上がって、水ウカウルに水をウヤします（あげる、入れる）。

水をウヤして、階段を下りてきて十二ハウにフツユンしてからタンク前へ行って、手を洗います。

手を洗っては、ハイバラから回って行ってヤドフツから入って来て、ビダイをナカンマが取ってきてからヤドフツの前にあるお賽銭箱の横に座ります。

ンマタバクユウイ（煙草祝い）をしてから[13]、カギニガイのフツユンします。

ンマ煙草ユウイをした後はハイ[14]を三回して、フツユンして、ニガイた後はテイタアミイユウ[15]もします。

テイタアミイユウをした後は、本村、仲村のカカラ達がウユシ（神歌）をします。

ウユシが終わったらゴデンポウを立って歌います。

ゴデンポウ
キユウヌウーホーカーラーシヤアシヤヨオー
ヌユニイーチヤーアードウータアチユウユデイガ
クガニイーチヤアード
ナアームジヤアードウド
タアチユユーデイドウイ
ウホヤグミスッサリー

ナナムイには、ウホヤグミスッサリーと歌います。


【供え物】

あとはハナウサギ（供え物）準備。

ウイ（上）のウシユウビンの酒をタアク（やかん）に片付けて下のバカスを上のカギブンに取ってビシる。

クパン（塩）皿一皿、インヌユウ（海の幸、小魚）一皿、ユハウブン（皿）載せてハナウサギ（供える）。

カギブンはバカスブン。

十二ハウにウサギる。カギブンはこれだけ。

ナカンマ達がハナ（米）をヤーキ（一般の家）から取って、

終わったら、タアラユウ（タアラとも。俵、米を入れる袋）を取ってきます。

ウホンマ達は十二ハウに行きます。ナカンマ二人がウホンマ達にお金ユウ、タアラユウを渡します。ウホンマ達は、十二ハウに置きます。

次は、カギブンを十二ハウにナカンマ達が持ってきて、酒をかうウサギます。次は、クパン、インヌユウウサギさせる。コメバナ（米）もウサギて、十二ハウから下りてきます。

（図②）

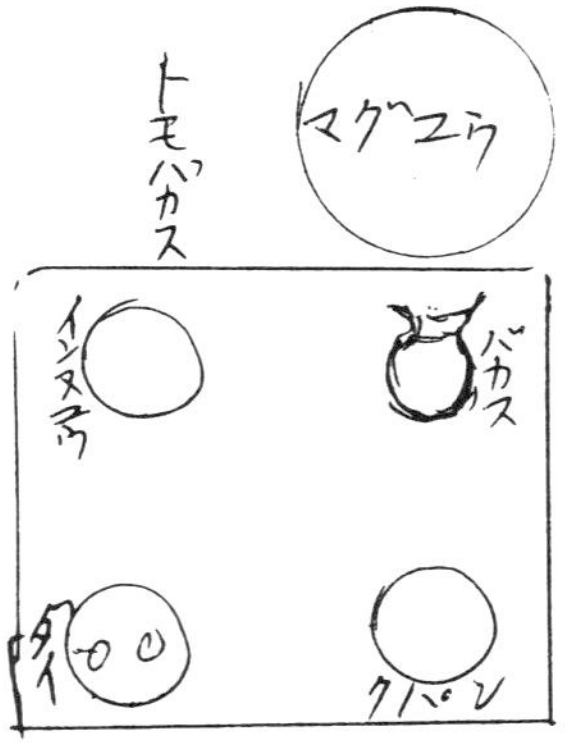

図②

ヤーキからのハナウサギカギブンは、ナカンマがスガリ（言[illegible]）[illegible]ます。

タアクに酒は入れてカギブンは持つ。

ウホンマ二人がウサギる。

ヤーキからのカギブン並びますが、ここに書きますから並んでビシなさい。

（図③）

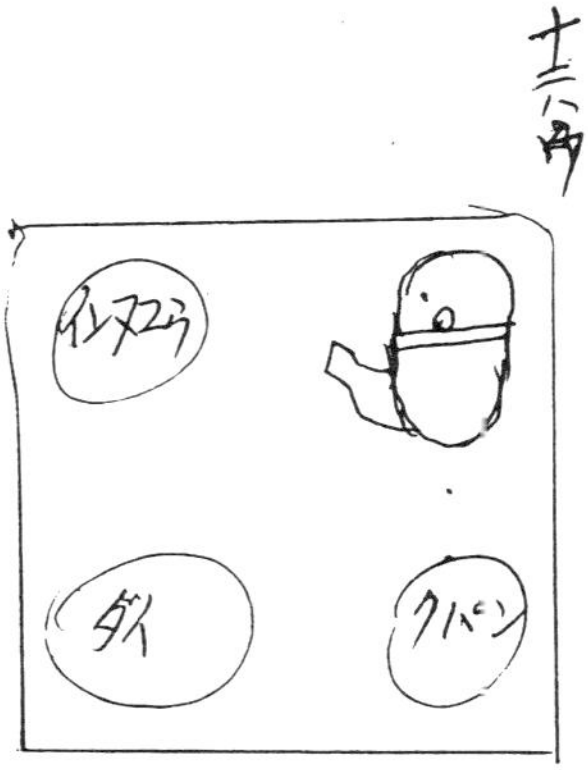

図③

ユヌカギサ（感謝のことば。均等に分けること）。

自分たちがウサギたハナのシモ（下）方にウサギます。

ウサギて来ては本村、仲村、ユヌカギサ。酒をニガイます。

後はタアラユウを持たして、お金ユウも本村ユヌカギサして、家に帰る。

ハナウサギる時はいつもこんなに準備はします。

十二ハウ[illegible]、カギブン[illegible]持ちます。

タアラグワ（タアラユウと同じ）を取って来て、ウホンマ達に渡します。

十二ハウのお金ユウを載せておきます。お金ユウの上に酒もクパンもインヌユウも米バナも載せてウサギます。

ヤーキからのカギブンのハナは、自分達の一番ウサギたハナのシタ方に並んでウサギます。

十二ハウにハナウサギた後は、自分たちの酒からニガイます。

本村のナカンマは、本村のウホンマにニガイさせる。仲村のナカンマは仲村のウホンマにニガイさせる。

あとは、ヤライ酒［16］をする。本村の酒を仲村のウホンマがニガイる。本村のウホンマが仲村の酒をニガイる。ヤライ酒をカカラ達も同じようにする。

あとは、酒をカミて、片付けてからナカンマ二人は十二ハウからお金ユウを取って来て、自分達のお金ユウは「いくらある」と言います。

仲村もユヌカギサ言います。あとは本村、仲村も同じように分けて家に帰ります。


【後日のニガイ】


三日ニガイもあります。

忙しい時は、自分達のウホンマヤーに三日ニガイして、（次に）ニガイがある時はヤライ酒しないでニガイに行きます［17］。

一月　カリユシダミニガイ

解題

カリウスダミニガイともいう。一年の安全を祈願する。旧暦一月マビトダミニガイから始まり、カリユシダミニガイ、ウフユダミニガイ、二月の浜ニガイなど「大きなニガイ」が続き、各家からもニガイに参加する。


ニガイの時はカギ清潔からする。

カギブン、ビシる。

カギジャウからウホユウをトモす。

線香をビシる。ビシた後ナカンマ、カカラ、カギ水瓶取って階段を下りてきてハイバラの階段を登って水カウルに水をウヤして。

あとは手を洗ってヤドフツから入って、ビダイを取ってヤドフツの前に来て座る。

カギブンをビシ、ンマ煙草ユウイをする。

（図①）

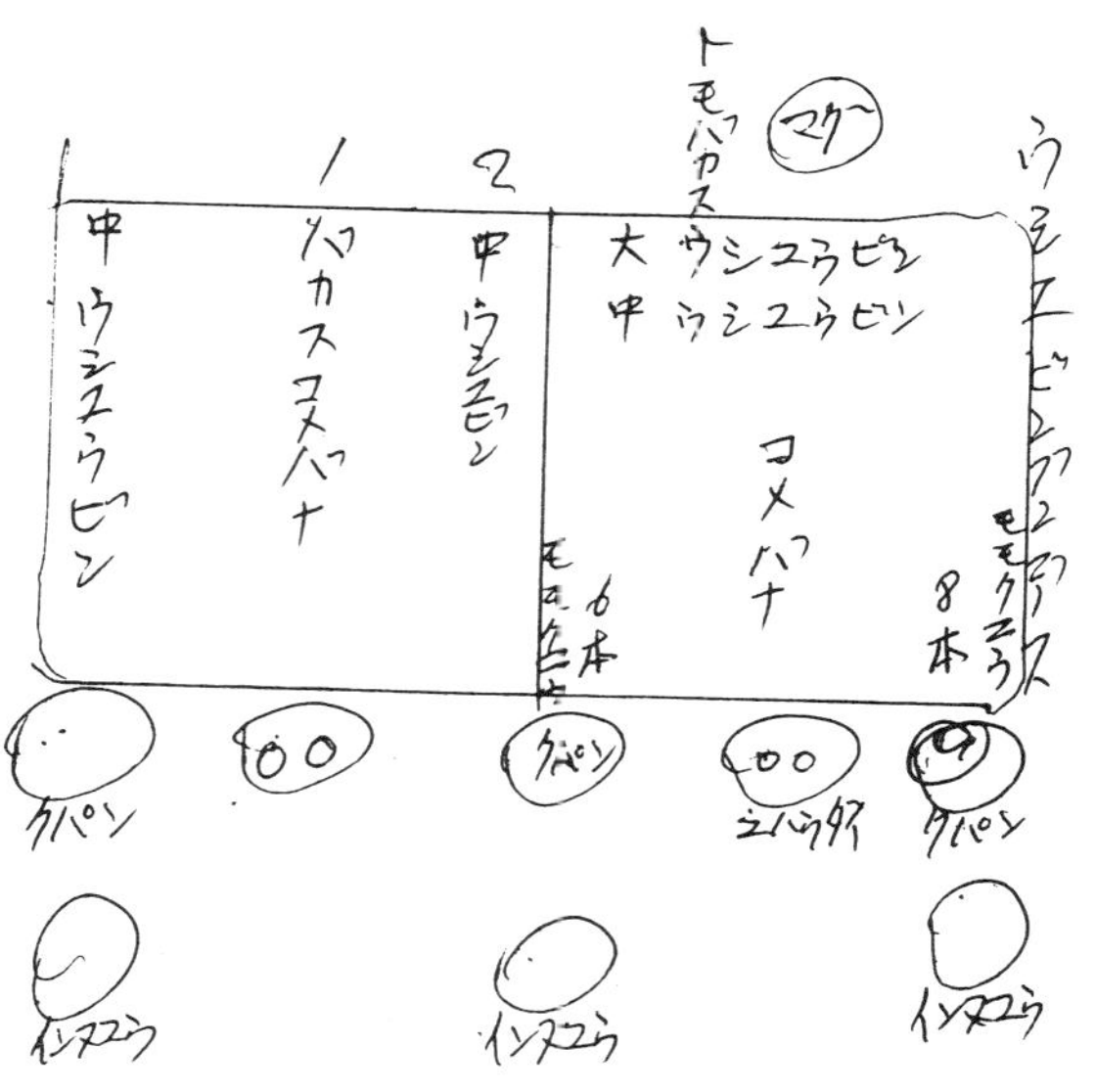

図④

ハイを三回してニガイが終わったら、ティタミユウをしてから、歌を歌います。

ニガイた後は、ウユシはしません。

カンナアギアヤグを歌う。

ニガイた後は二のワシユワビンを片付ける。

ハナウサギブンを二番ブンから一番ブンに取って準備する。二番ブンにはナカンマがヤーキからのハナを取った後、ハナウサギブンは準備する。

ハナウサギてンマ達からニガイてアニ達もカミる。

酒をカミた後はタアラユウもマグユウも家に持たしてから、お金ユウを本村、仲村、ユヌカギサに分けて家に帰ります。

【カンナアギアヤグ】

タウト
キイユウーヒィーヤアヨーオーヨー
クウガアニトウド
タァーチユユデイヨー
オーイーナアーハアヨー

（意訳）

尊い神様
今日の日は
黄金である
称えよう

二月　イド（井戸）ニガイ

解題

二月に行う井戸（水）への願い。カーノカンニガイともいう。未か亥のキノエの日に行う。

サバウツガーという前里添の北の海岸にある井戸に行き、甘い水が出るように、と砂糖を撒く。アガイヌカー（池間添にある井戸）や水源池にも行って願う。井戸ニガイは線香に火を点けないことが特徴である。

佐良浜では一九六〇年に簡易水道、一九六六年に水道が給水を始めたが[18]、それ以前はサバウツガーから水を汲んでいたという。現在は使っていない。

一二月には願ほどきの井戸ニガイをする。

暦もカミる、ハマユウはありません、ラジオ放送もありません。

【掃除】

イドニガイには、明日という日に井戸の掃除。

朝の七時頃。ウホンマヤーから本村、仲村、箒を持って行きます。

サバウツに行く時は、一列に並んで行きます。

サバウツのノソキフツに行っても並んで拝んでから掃除はします。

ニガイをするみたいに並んで拝みます。

拝んだ後は本村のウホンマが先になって階段を下りていきます。

サバウツガーにも並んで拝んでから入ります。

草履は仲村は南方に外します。

カーの前に行っても並んで拝みます。

本村のウホンマは西から北に（箒で）掃きます。仲村のウホンマは井戸のハイバラ方からアガイ（東）方に掃きます。

カギ清潔しては、カギブンビシる時は仲村は東側にカギブンはビシる。

【ナバウツガーでのニガイ】

カギブンビシ、右ブンです。

朝はナナムイに行ってフツアキニガイ（口開けニガイ）からする。

ウホンマの持ち物、ウシュウビン、水瓶を持つ。

井戸ニガイには線香は点けないでニガイします。

煙草は火は点けてニガイはします。

三日ニガイの時、線香は火を点けないでニガイます。

二月のイドニガイの三日ニガイの線香は、ニガイが終わったらナカンマが片付けておきます。

ナナムイのフツアキニガイ、ウスイバナ（祈願したハナ、米）も持つバカスブンです。

（図⑤）

線香は点けないがンマ煙草ユウイはする。

カギニガイしては、ヤライ酒。

本村、仲村ユヌカギサ。

サバウツのノソキフツにはバカスブン。

（図⑥）

ノソキフツの回り線香［19］は一番上の階段に置きます。

ツカサ達が回り線香を置くとウホンマ、ナカンマ達はハ一

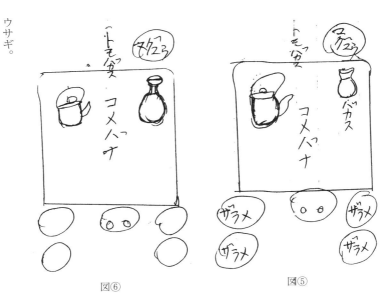

図⑤

図⑥

ウサギ。
あとは酒をカミて井戸に下りて行きます。

サバウツにはウシュウビン。
カギブンは右ブンです。
（図⑦）

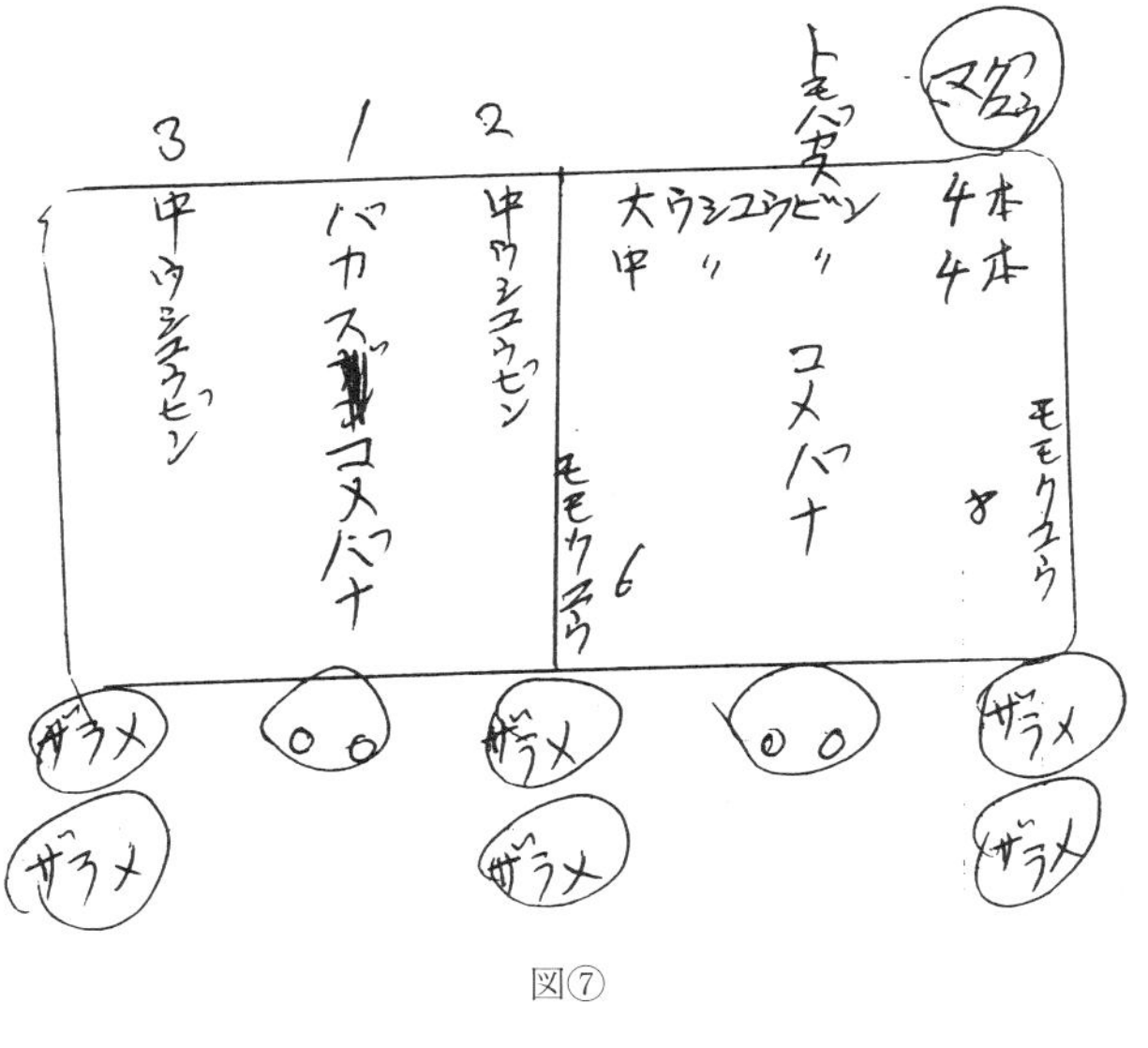

図⑦

サバウツガーの水は自分達だけでヤライます（祈願します）。

カーのフツ（口）にはハナはウサギない。

ニガイた後は、ヤライ酒。

ザラメ（砂糖）もヤライます。

カギニガイの時は線香をカミる。カミた後は、ウカウルにウホンマがナカンマから取ってビシる。

ハナをウサギる時はウカウルにからウサギて、回り線香には（その後に）ウサギる。

サバウツには本村のカカラがウユシをします。


カギニガイして、回り線香にハナウサギして後は井戸にもザラメを下ろします。

あとは酒をカミてヤライ酒をして井戸からも水を汲んでヤライ酒をして、家にも持って帰ります。

水はウホンマが持っているカギ水瓶に入れて持つ。

ノソキフツと井戸とで回り線香は七カ所です。


【アガイヌカー（東の井戸）でのニガイ】

井戸ニガイの明日という日の事。

アガイヌカーの掃除をする時は、仲村は西側をウカウルもカギ清潔します。

井戸のミナカ（中）もイイ（西）方を掃除はします。

カギブンも西側にビシてニガイはします。

アガイヌカーのカギブンビシは左ブンです。

（図⑧）

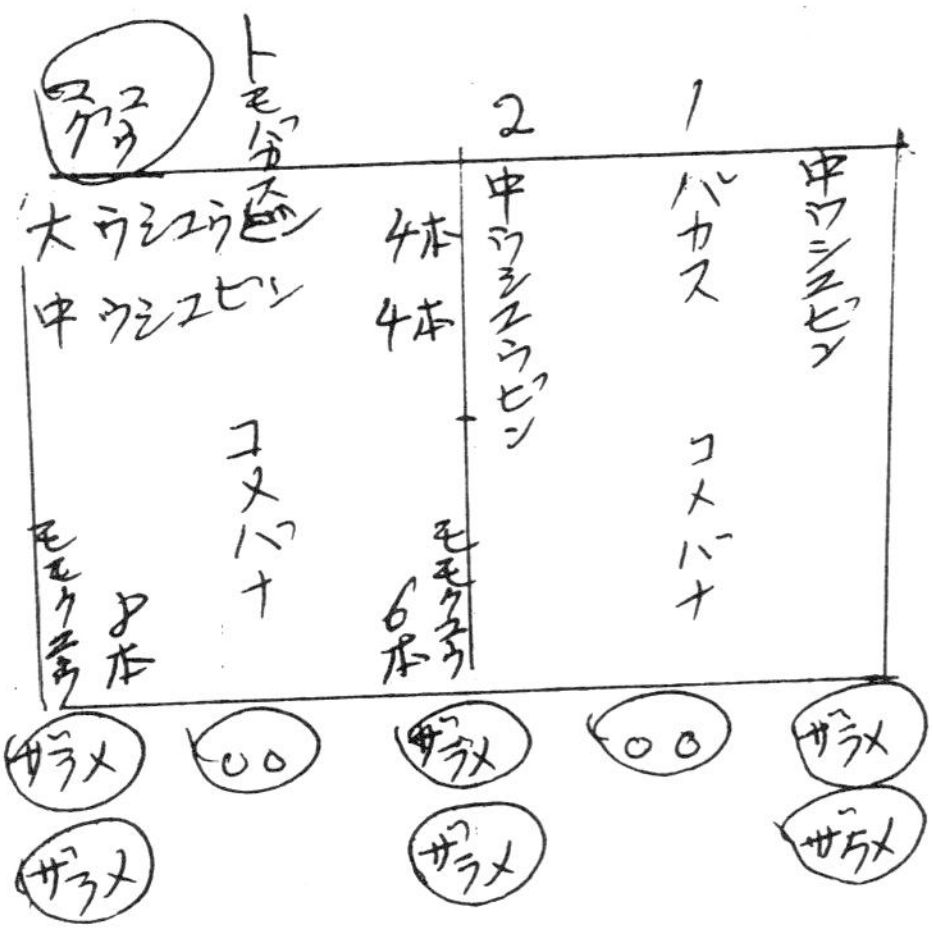

図⑧

アガイヌカーには回り線香は五カ所、回りに線香しては、井戸にもザラメを下ろす。

ニガイた後は、ヤライ酒。ザラメもヤライます。


【水源池（給水池、配水タンク）でのニガイ】


グサンギイ（杖）とクバ笠は持つ。

アガイヌカーからウホンマヤーに来て、ウスイバナを（用意）して、水源池に行きます。

いつもハナウサギの時は本村がウイ（上）方になってハナはウサギます。


左ブンです。

二月も十二月も同じです[20]。

水源池に行く時はウホンマの持ち物はクバ笠、グサンギイを持つ。

水源池には機械があるので、ンマ煙草ユウイは火を点けないでニガいます。

水源池にはバカスブンです。

トモバカスは持たない。

線香はサイ（申）ヌハかどに置きます。

カギブン、線香をカミてから置きます。


カギブンはバカスブン。

（図⑨）

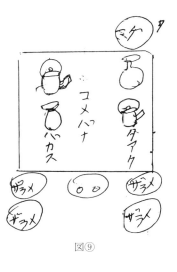

図⑨

カギニガイしてハナをウサギるときはサイヌハかどの線香を置いた所にから、ハナはウサギます。

歩いて来ながら中にもハナはウサギます。

水源池ニガイをして、水タンクの前へ行ってハナウサギをします。

ウサギた後にはタンクにもンマ（午）ヌハからザラメを下ろします。

本村、仲村カギニガイしては、ザラメもヤライます。

ヤライ酒して家へ帰ります。

水源池から家に帰る時は水源池の車で帰る。
三日ニガイもあります、三日ニガイの線香は一二月に清潔をします。
いつも三日ニガイの時はカギブンは付けない。

二月　ムスヌヌンニガイ

解題

虫祓いの願い。
ねむの木の帆をアダンの葉にさして舟を作り、虫（バッタなど）を乗せて海に流す。その後は、後ろを振り返らずにまっすぐに家に帰りその日は畑には出ない。

朝はナナムイに行ってフツアキニガイをします。
手は広げないで合わしてニガイる［21］。
煙草も火は点けないで煙草ユウイする。
フツアキニガイにもトモバカスもビシてニガイはします。
バカスブン（図⑩）
本村の浜に行ってウシュウビン、ビシて、ムシヌヌンニガイをします。
仲村は西側にカギブンはビシる。
カギブンゴシる時は浜のウカウルを真ん中にしてカギブン

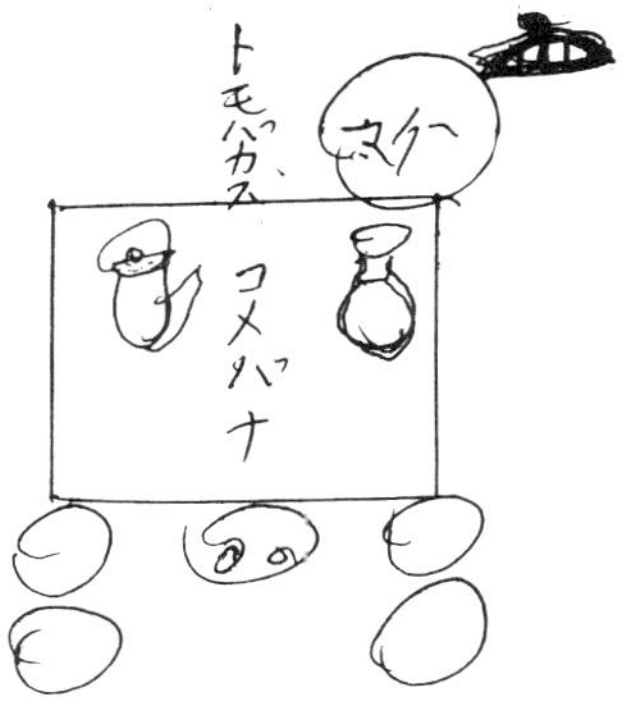

図⑩

はビシてニガイます。

虫を取って来てウホンマヤーのジャウから外に置きます。

ナナムイの門から外に虫は置きます。

ウシュウビンブン（図⑪）

煙草は火をつけない。

手は広げない。

カギニガイして、本村、仲村、ユヌカギサ。

ヤライ酒してからウホンマ二人はカギブン片付けてからナカンマ達は虫を捨てに行きます。桟橋の裏に行きます。ナカンマ二人は、ニガイが終わったら虫を捨てに行きます。

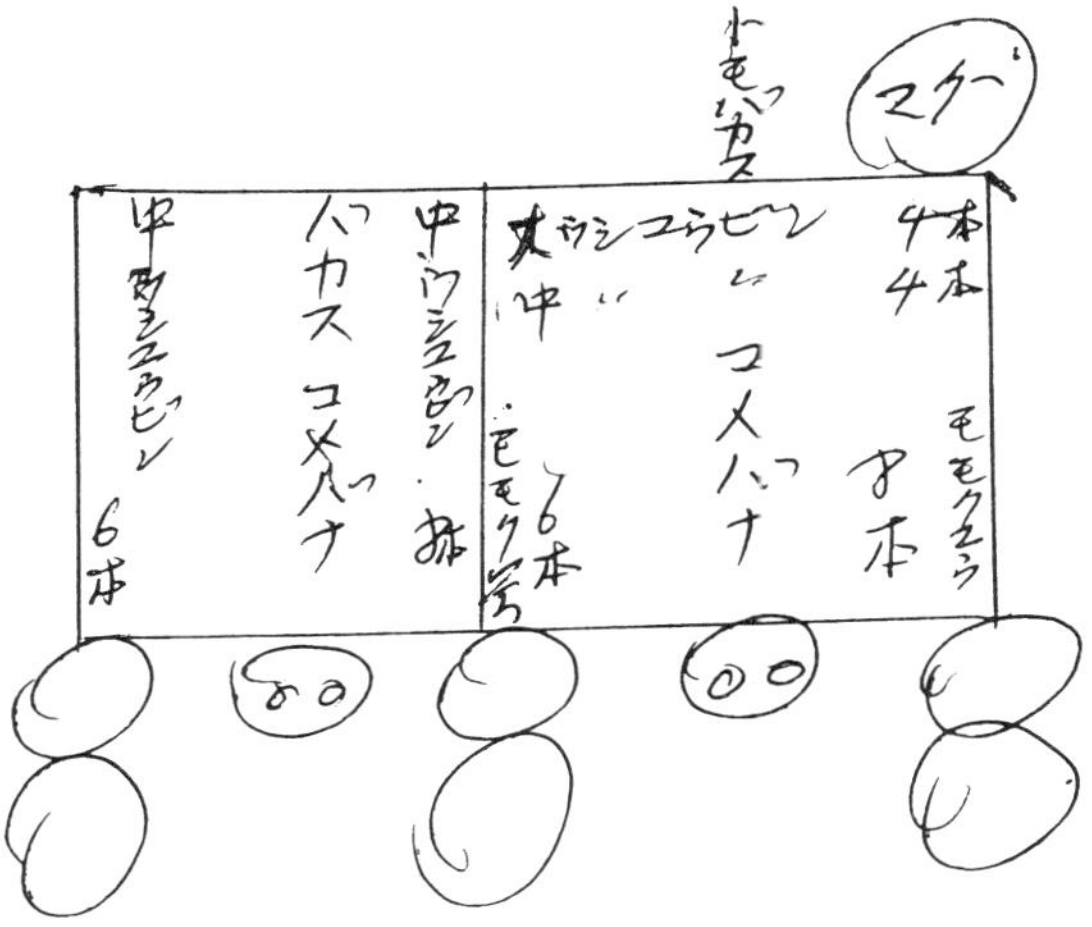

図⑪

後ろは見ないで来ます。

ナカンマ二人が来たら家に帰ります。

ムシヌヌンニガイをしては、畑は出ません。

二月　ハマ（浜）ニガイ

解題

浜願い。ヒダガンニガイともいう。シマから出る人の安全、豊漁を願って豚をつぶして、頭を海に流す。

夜を越す（夜遅くまでかかる）願いである。ユウフヒイのニガイをして、豚を供えて、アキドラニガイ、トラヌハウサギを行う形は、各家で行う夜のニガイの理念型になっている。

【掃除】

ハマ（浜）ニガイには、明日という日に浜の掃除をします。三人とも箒を持って行く。ナカンマは袋も持ちます。

浜ウガンとトマイ（泊）ウガンが続いてある時は、カギビユウイの暦も一緒にカミます。

ウホユウも袋を持って行って取ります。

ブロックも準備する、トマイニガイの魚を立てるブロックです。

浜のカギ清潔をしてきて（から）は、トイヤーからの明日のカギ準備もします。

ウホンマは浜ウガンの時はウシュウビンと水瓶とンマダリ籠も持って行きます。

【浜でのニガイ】

浜から行ってユウフヒイのカギブンビシ。

ユウフヒイニガイの酒はウホガマ（豚の頭）のハナウツ（鼻先）にうやします。

自分達もニガイます。

ユウフヒイのニガイの時の線香はウホンマがビシる。

ウホユウを袋の一つをナカンマがウカウルの真ん中に置きます。

ワア（豚）のホニダマ（骨）、カカランマ、ワアカタブニ（肩骨）も三本ずつもらうようにする。

ウホンマがユウフヒイのニガイの線香をビシます。

【ナナムイでのニガイ】

ニガイた後はトモバカスもウシュウビン箱も浜に置いてカギブンもそのままにして、ナナムイに行きます。

ナナムイには、ウホンマヤーからのウスツ、バカス、蛸、小皿四つ、ユハウダイ（皿）とウスイバナを持って行きます。

酒は浜のカギブンにウスイて瓶は置きます。

ナナム〃にはバカスブンで〃。

浜ウガンとトマイニガイには、トモバカスは持たないで浜にビシていきます。

浜のユウフヒイのカギブン

（図⑫）

ンマダリ（濁り酒）［22］の蓋は開けないでカギニガイする。

ユウフヒイのニガイの線香はウホンマが立てる。

ニガイた後はウスイバナをしてナナムイに行きます。

ナナムイから来てアキドラニガイをします。

浜からナナムイに行ってフツアキニガイ。

ナナムイのカギブン、バカスブン

（図⑬）

ウホンマのウスツ小皿四つ。盃台持つ。

カギニガイして、ヤライ酒をして、棒（ンマダリを混ぜる棒）は横方、カラスガミ（甕）の横に立てて、洗いバナは布巾に半分は包んで、カラスガミにはカジユイユウ（加える）します。芋のンマダリはカラスガミに入れます。

クパンとマグユウとハナとインヌユウにウスイバナ（祈願）をして、ナナムイから浜に行きます。

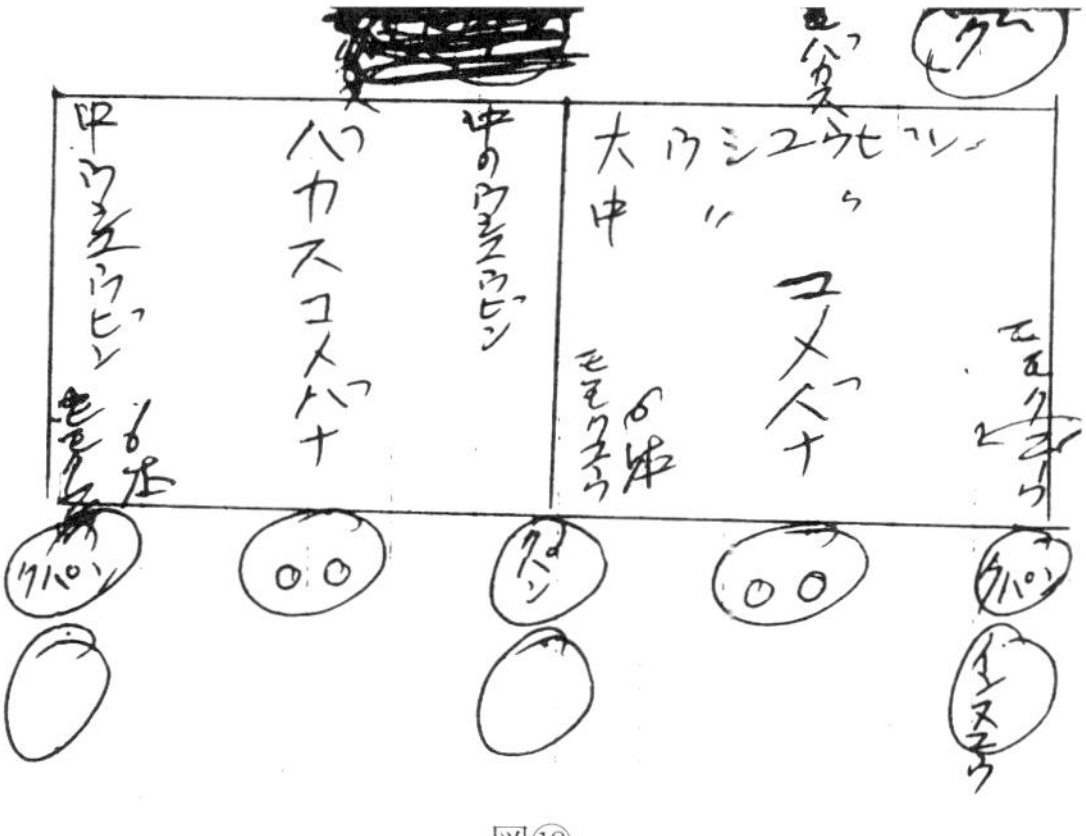

図⑫

【浜でのニガイ】

アキドラニガイ

（図⑭）

ンマダリをビシる。洗いバナをビシる。棒があるものが上方。

アキドラニガイには線香はナカンマ達がビシる。

ウホンマはワアブンを持って来たらカギブンのマウキャ（前）に立って行って座ります。

カギニガイをします。

ハイを三回してからフツユンしてカギニガイをして、テイタアミイユウをしてから、カカラがウユシを詠みます。

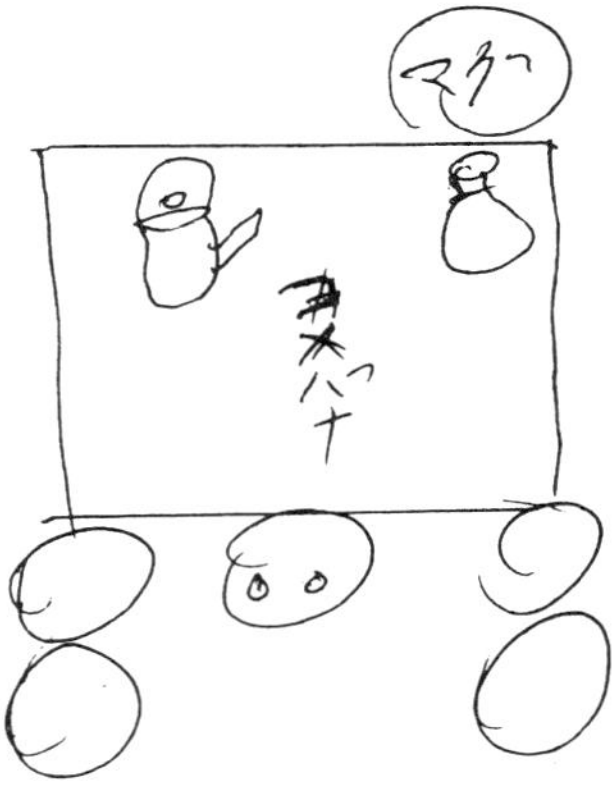

図⑬

ニガイたブンはそのままにして置いて行く。

カギブンの前に立ってウホンマはマウキャに行ってウシュウビンを片付けて上のカギブンに下のバカスを載せてハナウナギブンを準備します。

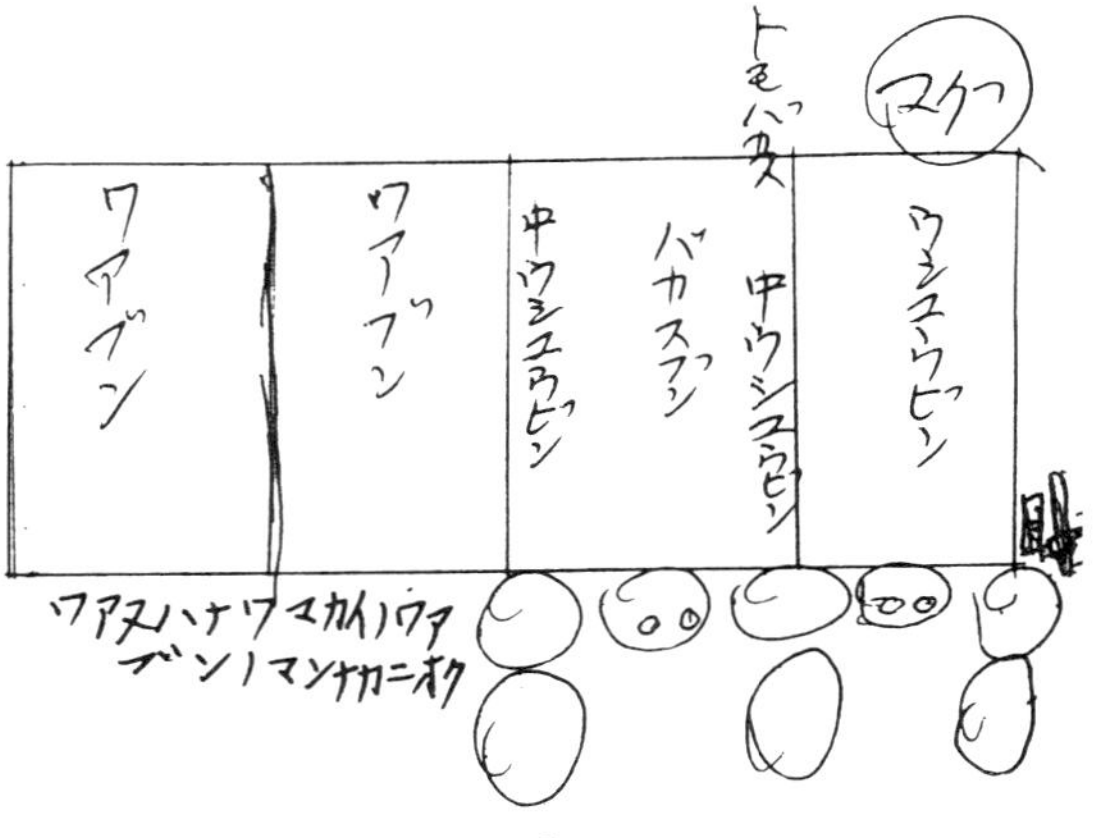

図⑭

ハナウサギブン
（図⑮）

【後祝い】
ニガイた後は酒をニガイる、アニたちもニガイる。ウホンマヤーに来て、区長ヤーにも行きます。アトユウイ（後祝い）をします。

ヤーキから取ったハナは自分のカギブンにはナカンマが準備する。
ヤーキから取った酒バナをタアクに入れてカギブンを準備してハナウサギします。
ンマダリをウサギる時は蓋にウサギます。
自分達のハナをウサギてヤーキからのハナはウサギる。

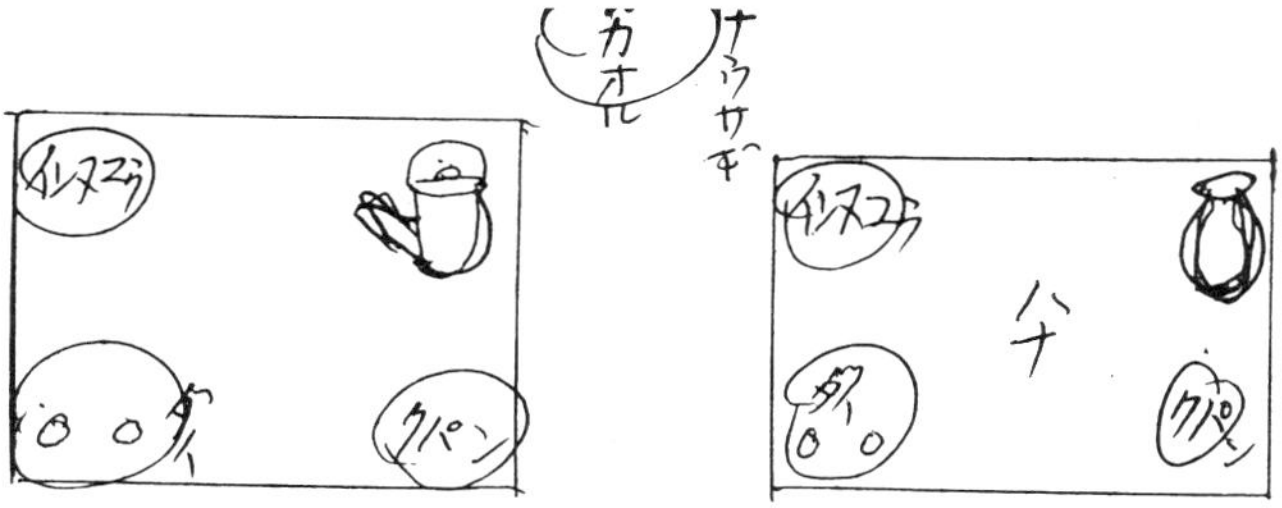

図⑮

二月　セイト（生徒）ガンニガイ

解題
生徒ダミニガイともいう。小・中学校で子供たちの健康とクライアガイ（位上がり、進級、精進）を祈る。
学校側でも行事として待っていて、後祝いでは職員室でツカサたちが踊る。各家の女性たちも盆を持ってニガイに参加する。
暦もカミる、ラジオ放送もする。

【掃除】
セイトダミニガイにはハマユウはナナムイにはありません（しません）。
学校の掃除の時に籠ユウに入れて学校のウカウルにウホユウは持って行きます。
明日という日に籠のウホユウも箒も持って学校に行きます。
鎌も持って行きます。

ウホンマ二人はウカウルの掃除をして、ウホユウもウカウルに置きます。

ニカムラヒヤズにも行って清潔をしてウカウルにもトモす。


【ナナムイでのニガイ】

朝ナナムイに行ってウシュウビンブン。

（図⑯）

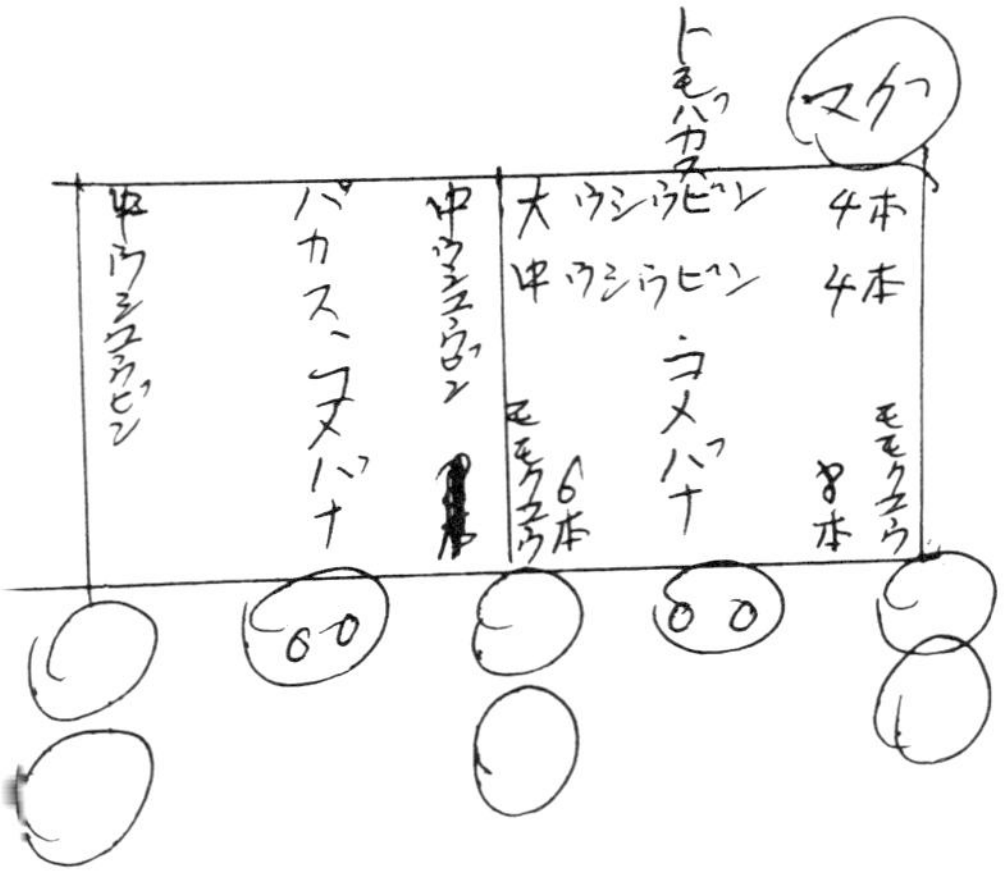

図⑯

カギニガイをした後はゴデンポウを「キユウヌ　ホウカラアシャアヤアー」と、歌う。立って歌います。

カギニガイをした後はヤライ酒。

ナナムイからニカムラヒヤズに行きます。

【ニカムラヒヤズでのニガイ】
ニカムラヒヤズには左盆です。
弁当もスキます（供えます）、おにぎりには豆ご飯六個［23］、
おかずは肉は入れない、飲み物六個。
弁当をスキては必ず食べます［24］。
東向きにしてカギブンはビシる。
左ブン（図⑰）

ニガイ終わったらヤライ酒。


【小学校でのニガイ】

ニガイた後は小学校に行きます。

小学校庭
右ブン（図⑱）

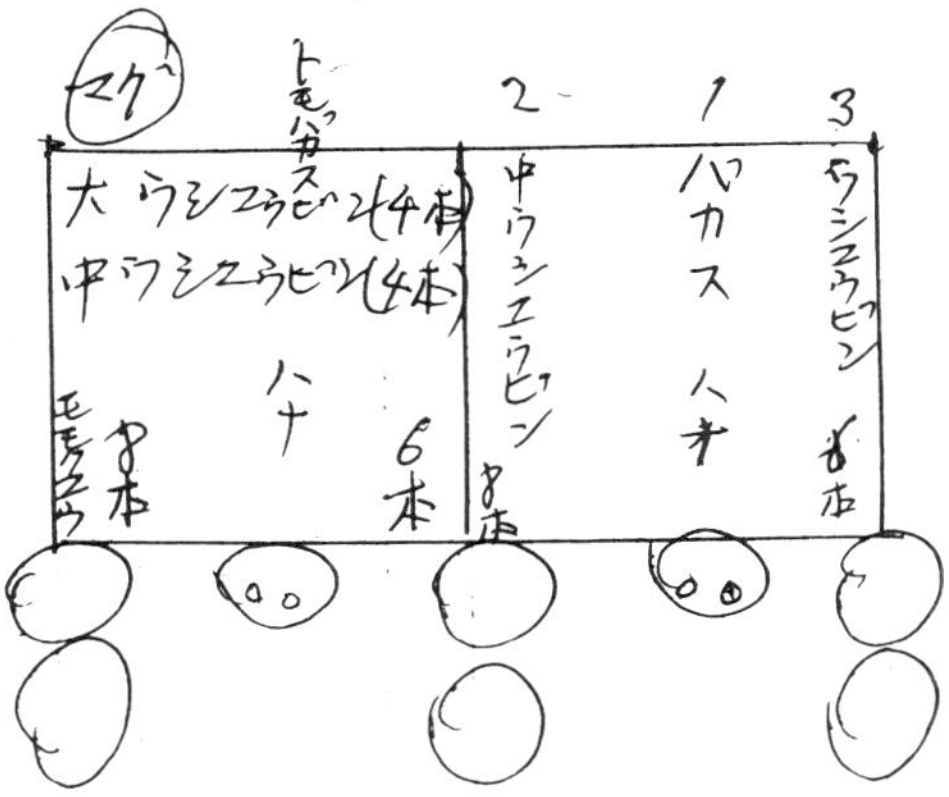

図⑰

カギニガイしては、ハイをした後は本村のカカラがウユシをする。

ゴデンポウを歌う。

ウホフヤグミ（神様、拝所）にハナをウヤして回り線香をもする、回り線香は五〇カ所に置く。

カギニガイが終わったらゴデンポウをする。

職員室に行って歌も踊りもします。ユツダキ踊り、ジュリ

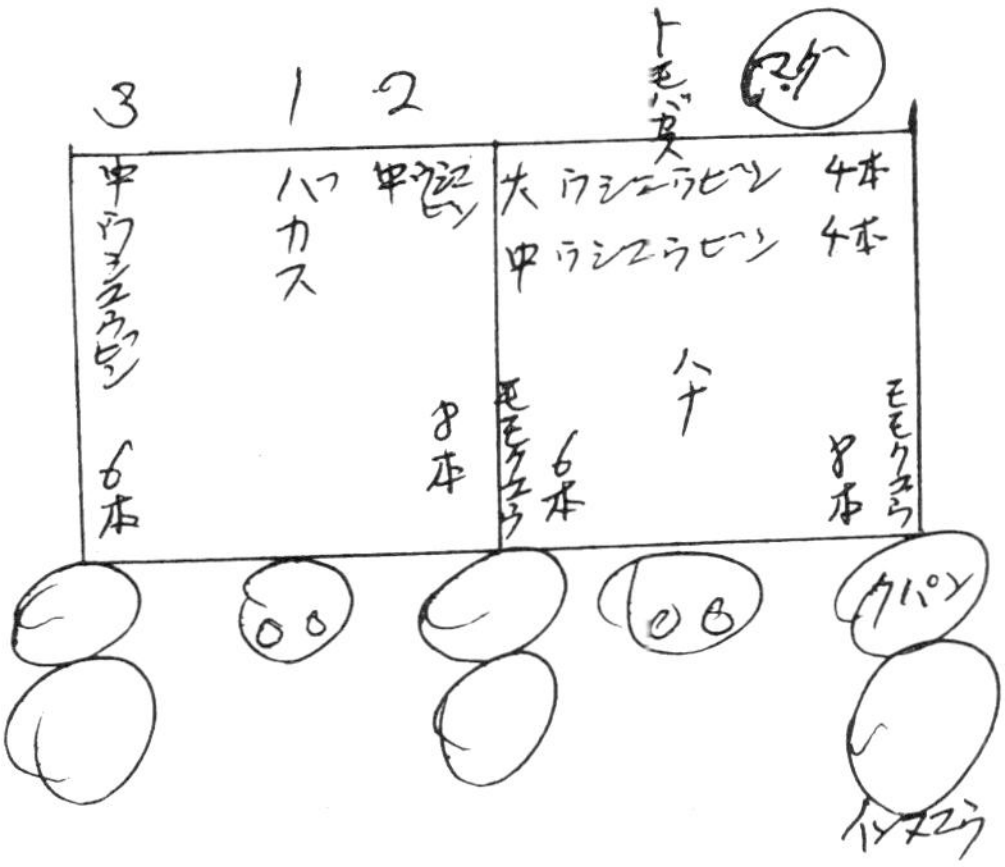

図⑱

ホウカア踊り、マツガマ踊り。

お祝いした後は、中学校に行ってニガイをします。

中学校に渡る時は、カイマタ（狩俣）ヌユシマヌシウの歌も歌いながら渡ります。


【中学校でのニガイ】

右ブン（図⑲）

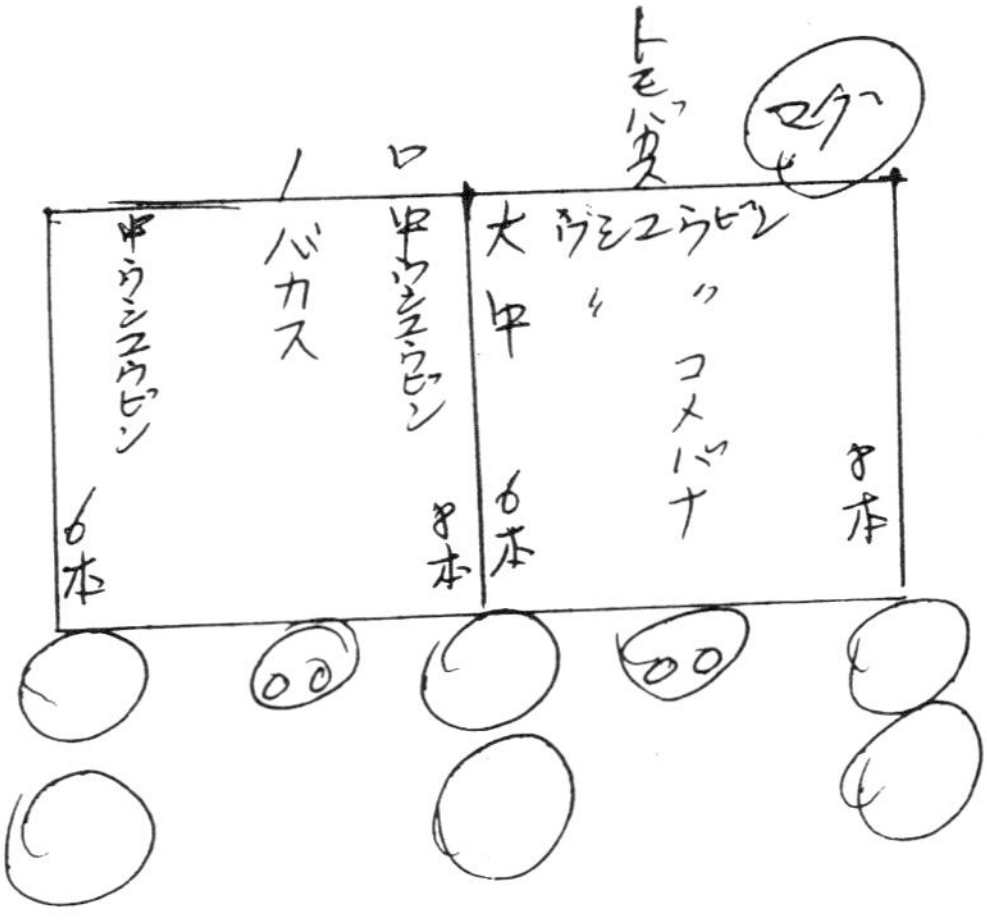

図⑲

ニガイては、ウホフヤグミにからハナをウサギて回り線香にハナウサギ。

ニガイた後はゴデンポウ。

中学校にも職員室に行ってお祝いをします。ユツダキ踊り、ジュリホウカア踊り、マツガマ踊り。

三日ニガイあります。

三月　ムズ（麦）ヌバンムツ

解題

畑作物（麦、豆、粟、芋）の豊作を祈る豊年ニガイは、バンムツといい、この四種の作物のニガイは大きな行事なのでウホ（大）バンムツという。


ウホユウも取る、三日ニガイもある。

ムズ（麦）のバンムツの時はマミ（豆）のバンムツ、アワ（粟）のバンムツ、イモ（芋）のバンムツ時、同じです。

ウホバンムツ時はウホンマヤーにトンカラ（一緒に泊まる）します。

夜九時までは来てトンカラします［25］。

朝ナナムイに行く時、二時に起きて準備して、朝はナナムイには三時に行きます。

ナナムイに持つべき物、準備する。

ウホンマはウシユウビン、カンドウイ（行燈、サラダ油を入れて（火を点ける）、水瓶。

電気（電灯）持って清潔して、手を洗いカギブンビシて、カカラとナカンマが線香を読み終わるとカギジャウからウホユウもトモします。

ウホユウをトモしては、カギブンの前に来てビダイに座る。

ナカンマ、カカラ達が線香を点けにウカマの前に行きます。

ウホンマ二人は十二ハウに行って待っています。

線香を点けて来たらウホンマ二人は線香をビシます。

線香をビシたら、ナカンマが水瓶をウホンマに渡します。

水瓶を持って水ウカウルに水をウヤして、タンクの前に行って手を洗い、ウホヤー（ヤドフッ）のカドスッ（角）から入ります。

次はカギニガイ。

ウシュウビンブン
ナナムイのカギブン
（図⑳）

カギニガイしてはカンドウイは消しません。

ニガイては本村、仲村、ヤライ酒。

カギニガイしては、ウイのブンもみんな片付けて、ウイのカギブンに下のバカスを載せて準備、ハナウサギブンを準備します。

いつもカギニガイしては、ウシュウビン片付けてムクユウも片付けてハナウサギ準備をします。

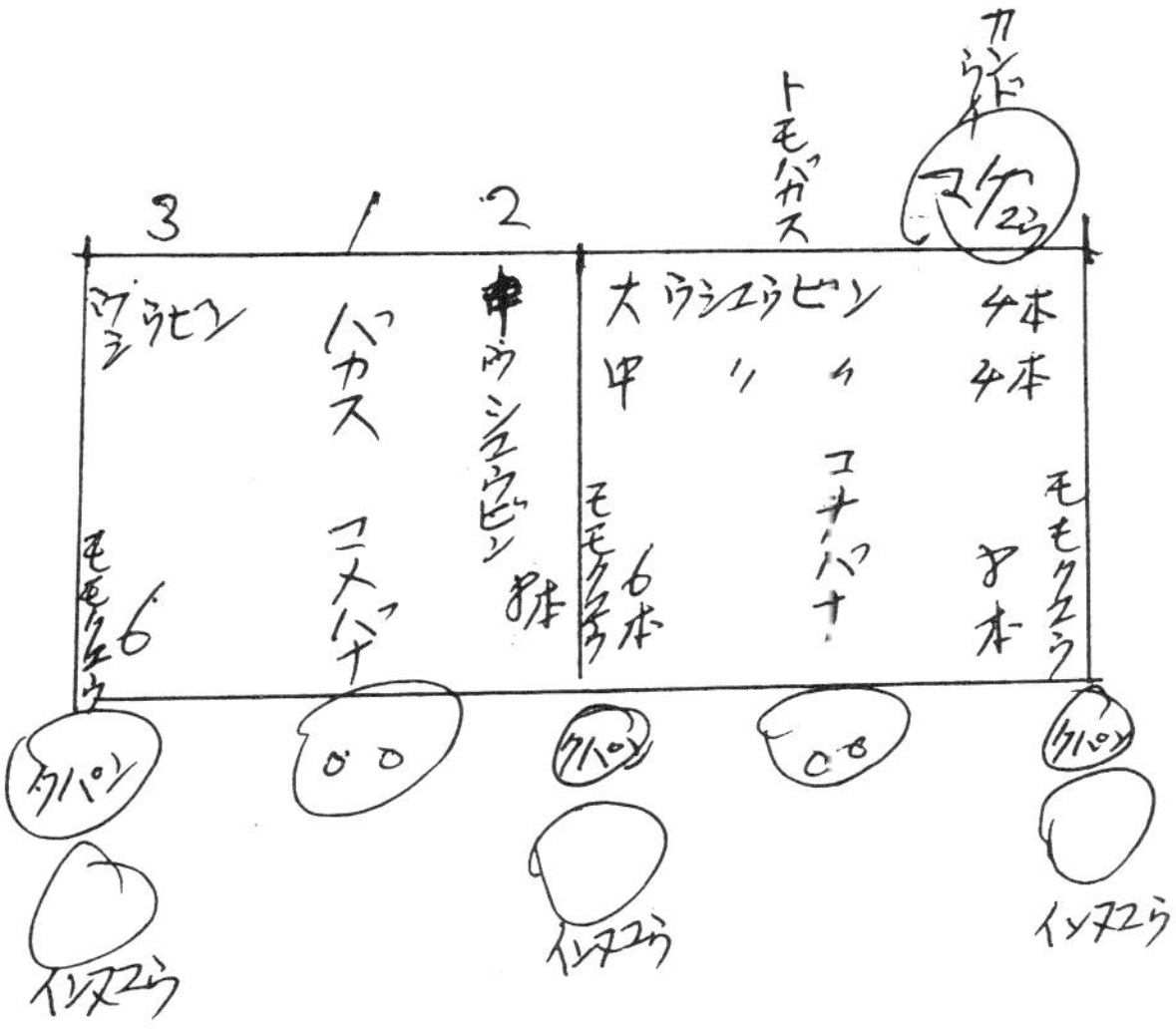

図⑳

バカスブン（図㉑）

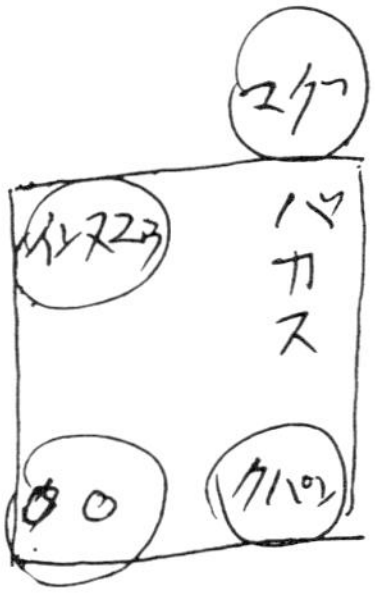

図㉑

【その他】

ウホバンムツ時ヤーキからの頼みニガイの時は［26］、カンドウイとタマドウイ（石油缶）はウホンマのウホユウムチャアとナカンマのウホユウムチャアが朝の四時半頃ナナムイから持って行きます。

カンドウイ（を持って歩く時）には、人には出会いません（出会ってはいけない）。人に出会う時は「カーマンカイ、ミヤテイ（あっちに行きなさい）」と戻します。出会わさないように大きな声で言います。

頼みニガイがある時は三時に行ってもヤーキからの人たちが来るまで待っています。

カンドウイは白い紙は三カ所に貼って、ヤドフツ（家）と思って一カ所は、半分まで。半分は下の方に垂らします［27］。

家の中から火を点けて持ちます。

人に出会わないようにナナムイまで「カリユシヤ」していきます［28］。

ナナムイに行ったらカンドウイは自分達のマウキャに移しておきます。

火が消えたらナカンマはマッチを持って行って火を点けます。

ウホウムチャアはヤーキが頼む時に降りてきます。

三日ニガイしてカンドウイも清潔する。

三月　カサヌバンニガイ

解題
麻疹を防ぐ、麻疹が軽症で済むように願うニガイ。

三日ニガイない。

ウホンマは水瓶とウシュウビン、カカラはウホンマヤーのバケツに水を持つ。

カギジャウから外に置きます。

ヤーキからの頼みがあったら（先に）頼みのニガイからします。

カギニガイには煙草は点けないでニガイる。

手は広げないでニガイます。

ヤーキからカサヌバンニガイに来る人があったら、ヤーキのカギブンのハナはンマ達は貰わないで、（ヤーキに）持たす。上等のニガイ、カリユシダミニガイとかのハナは貰います。

ハナは取ってウサギる。

ウシュウビンブン（図㉒）

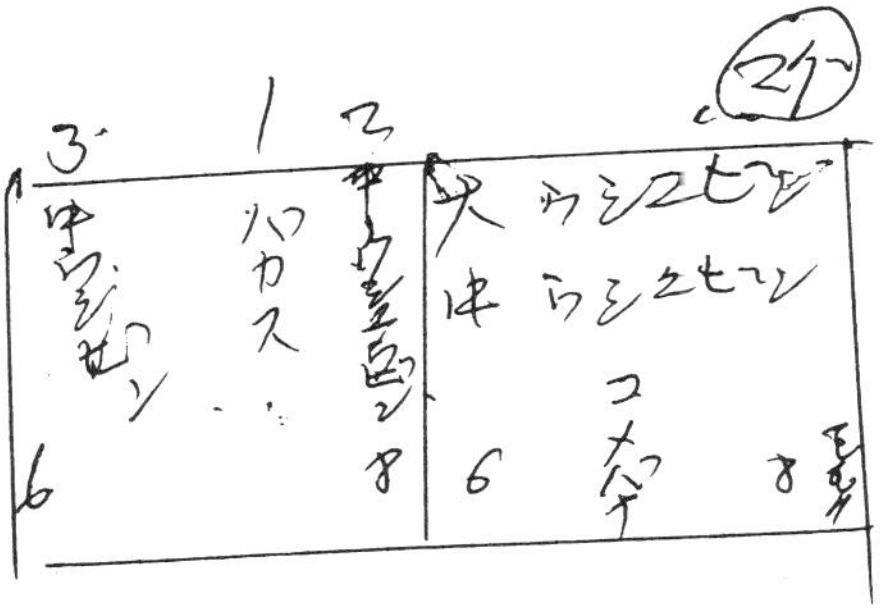

図㉒

ニガイが終わったらカギジャウに行ってマグユウを下ろして手と足を洗い、家に帰ります。

四月　ナガヤマ（長山）ニガイ

解題

長山（伊良部島の南側）にも佐良浜の畑地は広がっており、海岸に拝所があり、そこでニガイをする。南方へ行く船が通る岬のため航海安全を願う。また、畑の虫祓いも行う。

四月（旧暦）の最初に来るンヌイ（巳）の日にカギニガイはします。

【ナナムイでのニガイ】

ナナムイに行ってフツアキニガイからします。ナナムイにはカギ清潔からします。

バカスブンです。

（図㉓）

煙草には火は点けないでニガイる。カギニガイの時は手を合わしてニガイる。

カギブンビシのンマ煙草ユウイ。

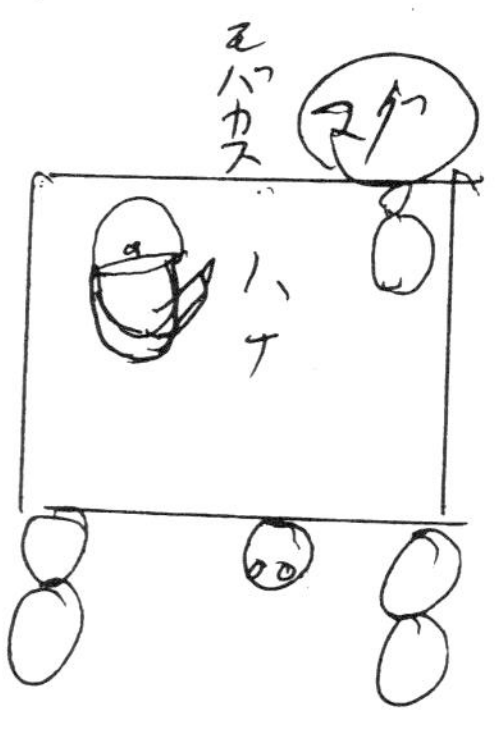

図㉓

カギニガイしてはヤライ酒をして家に来る。

【ウホンマヤーから長山へ】

フツアキニガイして、ウホンマヤーからウスイバナをして

長山には車から本村、仲村（それぞれに行く）。

弁当はユウムチャア達が持つ。

ユウムチャア達はヒヤズ（比屋地御嶽）の前に車から降りて、ンマたちが長山に行ってカギニガイしてくるまで待っています。

ンマたちは長山に行っては虫を取ってからウホフヤグミの前には行き、本村、仲村、虫を取ったらウホフヤグミの前に行ってカギニガイの準備をします。

【長山でのニガイ】

ウシュウビンブン、右ブンです。

（図㉔）

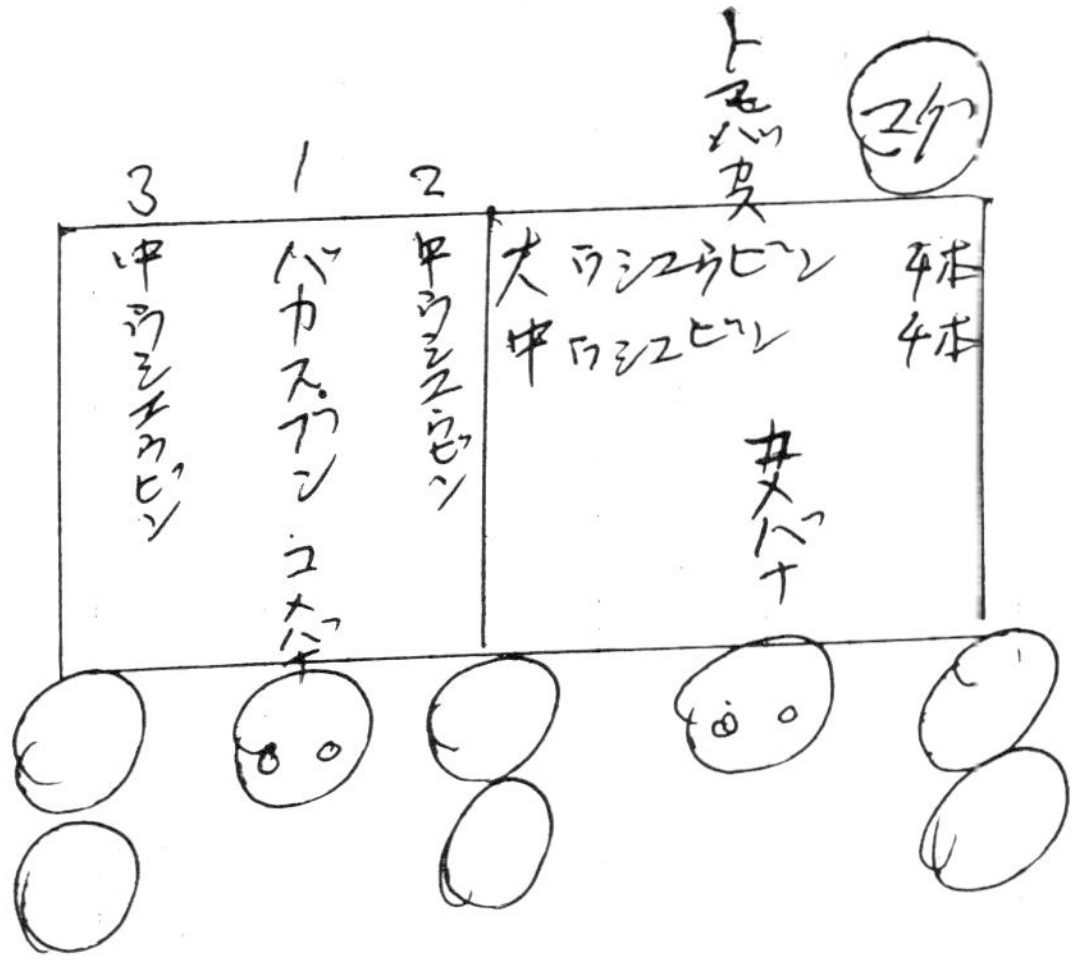

図㉔

ウホンマはクバ笠、グサンギイを持つ。

ナカンマ二人は石を持ってきてウカウルの周りに置きます。

線香を立てる時の準備。線香はウホンマ二人が立てる。ウカウルにはウホユウはない。

カギニガイの時は手は広げないで手は合わせてニガイます。

煙草にも火は点けないで煙草ユウイはします。

本村のカカラがウユシをします。

ニガイた後は自分たちのハナはウスツに準備してビシて、ハナはウサギる。

ヤーキからのハナはユハウブンに取る。

ヤーキからのカギブンは仲村のカギブンの前に置きます。

ニガイた後は、ンマ達は家に行く準備。ナカンマ二人はイイノトガイに行って虫を捨ててきます。

後ろは見ないで来る。家に来るときは歌を歌いながらヒヤズまで行きます。

【長山からの帰り】

長山からカギニガイしてはヒヤズまで歩きます。ナカヤーアマアブの歌を歌いながら歩いていきます。

ヒヤズの前に行って弁当をスキて、お昼の弁当を食べる。ンマたちは重箱におにぎり六個、おかず、お茶飲み物六個。

ハナを取って道の少しトラ（寅）ヌハにウサギて、踊りをする時は弁当ハナを周りながらクイチャア（踊り）をする。

クイチャアアヤグ、カンナアギアヤグ、ジュリホウカアも踊る。


（カミの名前は）ンヌツニイ（命根）までナヤギて（賛美して、歌って）。

イラウヒヤズをナヤギて、ンマヌハをナヤギて、シタウエ（下上）十二ハウをナヤギます。

ナウイユウヌアミガナスをもナヤギます。


ジュリホウカアも踊る。

カイマタヌユシマヌシユウの歌も歌います。

インギョウ（引業、隠居）した年は、アニたちも一緒に行きます。

車から乗ってハビヤマガーにも歌を歌いながら行く。

クイチャアもします。

四月　ヒヤズニガイ

解題

伊良部島で一番大きな神とされる比屋地御嶽での伊良部島各区のツカサたちとの合同の祭祀。伊良部のツカサが主導する。

クバ笠とグサンギイも持つ。


ナナムイにはフツアキニガイはバカスブンです。

バカスブン（図㉕）

カギニガイしては、ウホンマヤーに来てウスイバナをしてヒヤズに行きます。

ヒヤズのカギニガイには車から行きます。

四月のヒヤズニガイは一一時から一二時までにヒヤズまで行きます。

弁当も持ちます、豆ご飯おにぎり六個、お茶飲み物も持つ、ススキのお箸も取ってイラウ（伊良部）のンマ達が来るまでは待つ。

ススキのお箸は弁当のハナに載せてスキて、ハナウサギの時にカッサ（クワズイモ）の葉と一緒にウヤす。

家からのお箸は自分たちが使う。

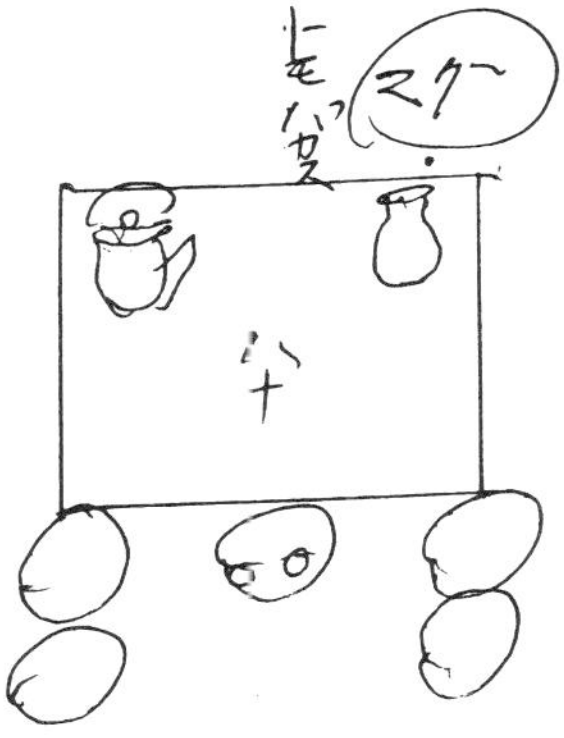
図㉕

ヒヤズに行っては伊良部のンマ達が来るまでは道に待っています。

伊良部のンマ達が来たら一緒に後ろから入ります。

ナカンマ達は入りながらカッサの葉も取ります。

カギ清潔は伊良部のンマ達がします。伊良部のンマ達が準備してから自分たちはカギブンはビシる。

カギブンはウシュウビンです。

ミギブン（図㉖）

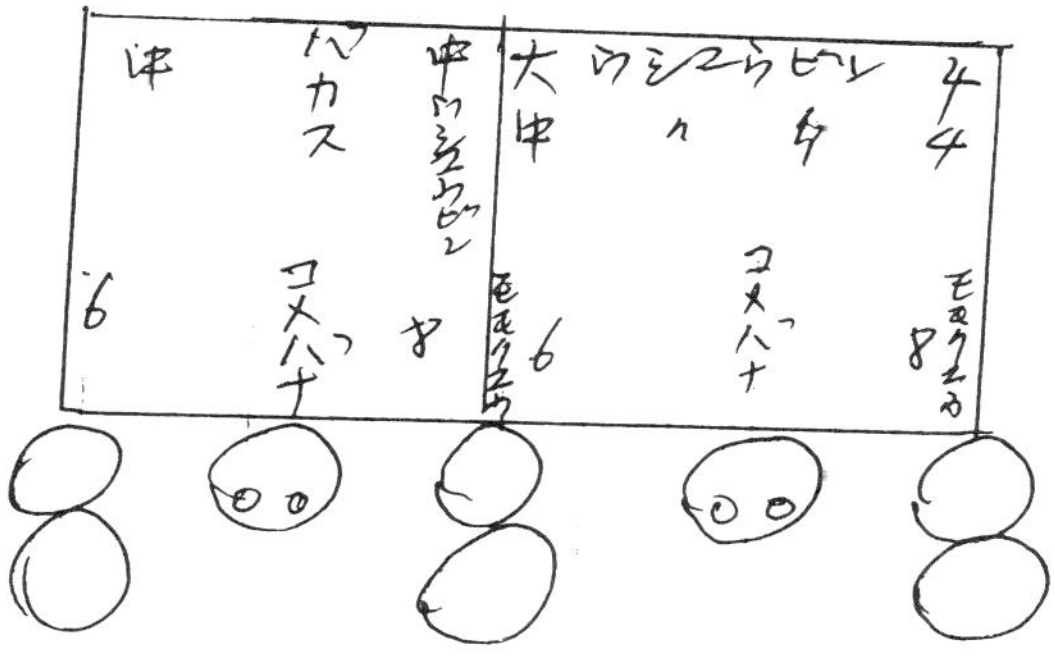
図㉖

ンマ達の煙草ユウイもする。
ハナウサギの時はカギブンに取る。
ウホンマ達がウサギるユハウブンにクバンもインヌユウも米バナも取ってウサギる。
弁当のハナはカッサに取ってウサギさせる。ススキのお箸も。
ウシュウビンとムムクユウは片付けてバカスブンとカギブンはそのままにして、伊良部のンマ達が歌を歌ってから片付ける。

四月　サンバシニガイ

解題

船の航海安全を祈る。桟橋があった場所でニガイを行い、村落の女性たちと一緒にクイチャアを踊る。

【ナナムイでのニガイ】
ウスウイバナを忘れないように持つ。
ナナムイに行ってフツアキニガイからする。
マグユウにはトモバカスも持つ。ニガイしてはヤライ酒。
ニガイが終わって片付けてはウスウイバナを忘れないでする。
ニガイが終わったらウスウイバナしてサンバシに行く準備。

バカスブン（図㉗）

【サンバシでのニガイ】

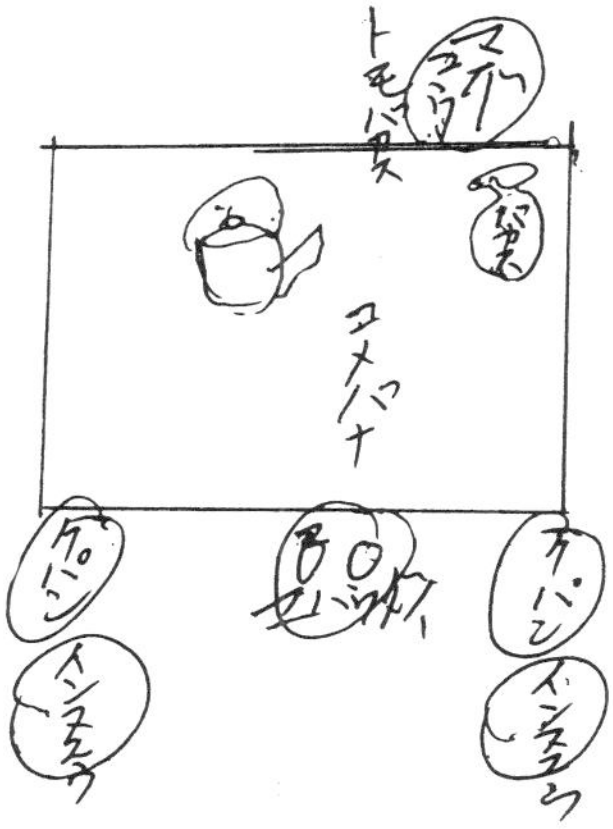

図㉗

サンバシに行ってはウシユウビンブン、左ブンです。
（図㉘）

サンバシニガイには、ナナムイから行く。

ナナムイから歩いての道、入る門は石油ヤー（ガソリンスタンド）のヌスキ（入り口）ハイバラ方から入る。

座る所は前の方に、仲村（が右）、本村（が左）。柱が立っている所にウカウル中心にして座る。

マグとカギ水瓶は座っている斜めハイバラ後ろと思って置く。

カカラとナカンマはウホユウをウカウロにトモしてウカウロを作る。

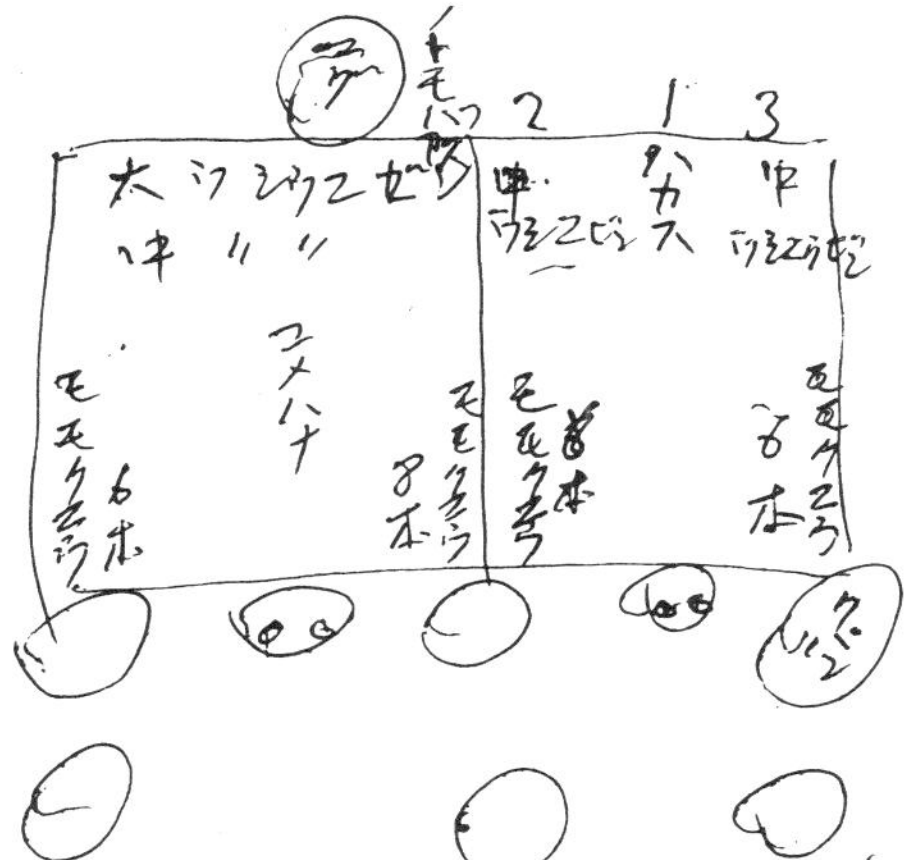

図㉘

ハナウサギをしてニガイた後はヤライ酒。

片付けて後はクイチャアをしてから自分たちのウホンマヤーに行く。

家に帰る道は仲村はナカマニイを通ります。ズンミジャアを通るシモジ達の上方、池間達の道を通って、ウホンマヤーにのって来る（帰って来る）。

カギブンをビシる時はウカウロを真中にして本村は北側、仲村は南側、東に向いて座る。

四月　ムズ（麦）ビュウイウサギ

解題

麦ビューイ。三つあるビューイの一つ。他に粟と芋。

バンムツ（豊作祈願）に対する豊作御礼である。それぞれの作物でンツ（酒）を造り、夜籠りをして祈る。各家でもンツを造る。ただし、現在では麦も粟も作っていないので、店で買ってきて作っている。

【準備】

カウズ（麹）は一〇日前から炊いておく。

一〇日位前からラジオ放送もします［29］。

ムズビュウイの準備するものは、白麦　一斗、赤麦一斗

二升カウズスル（麹汁）。

一〇月のンビュウイ（芋ビュウイ）に二升カウズスル準備。

一〇月のカウズも四月に準備します。

蛸、ゆで蛸五キロ、魚、刺身六斤、自分たちも一升ずつ出す。

ウホンマは明日という日には朝早く三時に起きて鍋の二つに水を沸かして大きな樽に入れて待っています。

ウットンマ達（妹、ツカサ達のこと）もアニ達もウホンマヤーに来ます、ウホユウムチャア達も行きます。

ンマダリは、白麦を使います。

ハナは赤麦をニガイ（して）おいてハナをします（供え物にする）。

樽に水を入れる時はカウズを入れてから沸いた水を入れます。

みんなが来るとウスビシニガイをします。

【ウスビシニガイ】

バカスブンです。

（図㉙）

上からのカギズン（白い神衣装）はウスビシには着けないでニガイます。

臼をビシて、カギニガイはします。

ウスビシニガイをしては庭に出て臼の前にもニガイます。

臼の前にニガイをして、家の中に入って来て、ナカンマが

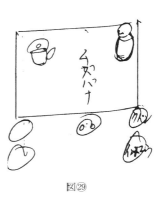

図㉙

ウカマ（ウホンマヤーのお釜の神）にもハナはウヤして、自分達は酒はニガイます。

【酒造り】

次はンマダリを作る準備をします。

カミ（甕）もビシてからンマダリを作る準備をします。

鍋に入れる前にはウホンマが先には入れます。

白麦が炊いて後、ンマダリを作ってからカミに入れてからカミビシ（甕を供える）のニガイはします。

カミビシニガイの時は、ハナはカミの前に銀紙の上に置きます。

カミビシニガイのハナはカミの前にからウサギてウカマにもウヤして自分達はニガイます。

カミビシニガイには線香はない。

次はヤラウ皿（ヤラウギ〔テリハボク〕の葉）とフサバニ（芭《ばしょう》の根）と、ウホンマはカンドウノも準備します。

夜のニガイはカギズンは着けてニガイの準備はします。

ンマダリ入れる時はウホンマが入れる。

【ウホンマヤーでのニガイ】

ウホンマヤーのザスツニイ（ニガイ）

夜のカギブン。

（午後）七時には始まる。

ユウフヒイのカギブン、ウシュウビン。

（図㉚）

蛸のスキジュウをします。

ンマ達はお菓子も六袋、飲み物も六。

ユウフヒイのニガイをしては、ナカンマ、カカラはお菓子も飲み物も分けてからアキドラニガイをします。

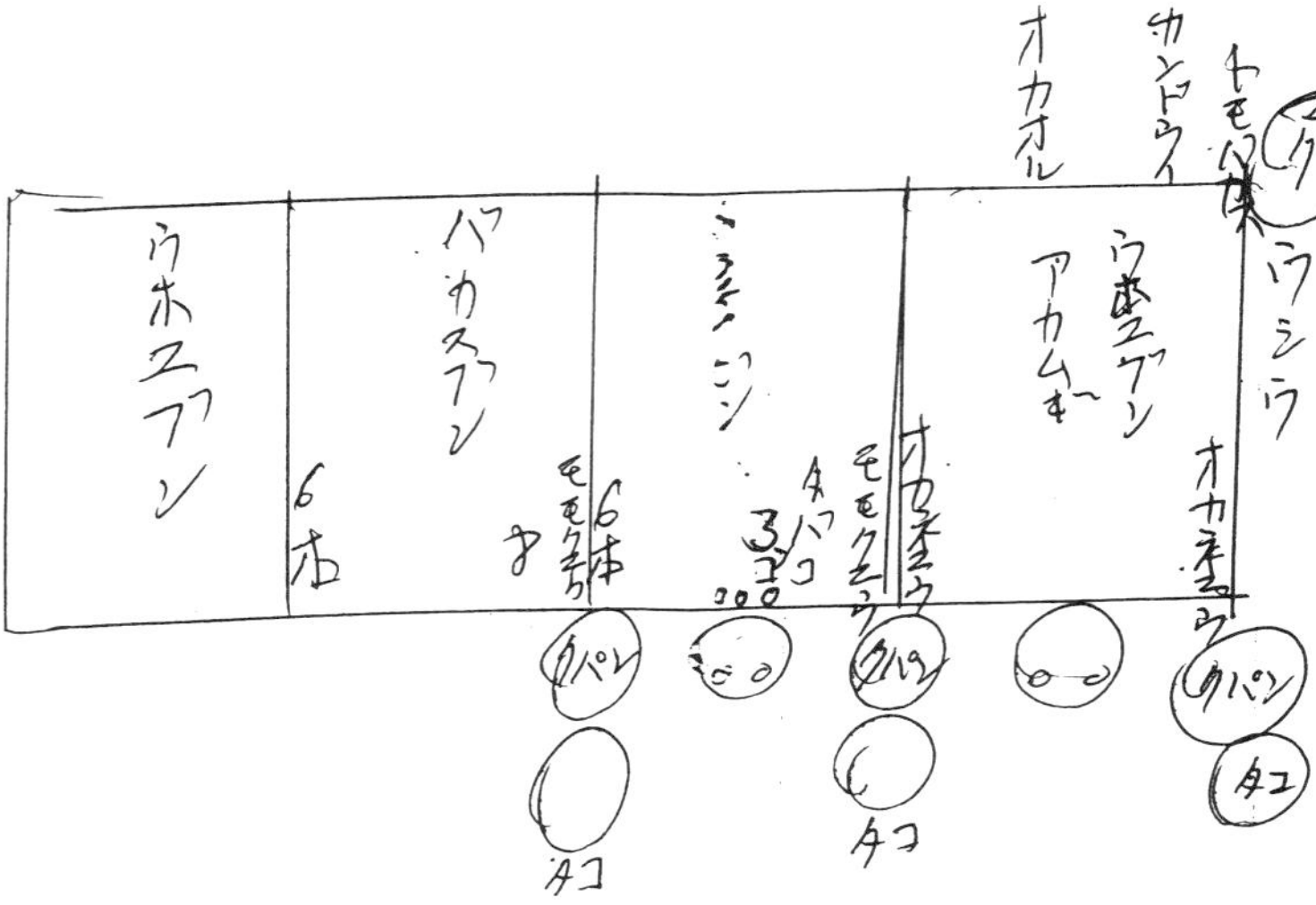

図㉚

ウホンマはウスイバナをする。
カカラはトウフタフダイ（一二フダイ）ウユシを詠みます。
ユウフヒイのニガイをして、カンナアギアヤグを歌います。
アキドラニガイしては、ゴデンポウを歌います。

家のアキドラニガイのカギブンはユウフヒイのカギブンに
ウスイバナをしてニガイます。
アキドラニガイには、ユウフヒイのカギブンにンマダリを
カギブンに載せてニガイます。

アキドラのカギブン、家のカギブン（図㉛）
カギニガイした後は、ユウハウブンにハナを取る。
ウカマ祭りしては、ウホンマはウシュウビン片付けてンマ
ダリブンをカミる。
アキドラニガイが終わったら刺身と蛸とうどん椀の三つ、
おにぎり三個出す。
あとはユツダキ踊りをします。

三ヨニガイあります。

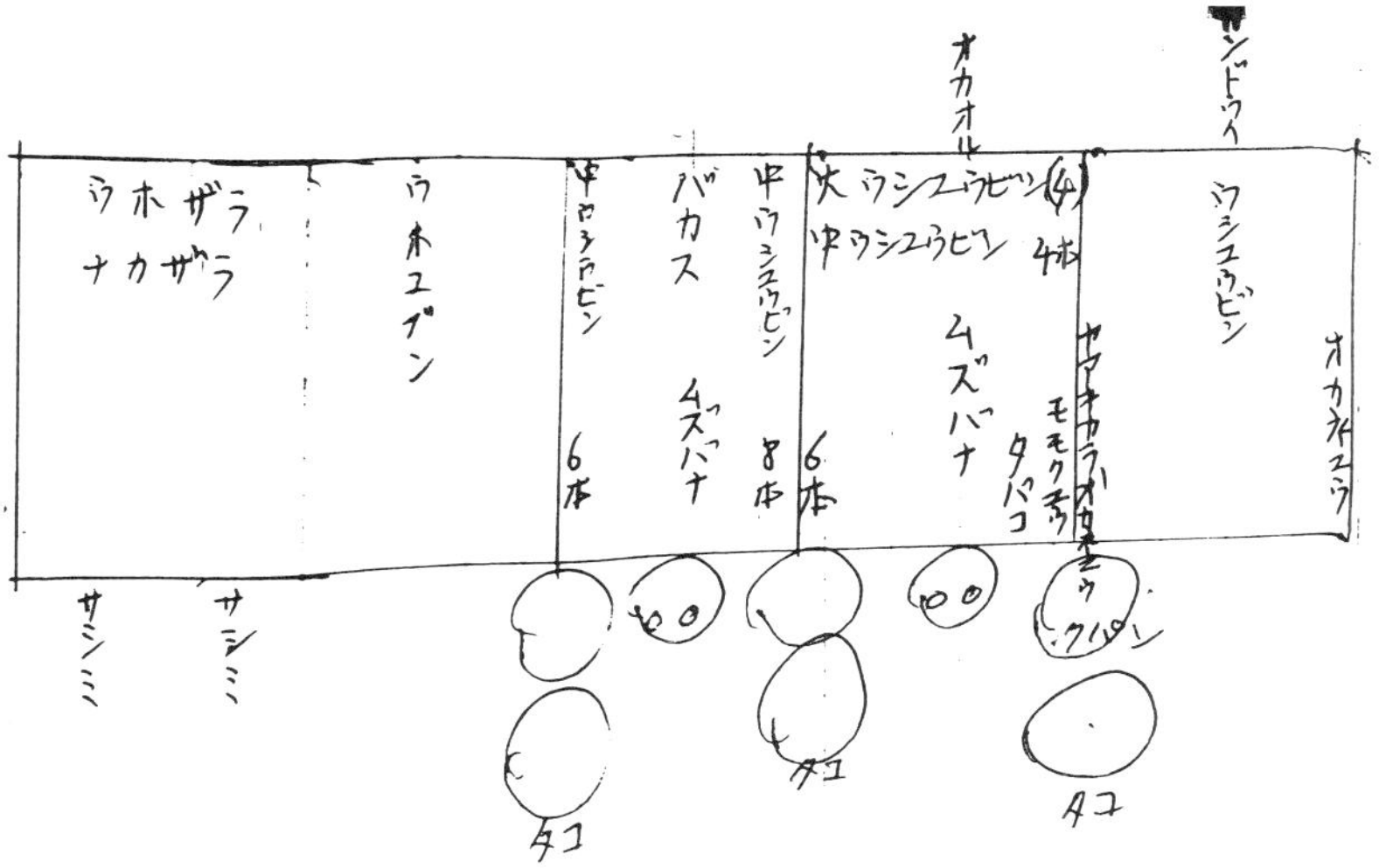

図㉛

ヤーのカンヌウヤ（ウカマのカン）（に）も置きます。アキドラニガイの時にウユシをしている時に、ナカンマが線香を三本持ってくる。ウホフヤグミをトモする線香です。三回。

二斗ガミ（甕）、五升ガミ、五升ガミ、五升ガミ、五升ガミ、一斗ガミ、樽。

ハナは赤麦、白麦混ぜてハナはする。

【ナナムイでのニガイ】

ナナムイに行く準備をします。

ウホンマの持ち物、水瓶、ンマダリ籠持ちます。ウスイバナを忘れないで持つ。

ウホンマのウムチャアは二人。

五升ガミを二つナナムイにカミる。

ナカマニイ

ナカンマ五升ガミとカラスガミ、フサバニ四〇、皿四〇、ヤラウ皿四〇［30］。

ナッブアニイ

カカラの五升ガミ一つ、カラスガミ一つ、フサバニ五〇、
ヤラウ皿五〇、皿五〇。

ナナムイ
ウホンマの五升ガミ二つをビシる。
タアラユウも持つ、赤麦に白麦、一〇持つ。
ウホンマヤーの小皿は五つ持つ。
ウホンマヤーにカギニガイしては、出すべきものは①刺身、
②蛸、③そば。
箸の三つとおにぎりを三個出します。
あとは、カギニガイした後はお祝いをします。
ユツダキ踊り、マツガマ踊り、ジュリホウカアを踊ります。
ナナムイのカギブン（図32）
クパン皿七つ、皿七〇、フサバニ七〇
マグユウにはニガイた麦バナは三升、白麦が一〇、ユウタアラも持つ。
タアラユウはウホンマのウホユブイ袋（袋）に入れて持つ。
線香点けない前にンマダリは、ビシてから、線香は立ててニガイはする。
カギニガイが終わったらクパン皿とヤラウ皿とフサバニはすぐ片付ける。

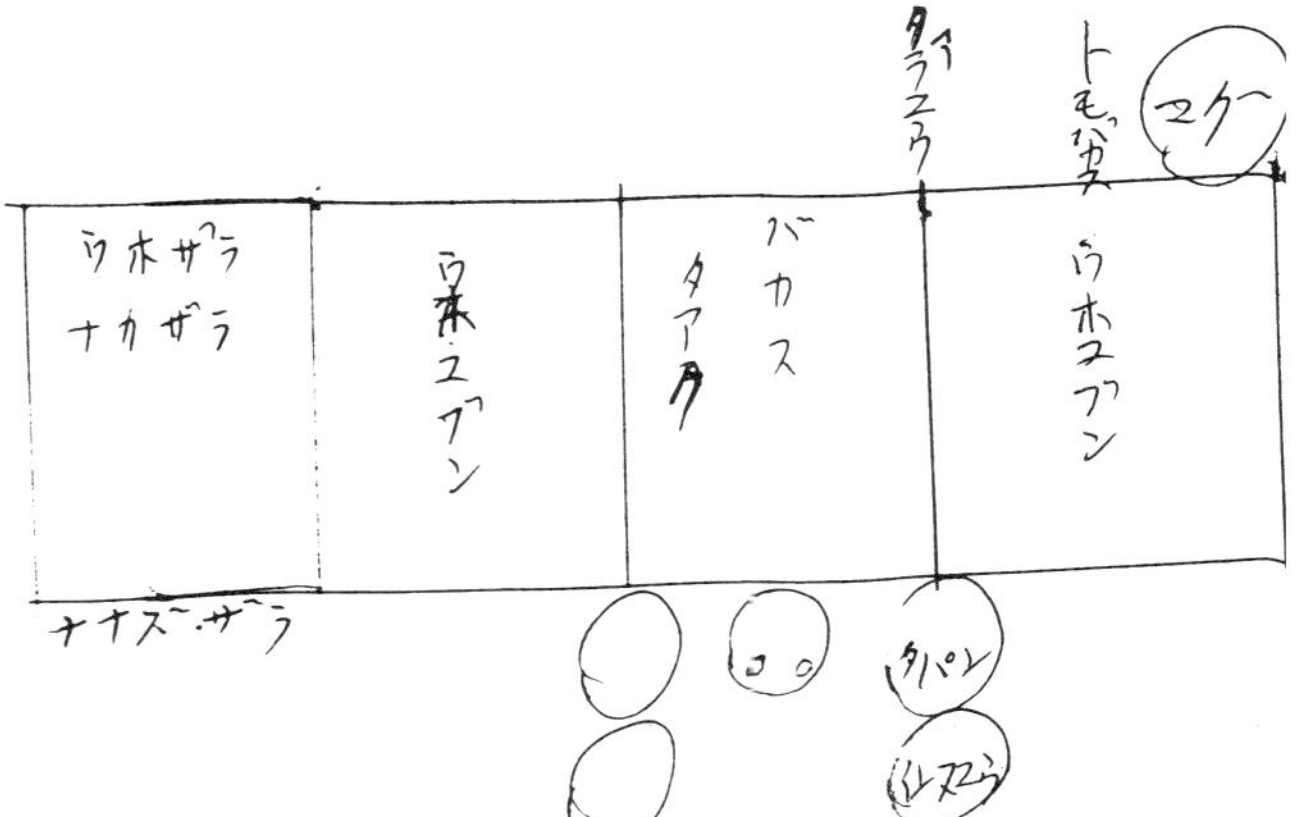

図32

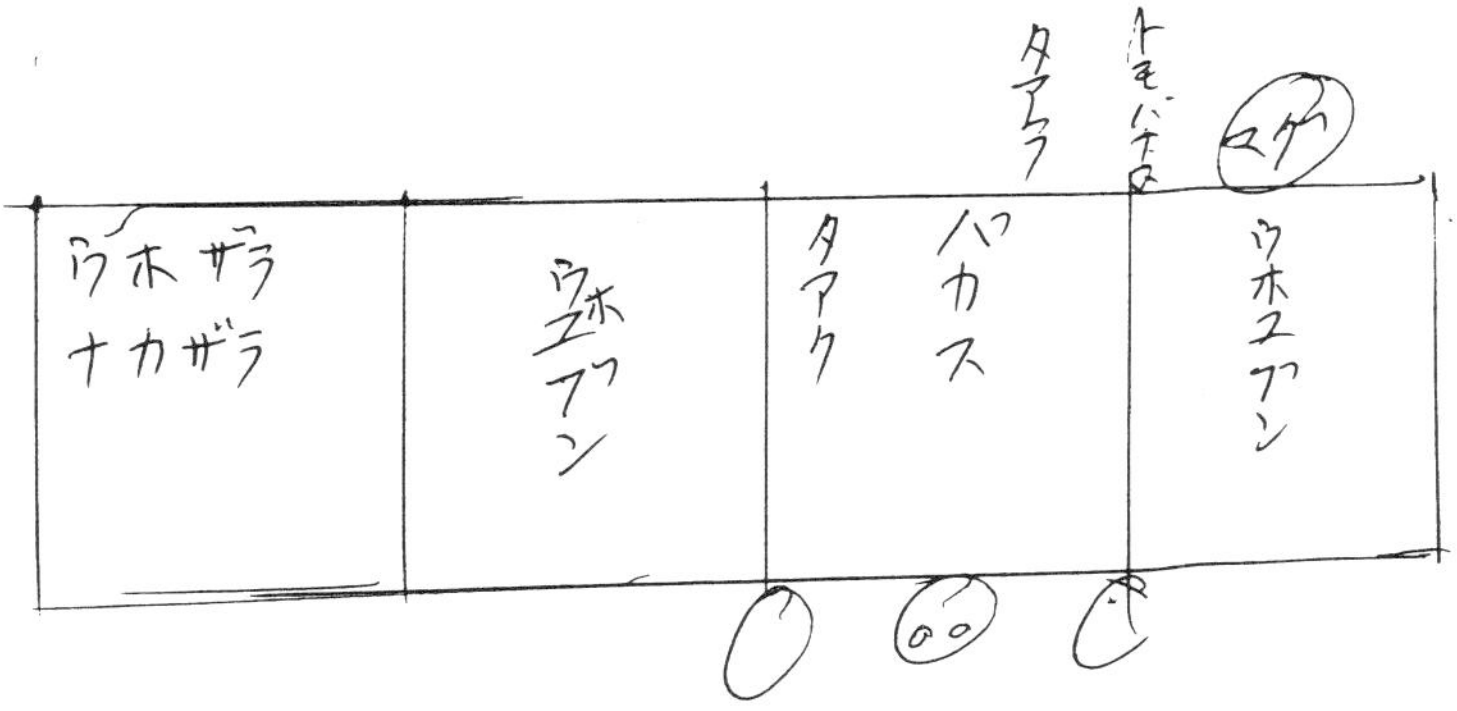

図㉝

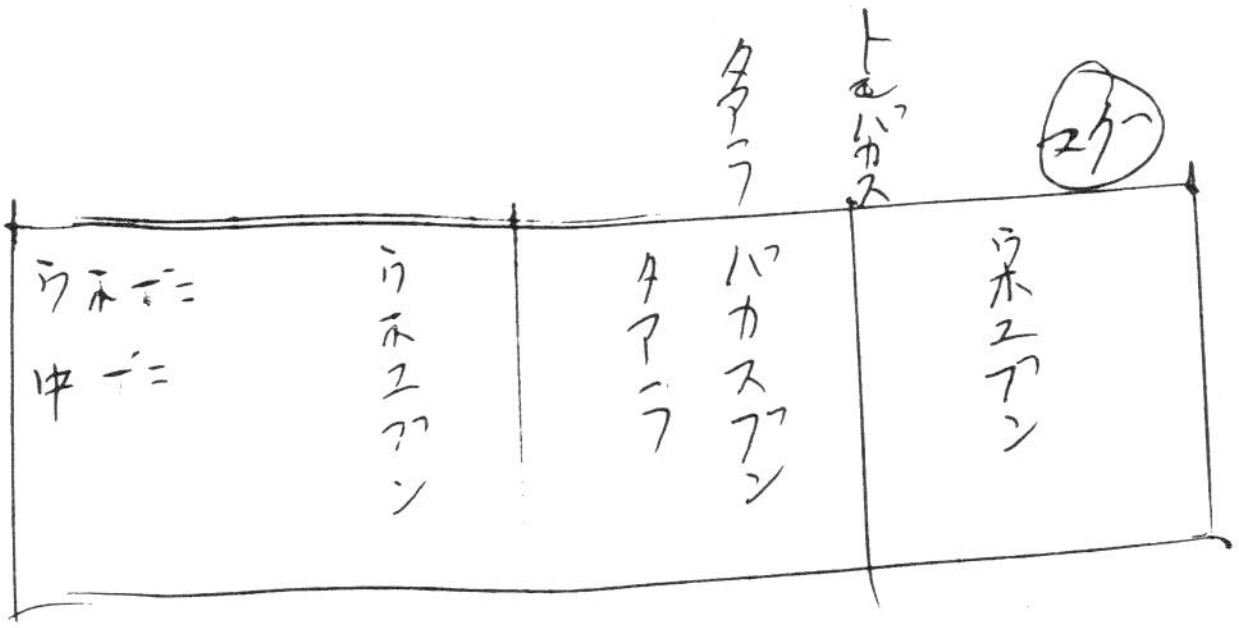

図㉞

ウホフヤグミにハナウサギしてからンマダリカギブンはカミて片付ける。

【ナッブアニイでのニガイ】

（図㉝）

皿五〇、ヤラウ皿五〇、フサバニ五〇、クパン皿五つ

本村は東方、仲村は西方にブンをビシます。

【ナカマニイでのニガイ】

（図㉞）

皿四〇、ヤラウ皿四〇、フサバニ四〇、クパン皿四つ

三日ニガイあります。

ナカマニイに行ってブンをビシて、線香には火を点けないでニガイる。

五月　ハナヒツダミニガイ

解題

ハナヒツ（風邪）や病気を防ぐ祈願である。

ハナヒツダミニガイには手は広げないで、手は合わしてニガイる。

人の頼みのニガイがある時はヤーキからのニガイをから（先に）します。

自分達のニガイは後でします。

カギブンはバカスブン

（図㉟）

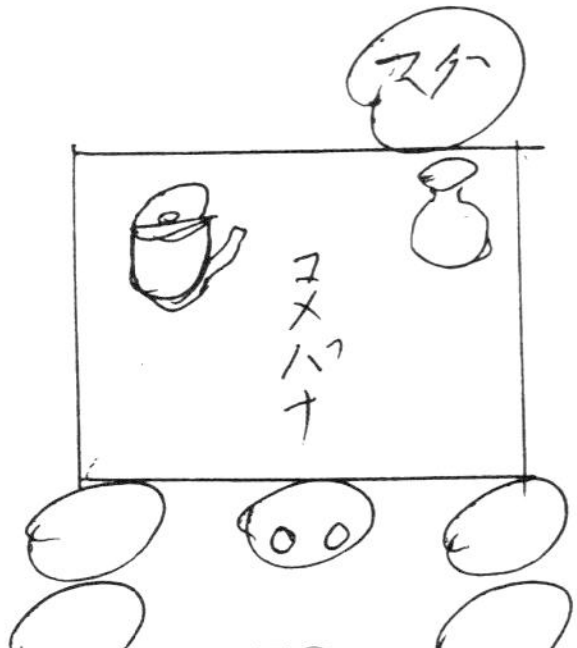

図㉟

八月　ミャークヅツ

解題

村落の祭であるミャークヅツの祭祀。

ミャークヅツは本村と仲村に分かれて、それぞれ一定年齢以上の男性のウヤ達（祭祀者）がマスムイ（出生届を受ける）を行い、その後にみんなで輪になり踊る。ツカサ達もそれぞれのムラのムトゥで祭祀の無事と村落の繁栄を願う。

仲村は前里ムトゥの拝所とズンミジャアが会場となる。

【アラビ（一日目）】

三時にはズンミジャアに行きます。

ウホンマヤーから三人ともンマッテイ袋（小物袋）とアウズ（アダン葉の扇）を持ってズンミジャアに行く。

ズンミジャアにはウホヅカサ、ツカサ（男性のウヤ達）がカギブンとバカスとタアラとクパンと煙草と小皿、ユハウダイを出してきます。

家（前里ムトゥ）の中にカギブンビシてニガイをして外に

出てカミの前にカミビシのニガイをする。

ニガイてカミの前にハナウサギて、家の中に入って酒をカミて、ウホヅカサからカミさせる。

新しいウイイデ（初出）ウヤ達にもカミさせる。

カギブンはそのまま置いておきます。

次は外に出てクイチャアをします。

クイチャアはウホヅカサがバカスの酒をニガイさせてからします。

歌をから歌います。マイバイヌマパイナスミガガマの歌から歌います。

次はクイチャアをします。

ウホヅカサが「ハイリインミャティィ（どうぞ入って下さい）」と呼びます。ンマ達は入ってカギブンをビシてカギニガイをします。
一番目のカギブン（図㊱）
ユハウダイは前に下ろす。煙草は下ろす。酒をカミて、庭に出てカミビシニガイをする。
踊りの前のカギブンはニガイては煙草は下ろしてカギブンのマウキャに置きます。踊りが終わるまで。

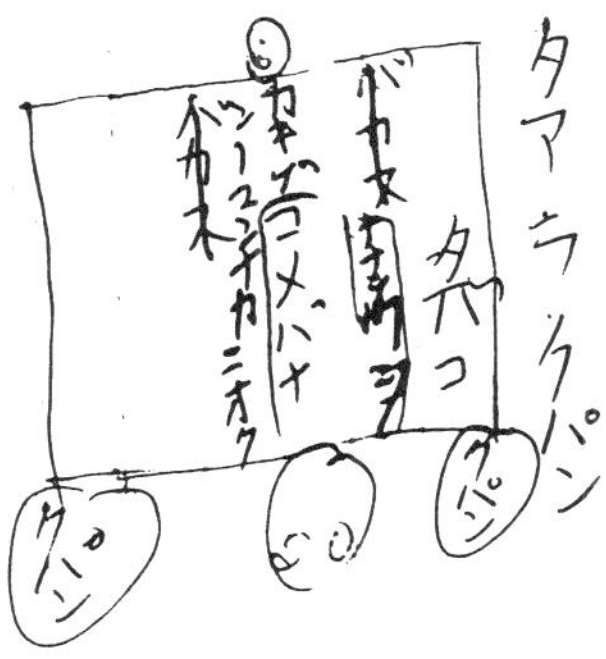
図㊱

庭に出る時はクパン皿もユハウダイも載せてナカンマが持つ。
ウホンマが先になって出る。
庭に持って行くカギブン、インヌユウはない。
（図㊲）

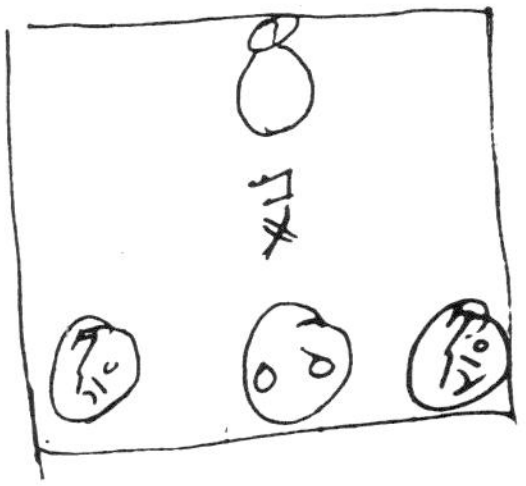
図㊲

家の中に入って皿とウハウブンは下ろす。

クパン皿も下ろす。

酒をニガイて踊りをする。


踊りをし、八時頃「入りミヤティ（入ってください）」と（ウホヅカサが）呼びますので、家の中に入って踊りの後ユウイのニガイをしては、酒のハナ、クパンのハナも煙草のハナはカカラが取ってウホンマに渡す。

みんなのハナ、ユハウダイに取ってウホンマとナカンマとでハナウサギをする。

ウサギた後は、酒をニガイます。

自分たちとアニ達とニガイてからウホヅカサにもニガイさせて、新しいウヤ達にもニガイをさせて、次はウホンマはカギブンはそのままウイ方に置きます。

ナカンマはウホユウをみんなに分けます。

ウホユウ分けた後は後ユウイの祝い踊りをします。

ジュリホウカアを踊ってから家に帰ります。

四日間繰り返し。


【ンナカの日（中の日、二日目）】


ンナカの日は朝早くナナムイに行ってフツアキニガイをします。

バカスブン（図㊳）

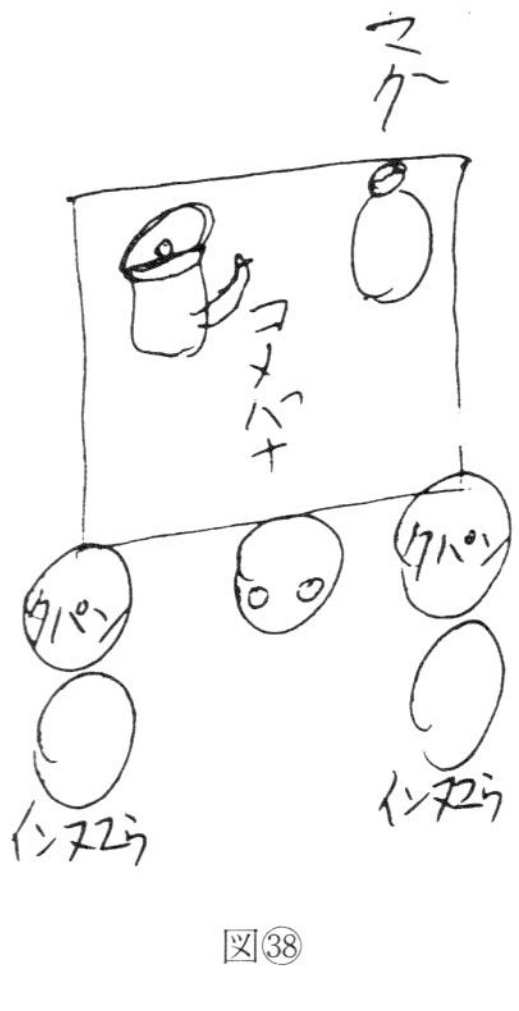

図㊳

カギニガイしてズンミジャアに行きます。

ズンミジャアに行ってもカギブンビシる。

（図㊴）

ンマ煙草ユウイをしてフツユンして酒を自分達からカミてウヤ達にもニガイさせてウホンマヤーに帰ります。


【アトの日（三日目）】


三時に行きます。

ウヤが出してくるカギブンにウホンマは準備してニガイます。

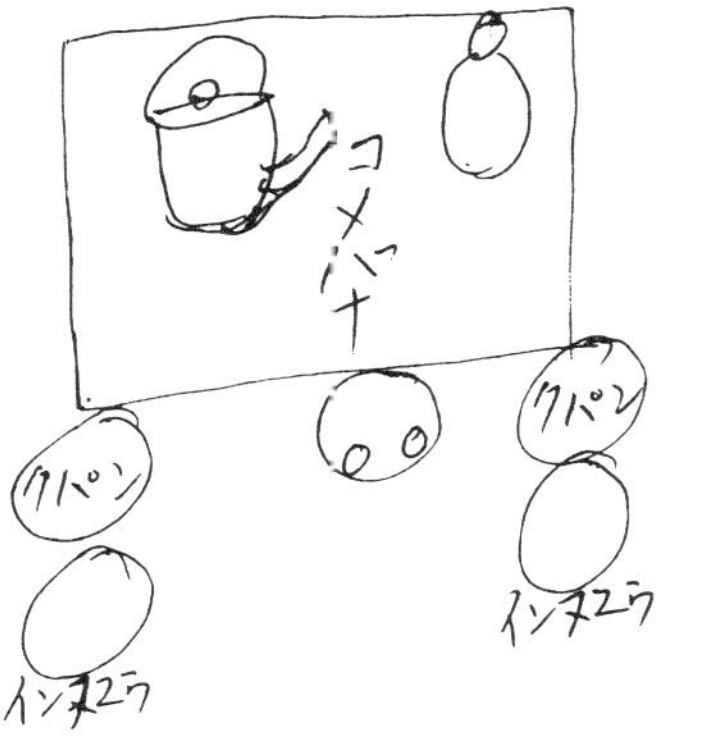

図㊴

ズンミジャアのカギブンは四日とも同じ。

三時にズンミジャアに行ってこれだけビシる。ウホンマはバカスブンだけ家の中にビシて、カギニガイしては煙草はカギブンのマウキャに下ろして、庭に出てカミビシのニガイをしてヤー中に入ってきて酒をニガイては、庭に出て踊りをする。

八時頃入ってきてみんなからハナを取ってウホフヤグミにはウヤします。

ミナカに出てカミビシニガイをして、ハナウサギる時はユハウダイに酒だけニガイる、クパン、米バナ、ナカンマがウホンマに渡す。

（図㊵）

あとはナカンマがみんなにウホユウを分ける。あとはジュリホウカアを踊って家に帰る。

四日とも同じく繰り返しです［31］。

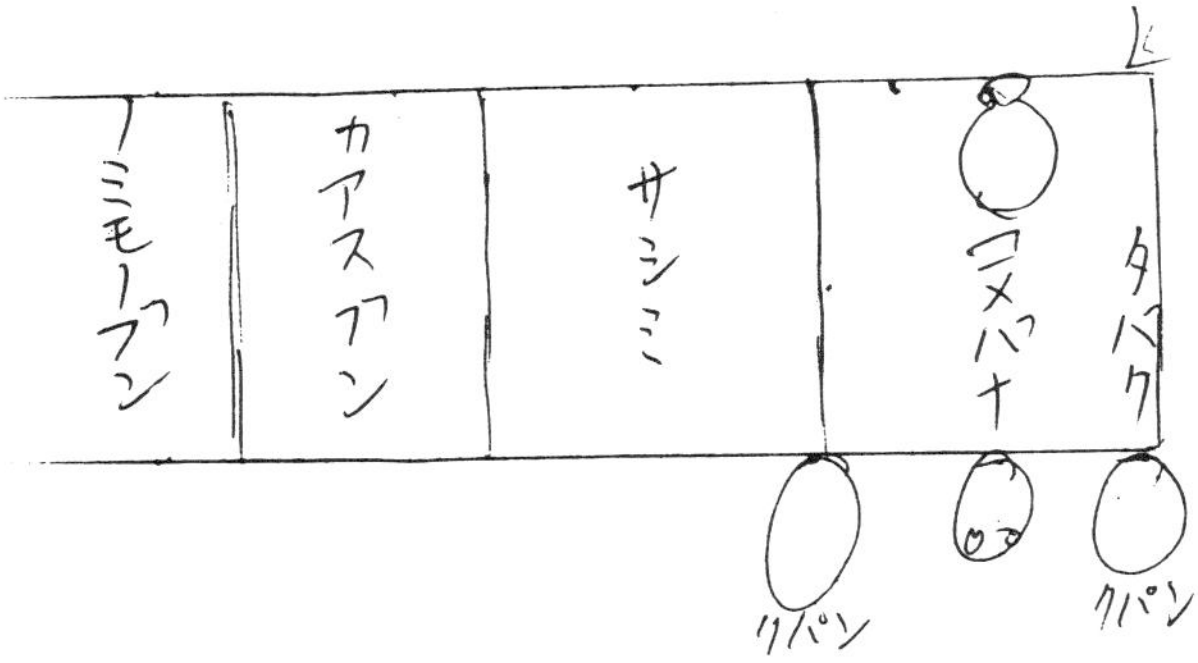

図㊵

九月（ウホ）ユウクイ

解題

ユウクイには、村落の女性が「ナナスンマ」として参加する。数え年四七歳から奇数の年に参加できるが、一度出ると五七歳のインギョウ（引業、隠居）まで毎年出なくてはいけないので、若い頃から出る人は少ない。各家から酒を持ってナナムイで夜籠りをし、翌日は村落内の拝所を「ユーンティル」（ユウが満ちる）と唱え、歌い、踊って回る。

村落の各家ではユウが来るようにと白砂が撒かれる。

ユウクイの順番

①セイケツ
②ウカウユン
③ナナスンマたちの線香をもらう
④ウホユウトモす
⑤ウホユウミャー広げる
⑥インギョウブンをビシる
⑦ウムチャア達のブンをビシる
⑧組合ブンをカミる
⑨ナナスガミ（シマダリを入れる甕）をビシる
⑩ナナスンマ達のナナスガミもビシる、ウホンマがナナスナナカミをクイドウイドウという
⑪ナナスンマたちのウカウロは本村のウホユウミャーにトモす
⑫ユウフヒイニガイをする

【準備】

清潔にはグサンギイは持たない。

フホユウクイが明後日という日にナカンマ達はマグユウと籠にウホユウを取る。

マグユウはナナムイの門の中に置く。

籠ユウのウホユウもカギジャウの外に置きます。

明日という日にはムイムイ（各拝所）回ってカギ清潔、フツアキニガイをします。

バカスブンをビシてニガイます。

（図㊶）

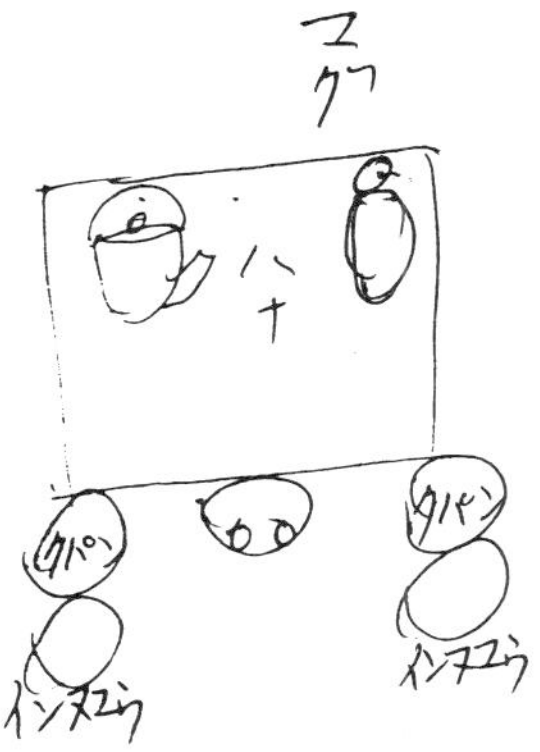

図㊶

カギ清潔ブンにもお金ユウも載せてフツユンしてウホフヤグミの前にも置きます。

回る日にも清潔もお金ユウ忘れないで持つ。

ウスイバナを忘れないで持つ。

お金ユウはナナムイにだけおきます。

①一番はナナムイにからフツアキ、清潔ブンビシてニガイる
②ナカマニイ
③ウジャアキニイ
④ウイラニイ
⑤アカマミー
⑥タウチュー
⑦ニカムラヒヤズ
⑧ナップアニイ
（それぞれの拝所を回る）

【ナナムイでのニガイ】


ウホユウクイ回る日。

ウホンマの持ち物、カンドウイ、ウシュウビン、水瓶、ンマダリ甕、グサンギイ、ンマッテイ袋、持って行きます。

ナナムイに行ってカギ清潔からする。

ユウフヒイのカギブンをカミて、ウホンマはカギブンをビシる。

カカラ達は前で線香を読む。

カギジャウから持ってウホユウもトモする。

カリユシ達（漁業組合など）のカギブンをカミる。

ナナスガミをビシる。

本村のウホユウミャーにビシるンマンダリ。
①最初には本村のウホンマナナスガミをビシる

②仲村のウホンマのナナスガミをビシる
カカラ、ナカンマとビシます。

ニガイた後は仲村のウホンマが十二ハウの一番下の階段のシタ方に左から順番にナナスガミはビシる。

ナカンマ、カカラのナナスガミ…

ナナスガミをビシてから庭に出てムイムイ回る準備。

①ユウフヒイのカギブン
②ナナスブン
③カリユシブン
④インギョウブンをビシる
ユウフヒイニガイをする。ニガイた後はインギョウブンからナカンマは、インヌユウを取る。

カカラがウバン（ご飯）を取る。

ウホンマ達は籠ユウにインヌユウとウバンをビニール袋にブイる（分ける）。

インギョブンのウホユウを分けた後はカリユシ達から貰ったンマガアス（菓子）を分ける。

ナナスンマ達に分けます。

インギョウンマ達のカギブンを配って家に帰してから、ナナスンマ達にはカリユシからのンマガアスは配る。

次は夕飯を食べる。

インギョウブンからはハナは取らない。

夕飯のハナは銀紙にナカンマが取る。

朝ご飯のハナと一緒に取ってウサギる。

ナナスガミのンツはマウ（個人のカミ）にもスキる。


ユウクイのブイムヌ（供え物）はナナムイ、ムイムイからのブイムヌはマウに見届かしてウホンマに見届かしてから人にもあげる。

ユウクイのお金ユウをヤーキが持ってきてウホンマの分と持ってくるお金はウホンマが貰う。


ユウフヒイのニガイ。

ウシュウビンブンです。

（図㊷）


カリユシブン、カミて、ナナスガミをビシる、インギョウブンをビシる、ビシてユウフヒイのニガイ。

ユウフヒイのニガイをしてゴデンポウを詠みます。

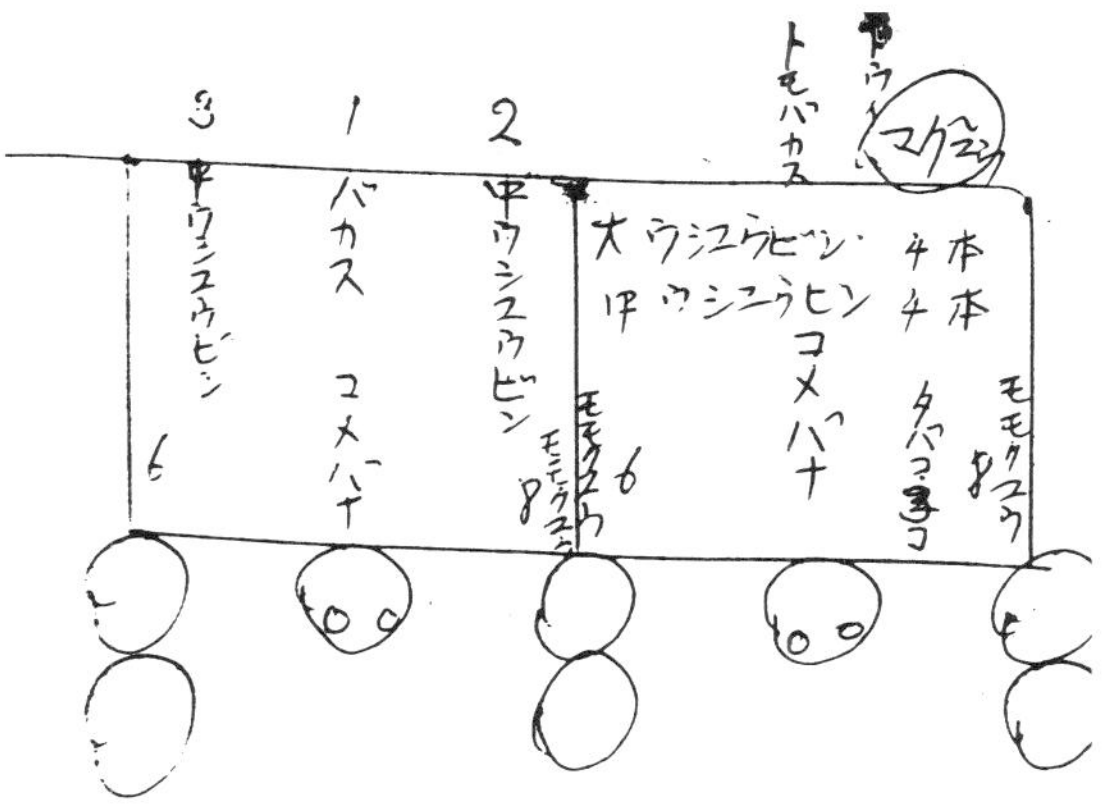

図㊷右

カンナアギアヤグも歌う。

ユウフヒイのニガイが終わったら、七時ユウフヒイニガイのンマダリ箱はカギブンから取ってカギブンのマウキャに置きます。

アキドラニガイが終わるまで置く。

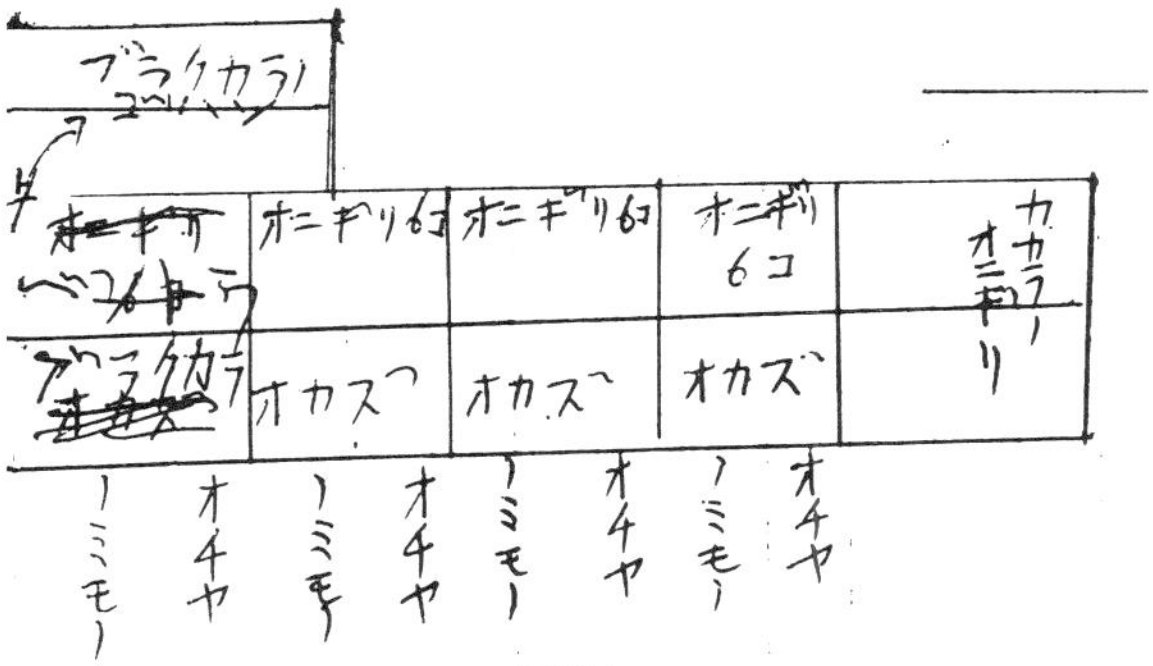

図㊷左

アキドラニガイが終わったらカカラに渡してハナを取る。

ユウフヒイのニガイにはカンナアギアヤグもする。

トモする線香はナカンマがビシる。


ご飯も一緒にスキる。

夕飯と朝ご飯のハナはナカンマが取る。

銀紙に取る。


ユウフヒイのニガイは七時からする。

(午前)二時にナナスンマ達を外に出す。

アキドラニガイを三時からする。

アキドラニガイはヤドフツにビダイを持って行って座る。

カリユシのンマたちが入って来てカギブンをビシる。

アキドラニガイをします。

カカラ達がウユシをする。アキドラニガイをしてはゴデンポウを歌います。

ウホユウムチャアなんか（など）は、朝ご飯は五時に持って来る。

（朝ご飯を）スキて、ユウフヒイニガイのハナとアキドラニガイのハナを十二ハウにウサギて、朝ご飯を食べて片付けて外に出ます。

カンドウイはウホユウムチャアなんかに朝、持たす。


【各拝所でのニガイ】


マグユウとウシュウビン、グサンギイと、ヤドフツから出てすぐ下ろして、クイチャア踊りの準備をします。

一番は、

①アマイシヤから詠みます
②クイチャアをからする。カンナアギアヤグ、ミユウナアギヤキユウダラ、クイチャアをする
③ジュリホウカアをする

①ナナムイから
②ナカマニイに行く。ナカマニイもアマイシヤもクイチャアもジュリホウカアもする
③ウジャアキニイに行く
④ウイラニイに行って、アマイシヤもクイチャアもジュリホウカアもする
⑤アカマミー、次は
⑥タウチューに行く
⑦ニカムラヒヤズに行きます

ニカムラヒヤズに昼の弁当をスキる。スキてはヒヤズには必ず弁当を食べてくる。次はナップアニイに行く。アマイシヤは詠まないでクイチャアとジュリホウカアを踊る。次はナナムイに行って、拝んで、ンマダリとお金ユウをブイてくる。ナカマニイに行っておにぎりのカギブンを取ってウフユウムチャアなんかに持たします。

【その他】


ウホユウムチャア達のこと。

朝ご飯をナナムイに持ってきては、マグユウもカミて弁当籠も家に持っていって、ナカマニイに午後おにぎりの二つ、ウスツに持っていって、ンマたちが来るまでは待っています。

風呂敷も持って行きます。

アカマミ①にはカカラのウホユウムチャア、ナップアニイ

にはナカンマのウホユウムチャアがブイる。

ナカマニイのカギブン。

ウシュウビンブン（図㊸）

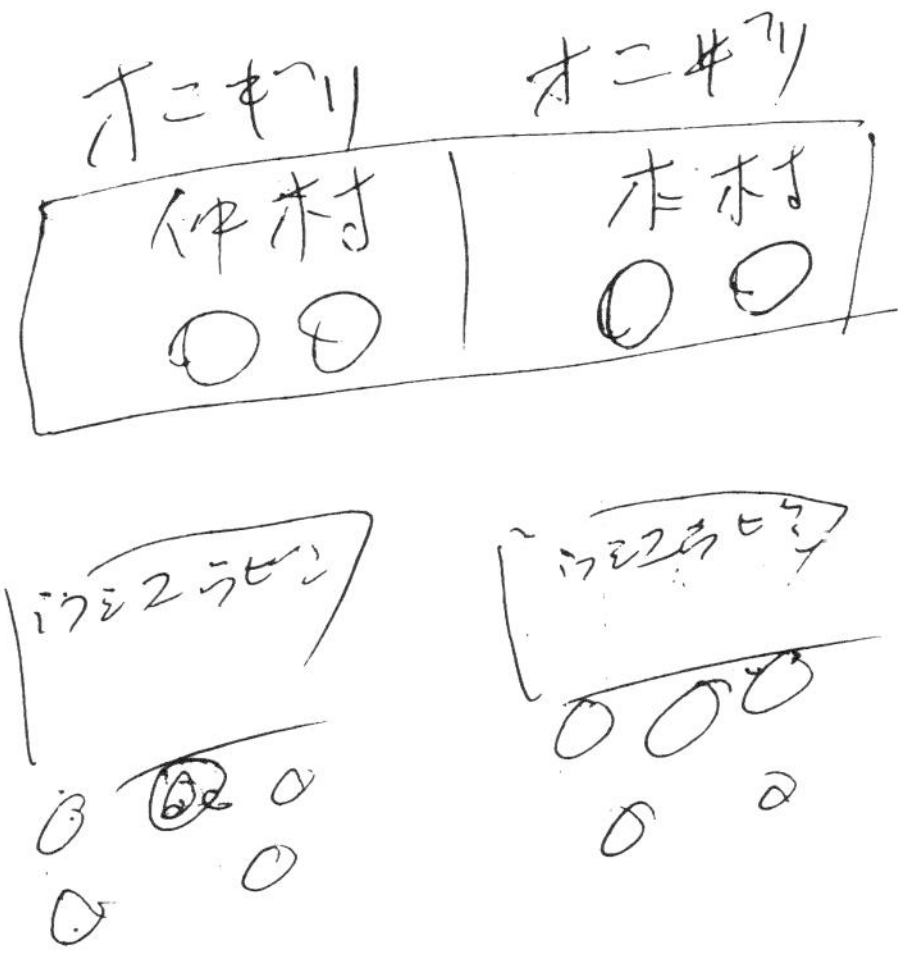

図㊸

一〇月　マキ（牧）ニガイ

解題

畑の収穫のお礼。粟の酒を造って供える。

マキニガイも一〇月に初めて来るンヌイの日。


二日ンマダリ、三日ニガイあります、暦もカミます。

【準備】


明日はンマダリ作る日の朝、早く起きて鍋の二つに水を沸かして樽に入れてウットンマ、アニンマ達が来るまで待っています。

アニ達もみんなが来たら、臼ビシのニガイをします。

ナカンマが臼はビシる、臼ビシニガイはバカスブンです。

ウホンマは臼ビシニガイをしては、カギズンは付けないでニガう。

庭に出て臼の前にもニガイます。ニガイて家の中に入ってきてウカマユウ（竈ニガイ）をして自分たちも酒をカミてから、ナカンマとカカラは挽かしに行く。
ウホンマには挽かす前に臼にカジユイユウ。
粟を入れて、つかしてからひかしには行く。
ンマダリが出来上がったらカミに入れてからカミビシニガイをする。
（図㊹）

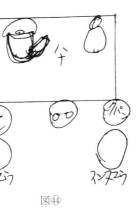

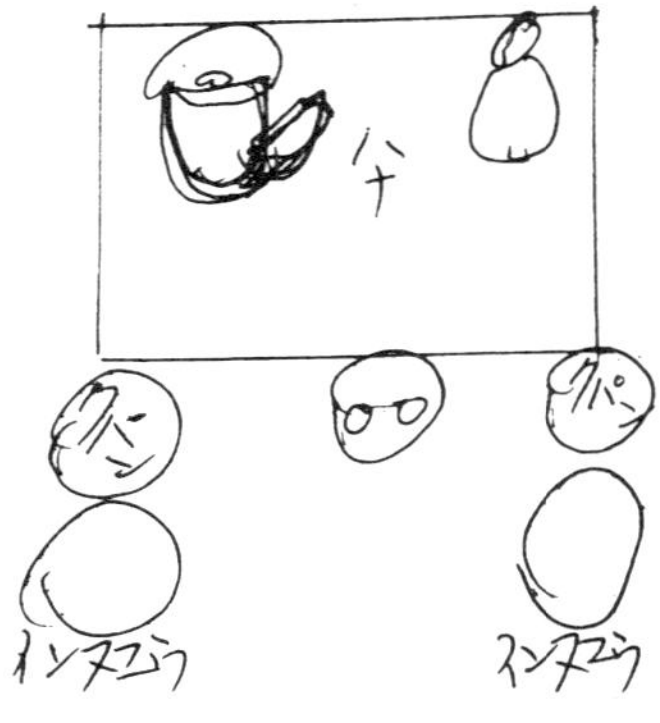

図㊹

ウカマにウサギて自分達のニガイをする。

二日ンマダリ
ンマダリ一晩はウホンマが番はする。

【ナナムイでのニガイ】
二日の朝ナナムイに行きます。
ナナムイフツアキニガイ。ナナムイに持って行くハナは粟バナは、マグに入れて持つ。
バカスブンです。トモバカスも持つ。
（図㊺）

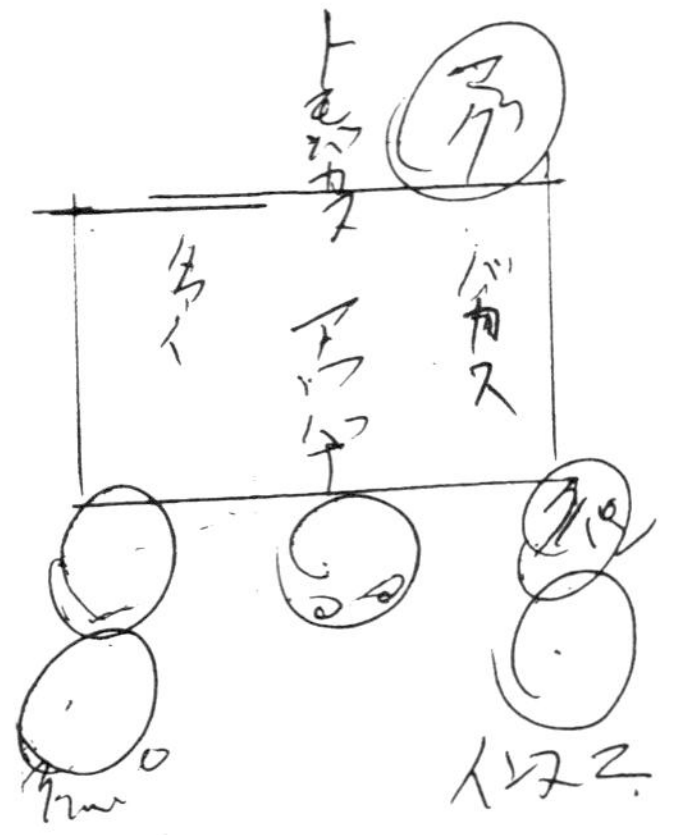

図㊺

粟バナ二升、三日ニガイも取る。
粟一斗使う。

【牧山などでのニガイ】
ナナムイのフツアキニガイをしてウホンマヤーに来ます。

ウスイバナをして車からマキニガイに行きます。ウホユウムチャア達もンマダリの時はいつも一緒です。カカラのウホユウムチャア、ナカンマのウホユウムチャアが一緒に出る。

清潔にアガイのアダン木からします。

マキニガイにナナムイから来てウスイバナをして、行く時はウホンマはクバ笠とグサンギイとウシュウビンを持つ。

ナカンマはマグユウも鎌も持つ。

カギ清潔からします。

カギブンビシてンマ煙草ユウイをからします。

（図㊻）

皿は七〇、ヤラウ皿七〇、フサバニ七〇

カギニガイしては、ヤラウ皿とクパン皿は片付けて、ハナはウサギる。

ウホ皿と中皿もハナをウサギてきてカミる。

ハナをウサギる時はウホフヤグミの回り道から行って、ハイバラ方に行って、ハナウサギる。

カギニガイしてサランマブウに行く。

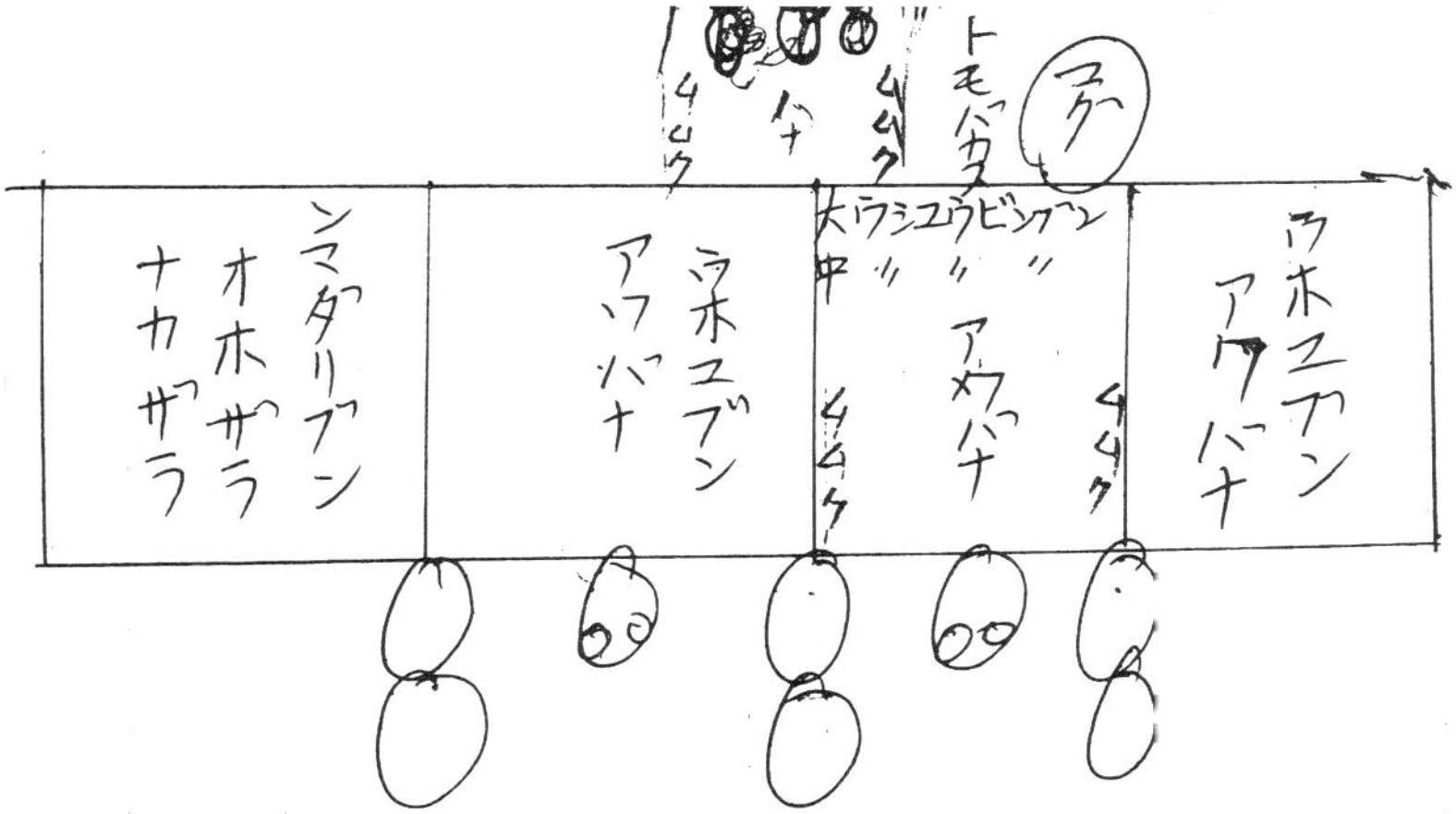

図㊻

アガイジャト浜に行きます。

車からニカムラヒヤズの前に降りる。

ニカムラヒヤズにもフツユンしてからアガイのサランマンミから浜に行きます。

アガイジャト浜にもウシュウビンブンです。

ンマダリはシモジタチ達の前の一番に下ろして皿バアキ（皿を入れた籠）も下ろして、ウホユウムチャアが番をします。

ウホンマ達はサランマブウの浜にカギブンをビシる。

ウシュウビンブン、浜にはンマダリはビシない。

（図㊼）

浜ニガイしてズンミジャアの道を通り、ズンミジャアにも並んで拝んで帰ります。

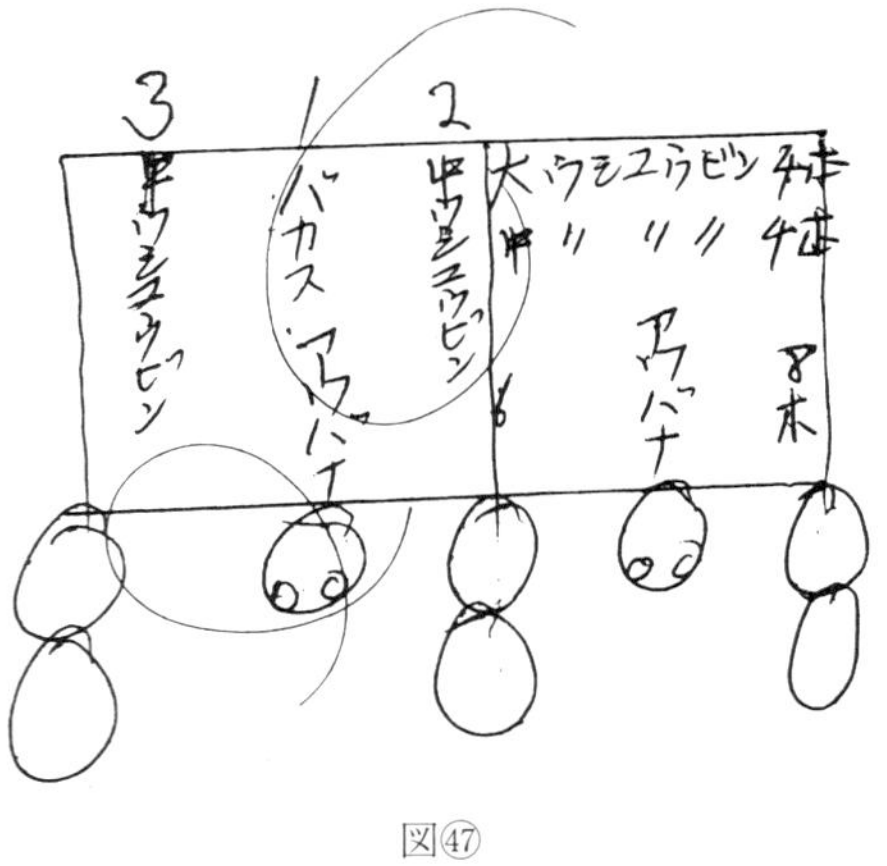

図㊼

一〇月　イモ（芋）ビュウイウサギ

解題

芋の収穫のお礼。酒を造って供える。

【準備】


ウホンマユウムチャアは二人。

芋ビューイの準備。

芋一二〇斤、一二〇斤からハナは三〇斤取る。

カウズ二升、ウバン三升。

ンマ達もお芋は出す。ンマ三人も一〇升ずつ出す。

煙草も三個。

蛸はゆで蛸　五キロ、刺身　三斤、ソバも買います。三人ともお金ユウも出す、アニ達も出す。

マカイ（椀）の三つずつを出す。

お賽銭を取ってきてお賽銭でカカラとナカンマが準備の物は買います。

芋の皮をむいてからウスビシニガイはします。


朝はウホンマはみんなが来るまで鍋の二つに水を沸かして待っています。

樽にカウズを入れて蓋をして水を入れる。

明日はニガイの時はウホンマの買い物はしない。

明日はという日にンマダリ作る日の夕方準備します。


【ウスビシニガイ】


いつもイモビュウイの時は芋を炊いてからウスビシニガイはします。芋の皮もむいてからする。

ウスビシニガイをしてはンマダリが出来るまではカミビシ。

バカスブン（図㊽）

ナカンマがウスビシニガイはビシる。

庭に出て臼の前にカカラ、ニガイてハナをウサギて、家の中に入って、ウカマにウヤします。

あとは自分達もニガイます。

ニガイた後はカギ水とウカウルは台所にトモします。

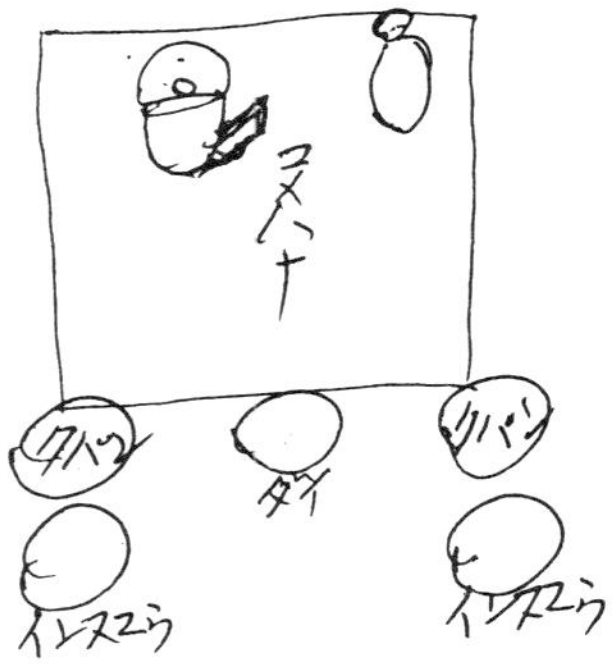

図㊽

カミビシニガイは線香はないのでカギブンにウスイバナをしてフツユンしてニガイはします。

カミビシニガイには突いた芋も皿にスキて、ンマダリをカミていってから、いつもカミビシニガイはします。

カミビシニガイが終わったらフサバニ、ヤラウ皿も準備する。

イモビユウイには、作った日にカギニガイはして、芋ウバンも蛸のスキジュウも刺身も準備します。

ソバも準備します。ンマたちはンマガアスも六袋、飲み物も六個ずつ出す。


【ユウフヒイのニガイ】

ンマダリを作った日に夕方の七時にニガイの準備をします。

ウホンマはウシュウビン、カンドウイ、準備して夜のニガイ。

ユウフヒイニガイ（図㊾）

ウホンマは夜のニガイにはカギズンを着けて準備はします。

ユウフヒイのニガイをしては、カンナアギアヤグをします。

ナカンマはカントモス線香を立てる。

ユウフヒイのニガイをして、ウカママツリをして酒をカミてカカラとナカンマはカアス（菓子）を配る。

配った後は、カギブンにウスイバナをして。

アキドラニガイ、ヤラウ皿にインヌユウ、小皿にクパン準備。

アキドラニガイには、ナカンマとカカラはンマダリと刺身と準備する。

ウホンマヤーの小皿七つ、ウスツは一つ。

アキドラニガイが終ったらカカラはウユシを詠む。

ゴデンポウをする。

あとは酒をニガいてユウイのブンを出してからユツダキ踊

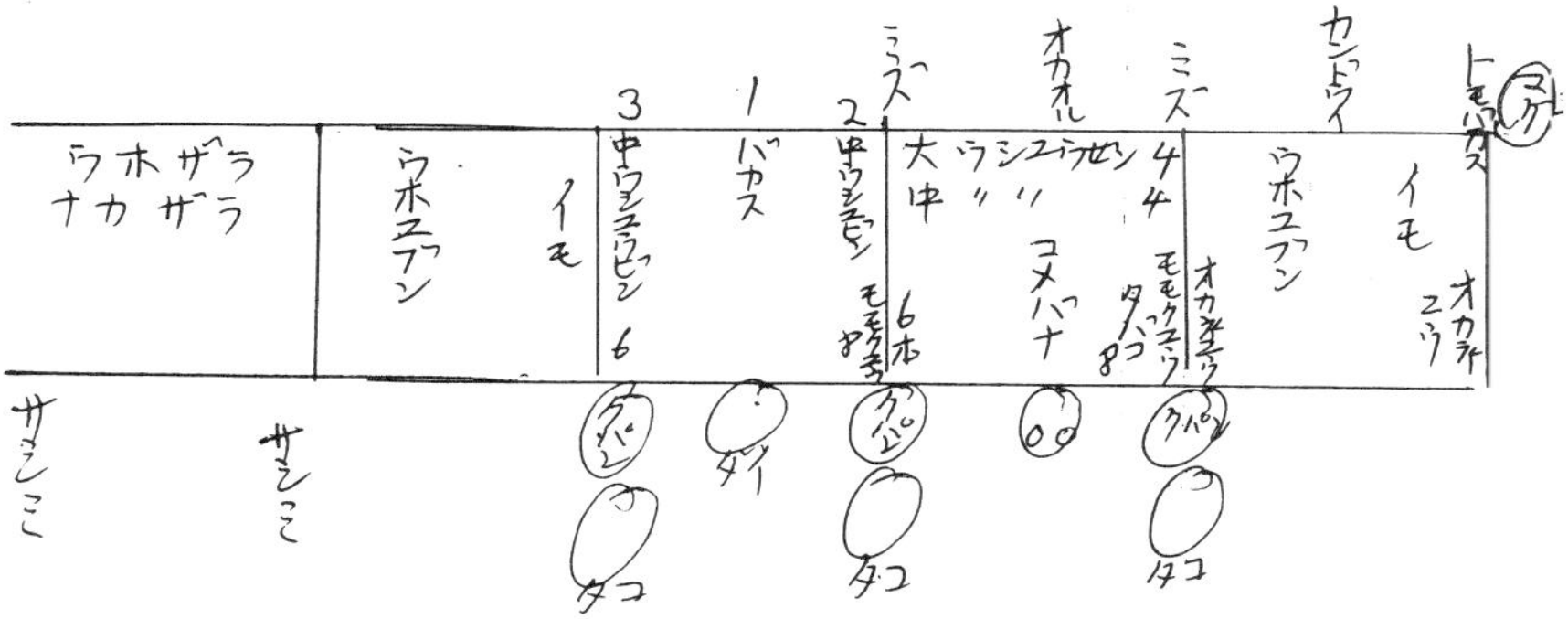

図㊾

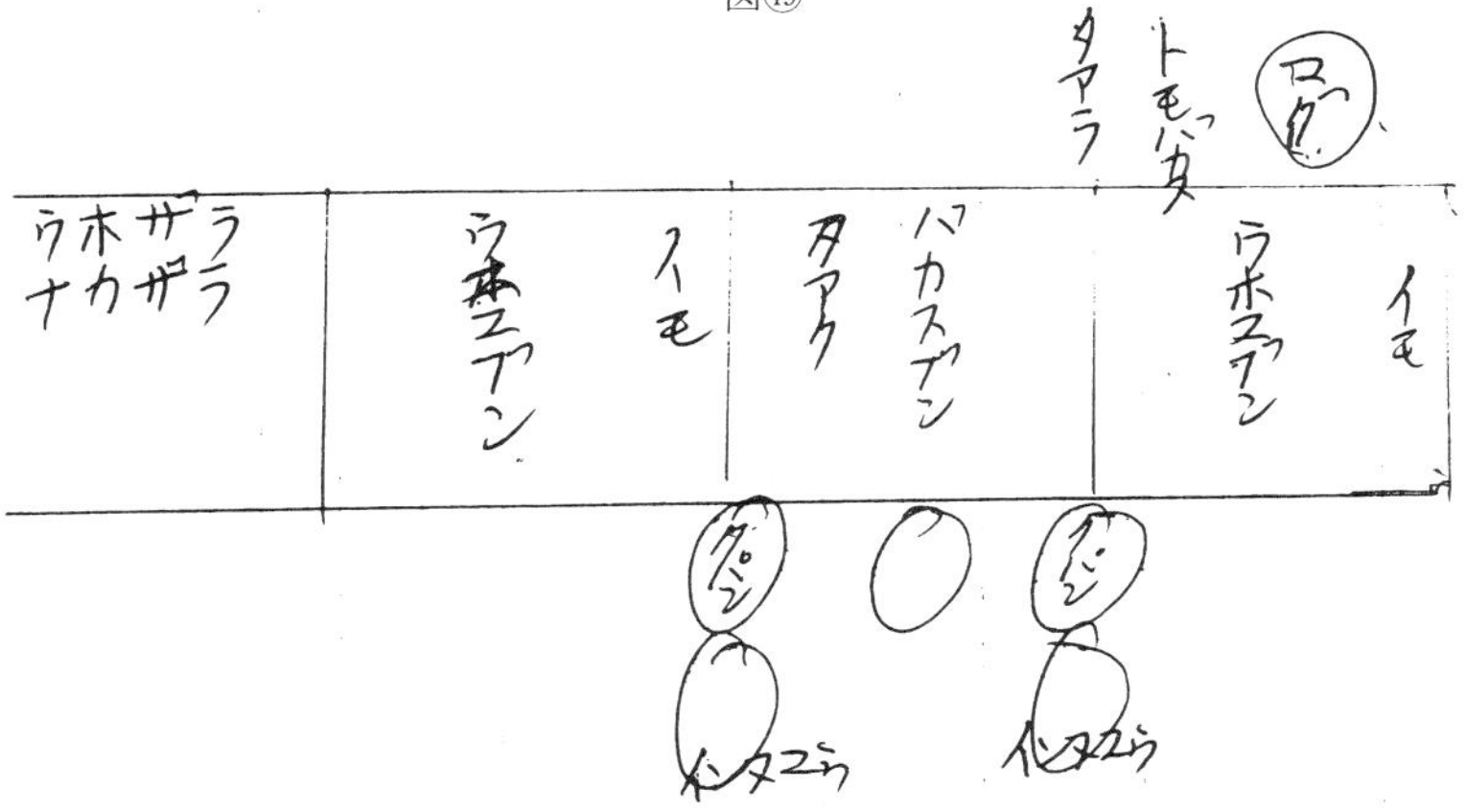

図㊿

りもする、ジュリホウカアもする。
マツガマ踊りもする。
ヤーのカンヌウヤ、二斗ガミ、五升ガミ、二升ガミ、五升ガミ、一斗ガミ、樽。
次はナナムイに行く準備。

【ナナムイでのニガイ】

ナナムイにはナカマニイから、ナカンマの五升ガミを下す。
バカスブンです。
（図㊿）
カギ清潔から。
カラスウガミ、ヤラウ皿、フサバニ。
ナカマニイもナッパアニイも同じブンです。
ハナウサギが終ったらンマダリをカミるまでカギブンはそのまま。
ニガイ（し）たら、クパンとイン

ヌユウは片付けハナウサギする。

ヤラウ皿七〇、クバン七〇、フサバ二七〇。

ナッバニイも同じ、カギブンビシはナナムイのカギブンと同じ。

家からナナムイに行くときはズンミジャアを通ってナカマニイに行って、ナカンマ五升ガミを下ろします。

浜の道を通ってナナムイには行く。

一一月　トマイニガイ

解題

大漁を祈る。アダナス（アダンの根）に生の魚を付けて釣る真似をする。

浜のユウフヒイニガイ
（図51）

ウシュウビンブンです。

ユウフヒイのニガイをして魚とマグユウとウホンマヤーからのウスツ、バカス、タアク、小皿四つ、ウスイバナを持っていきます。

トマイニガイのユウフヒイのハナウサギはウカウルの真中に行ってウサギます。

アキドラニガイはニガイた後はトラヌハ方にウサギます。

トモバカスは浜にビシていきます。

アキドラニガイにはウユシは歌わない。

ナナムイに行ってフツアキニガイ、本村のウホンマ達が来

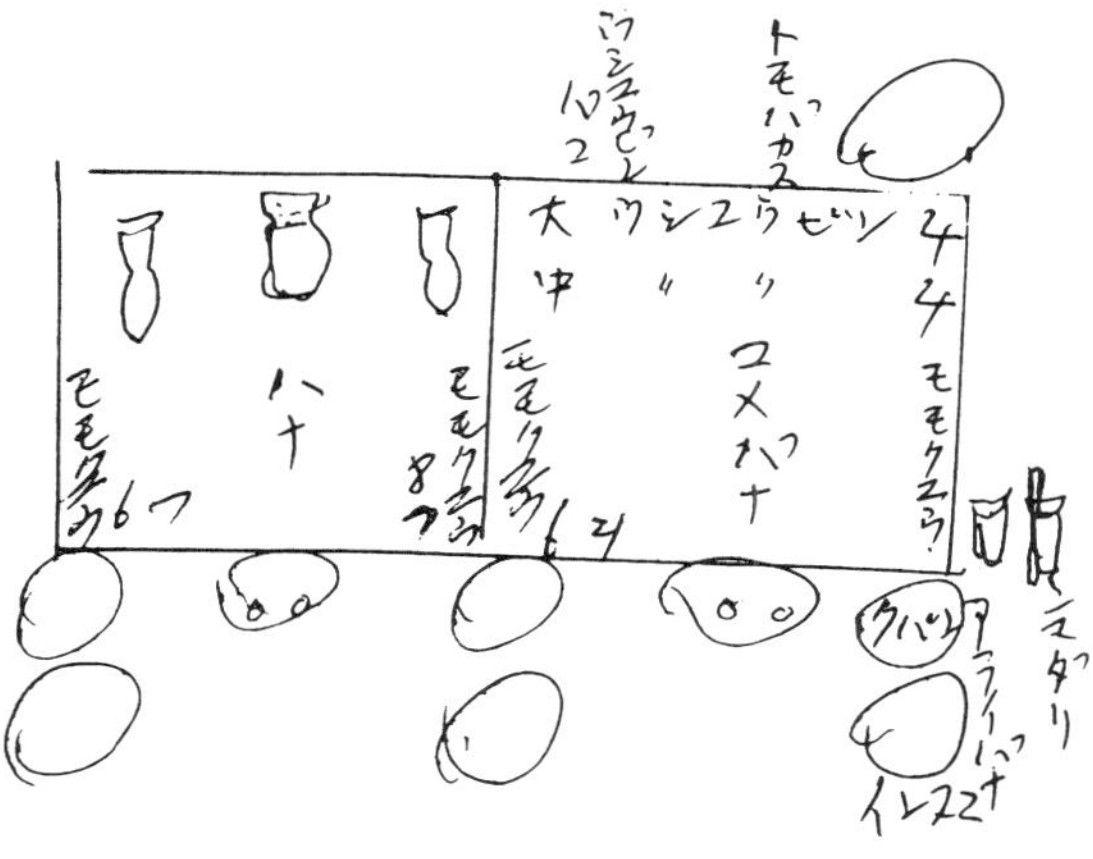

図51

るまでユウフヒイのニガイをして待っています。

本村達が来たら一緒に行きます。ナナムイから来てカギニガイをします。

魚はウホンマヤーに行って食べます。トモバカスはナナムイには持たない。ウホンマヤーのウスツとバカスと小皿四つを持って行く。


（図52）

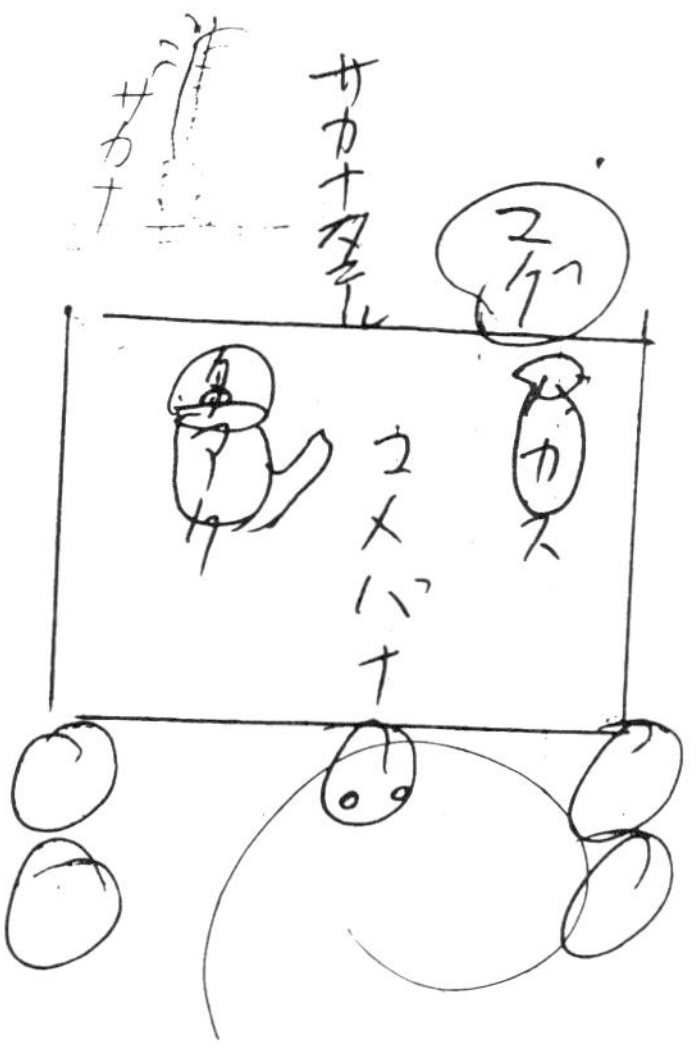

図52

ナナムイにはバカスブン。

ハナの取り方
ユウフヒイニガイしてのハナは、ユハウダイに取ってウカウルのマウキャにウサギる。

アキドラニガイをしてのハナはトラヌハ方にウサギる。魚は浜に立ててニガいてナナムイに持って行って立ててニガイる。

カラスガミのンマダリはカギブンのハナをウサギてから、次にウサギる。

魚の棒は七本スガリる。

一二月　カエルニガイ

解題

カエルガマともいう。村落の厄払い。

昔は、インギョウしたツカサやユウクイをインギョウした里のツカサなど各村三五人、合計七〇人（ナナソガミ）で夜籠りをして行ったという［32］。

現在はナナスンマ（ユウクイに出た女性）の有志が参加する。ツカサ達がキャーン（蔓草、シイノキカズラ）をかぶって、家の壁を叩きながら「ヤマグーイダシバ（悪い物を出せ）」と村落内を悪霊を祓って歩き、最後にサバウツガーで蔓草を流す。ツカサ達の姿は、見てはいけないとされている。区長や各分会長たちが豚をつぶして、その骨をしめ縄で吊って各村落の入り口に張る。

明日という日にカカラとナカンマは草と棒を取ってきて門の外に置く。

カギニガイの日にはナナムイにフツアキニガイに行きます。

バカスブン（図53）

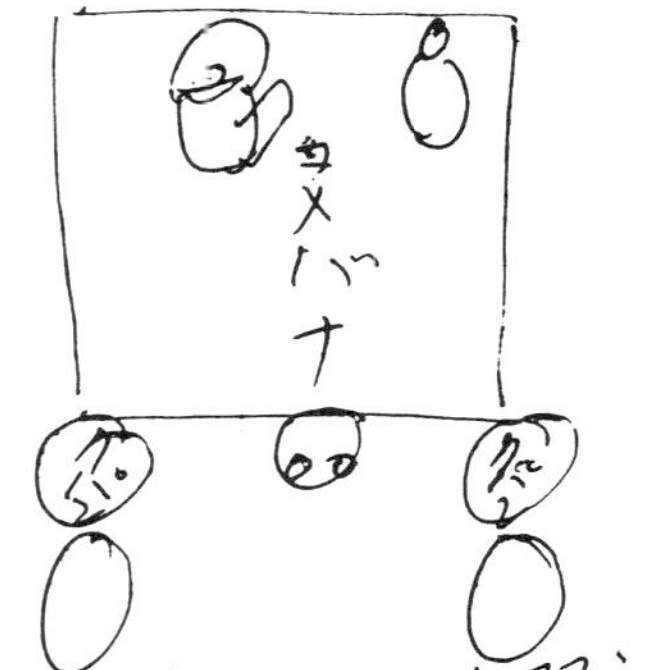

図53

ナナムイからアガイのトガイ（池間の東の井戸）に行ってカエルニガイ。

①トラヌハブンビシ

手を合わせてニガいます。煙草は火を点けてニガいる。ハナはユハウダイに取る。

②ナガバタキ

③イスンミガマ

④テビブラ

テビブラにハテウサギる時は、酒は立ってウサギる。クバンとインヌユウとハナは後ろ向きでウサギる。

テビブラニガイしてはウシュウビンは片付けてハナはウサギます。

ニガイの時ハナ取る時はウハウブンに取ります。

アガイヌカーのトガイ
トラヌハブンビシ（図㊹）

ンマ煙草ユウイの時は煙草は火を点けてニガイる。

手は合わせてニガイます。

トラヌハ
カギブンニガイしてハナをウサギて、酒をニガイて、ウスイバナをしてカギニガイする。

ナガバタキのニガイをして、ハナウサギして、酒をカミて、またウスイバナをして。

カギニガイをして、酒をニガいて、ウスイバナをして、四回繰り返しニガいます。

ハナはユハウブンンに取ってきてウサギる。

残りのハナは後ろ向きでウサギる。

トラヌハとナガバタキとイスンミガマには前を向いてウサギる。

カギニガイしてブラクの道を回る時は、仲村のウホンマは

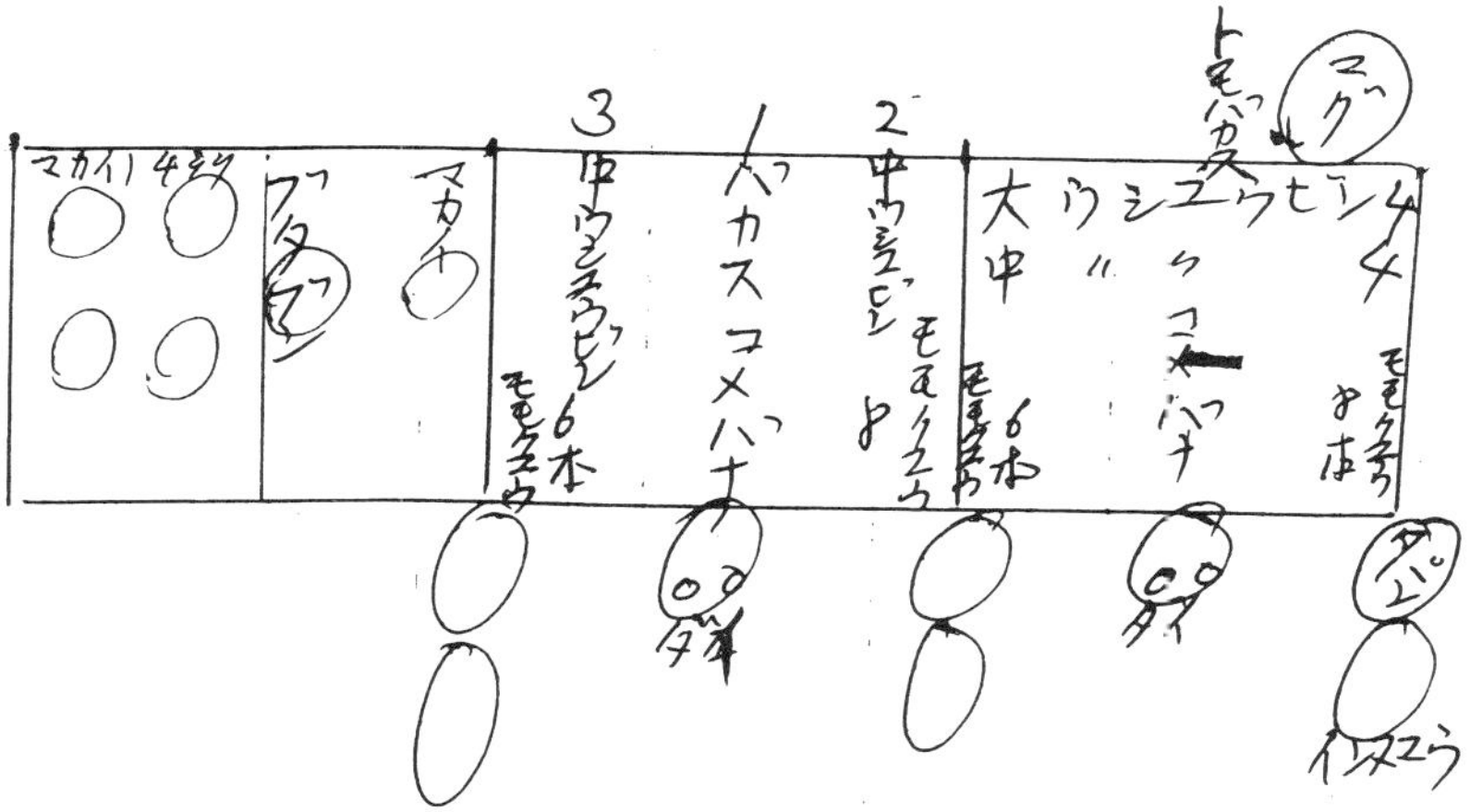

図㊹

本村のウホンマが歩くところから（歩いた後に）回る。

サバウツガーに行く時はハナタに行っては頭の上に棒を回しながら後ろ向きで投げる。

草も投げる。

ウホンマユウムチャアなんかが家の前まで行ってから、ウホンマ達もナナスンマ達も回る。

サバウツのトガイからイイジャト浜に来て足を洗い、石も拾って後ろ向きで投げて家に帰る。

浜に行ってナカンマ二人は、人も浜にいたら「カーヌンカイミヤティ（あっちに行きなさい）」と言って帰してから、（みなで）浜に行って手と足を洗います。

タマスツキ（魂付け）ニガイ

解題

村落の定期的なニガイではなく、病気などの個人から依頼された時に行う。仲村では一九八九年からの三年間で一件の依頼だったという。


タマスツキニガイには、ナナムイにフツアキニガイしてから、タマスを付ける所に行く。

タマスを付ける時はハナは取らない。

頼んだ人達の家まで行く。

門の外に自分達の持ち物はみんな置く。

ウホンマはカギズンを外す。

お茶のハナも飲み物ハナも酒のハナも取って、タマスが抜けた人にから（先に）カミさせる。

米と野菜もその人にからあげる。

出してくるものは、みんなその人にからあげる。

自分達も食べる。

本村だったら本村が取る。
酒もカミさせる。
仲村だったら仲村のナカンマが取る。
自分達は何も貰わないで帰る。
ヤーキのタマスツキ、トヌイ（酉）とビヌイ（亥）の日はやらない。
カギミズ（壬・癸）にする。
タマスツキ日にはスラブは入れない［33］。

［1］有線ラジオ放送でニガイがあることを周知する。つまり、各家からの参加があるニガイ。現在は有線テレビで日程を伝えている。

［2］ウホ（大）ユウ。ユウとは富とか寄せもの、恵みのもの。ここでは白砂を取ること。

［3］ニガイの日取りは、日の十干十二支によって半年分をまとめて決めている。ニガイに先立ちモトムラのウホンマヤーにツカサ達が集まり、暦を持ち上げて拝み、ニガイの無事を祈る。

［4］三日ニガイのあるニガイでは、盆をそのままにしておき、翌々日に、モトムラ、ナカムラ各ウホンマヤーで盆に対して祈願を行い、その後、モトムラ、ナカムラで互いに訪ね合ってそれぞれに盆を祈願し、初めて片付けることができる。

［5］昔は、海岸は砂浜だったのでそこから砂を取って来ていた。現在は港になり、浜がないため、南区の佐和田から砂を取って来てブロック塀で囲った場所に置いている。そこからツカサはじめ、各家の人々も砂を取っていく。

［6］カギは、美しい、尊いなどの意味。ツカサの使う良いことばとして、名詞の前につける。

［7］名詞の後ろにユウをつける。

［8］ノートには、モトムラ、ナカムラはカタカナ表記とともに漢字での表記もあった。

［9］神様にお尻を向けるのは失礼なので、後ずさりして戻る。

［10］すべて素手で掃除をし、ごみは布で運ぶ。

［11］ウホンマの荷物などは全てナカンマが持つ。掃除のゴミも持って行くのはナカンマである。

［12］門のところに置いていたユウ（白砂）をナカンマが頭に持ち、フンマがそれを手に取って砂をハウリ（撒き）ながら歩き、本村はヤドフツの外を右に、仲村は左に回って来て十二ハウのウカウルにもかける。カカラはフツユンして待っており、十二ハウの前にそれぞれ三人が並ぶ。

［13］煙草をキセルで数回吸う。ンマは、ツカサの意。

［14］手の平を上に向けて祈る動作をする。

［15］「テイタアミイユウ（1、2、3、4）……」と、指先で地面で叩いて数を数え、手の平を上に向けて祈る動作を繰り返す。

［16］本村と仲村が互いに相手の酒を祈願し合う。

［17］三日ニガイはそれぞれが訪ね合ってヤライ酒をするべきだが、それを省いて次のニガイでする。

［18］『伊良部村史』七五八、七五九頁［伊良部村役場 一九七八］。

［19］数カ所に線香を置いていく。

［20］井戸ニガイは二月と一二月にある。一二月はお礼。

［21］ニガイは、手のひらを上に向けて天からのユウを受けるようにして願うのが基本。しかし、このニガイは虫祓いなので、手を合わせて願う。

［22］ツカサの作る濁り酒。昔は、口嚙みで作っていたという。

［23］黒小豆（ささげ）などを入れた豆ごはんは赤飯のように赤い色が付く。

［24］弁当はユウムチャア達が作る。ツカサ達が食べる前に手を付けてはいけないので、味見はできない。

［25］ウホンマの家は夜の九時以降は家から出ず、戸を閉めてしまうべきだとされている。

［26］村落のニガイに合わせて、個人のニガイを頼む人は、盆を持って来てツカサに祭祀を依頼する。

［27］カンドウイはウホンマの持ち物。ウホンマは毎回紙を張り替える。

［28］無事にナナムイに行くという意。ツカサの姿を見ることはよくないとされている。人に会いそうになると大声で警告して避けさせる。

［29］各家でも酒を造るために日程を知らせる。

［30］ヤラウ皿、フサバニは重ねてアダナスでしばって束にしてその上に供え物を置く。

［31］四日目はブートイヌヒー（踊りの日）という。

［32］『伊良部村史』一三〇一頁［伊良部村役場　一九七八］。

［33］同じ日に「スラブ打つニガイ」（新築のニガイ）をしてはいけない。

あとがき

本書は、二〇〇六年に山口大学大学院東アジア研究科に提出した博士論文「民俗医療に見る病いの理解と治療の実践――南西諸島の事例から」を大幅に加筆、修正したものである（初出：第二章「病いの治癒と物語の生起――宮古諸島、伊良部島Ａ村落の民俗医療の事例から」『日本民俗学』二四八、二〇〇六年、第三章「「ウマリ」の人と民俗医療――沖縄県読谷村の事例から」『やまぐち地域社会研究』三、二〇〇五年）。

もう何を書いたのかも忘れていた頃に思ってもいなかった出版の話をいただき、佐良浜や長浜で話を伺った方が次々に亡くなられていた時期であったため、彼女たちの声を留めておけるとありがたく思った。しかし、作業を進めるにつれて、迷い始めた。私の主張は当事者の人々の考えとは違う。苦しかった病いを、亡くしてしまった家族のことを、また病いが癒える喜びを、真摯に語ってくれるのを、うんうん頷きながら、時には一緒に涙しながら聞いておいて、その話に勝手な解釈をかぶせて、わがもの顔で提示するのだ。それは人々を裏切ることではないだろうか。もちろん、それぞれに原稿を見てもらい、説明し、「いいよ、あんたの好きなように書いたらいいさ」と言ってもらってはいるが、それは言い訳にならない。

ただ私は、佐良浜や長浜の人々のくらしの中で存在感を際立たせている病いの話が、おもしろくてしかたがないとともに、素晴らしいと考えている。物語の癒しの力については一般にも知られてきているが、佐良浜や長浜の人々は自分たち自身の物語を持ち、日々新たに紡ぎ、物語を生きることによって自ら治癒を手に入れている。それらの物語そのものは他の社会では効力を発しないが、そのありようを紹介することは、恩師である湯川洋司先生がおっしゃっていた「社会のため」になることだと思っている。だいたい、このように聞いた話を斜めに受け取る変わり者であることを、賢いオバアたちはとっくにわかっているかもしれない。それでも私の解釈がみんなを傷つけないことを祈る。

また手法としても、録音機を前にしたインタビューから起こした資料は一部しかなく、多くが日常の会話をその後に（急いで）書き綴ったノートを基にしている。その点でも私の「物語」でしかないかもしれない。

逞しく、優しく、そしてユーモアにあふれた佐良浜と長浜のみなさまのおかげで論文は書けたし、いつまでも研究にしがみついている現在の私もいる。いい年をして遊んでいるようにしかみえない私を受け入れてくれ、帰る時にはお小遣いまで握らせてくれていたオバアたちには感謝してもしきれない。

社会人を経て学生を始めた何も知らない私に、フィールドワークの楽しさと深さを、身をもって教えてくださったのは、琉球大学大学院（当時）の津波高志先生である。論文は、山口大学大学院で湯川先生が、批判なさることなく「てにをは」を一つ一つ直してくださることで、自分で論理の破綻に気付き書き直す作業を促して、根気強くご指導くださった。そして、出版をすべてお膳立てしてタイトルまで考えてくださり、また学問への情熱を教えてくださったのは、岩手県でお世話になった追手門学院大学（当時）の橋本裕之先生である。ほかにも多くの尊敬する先生方と出会えたことによって、同じ学問の世界の片隅に居続けたいと思ってきた。刊行に際しては、長い期間にわたって西村篤さん（当初、森話社、現七月社）が丁寧に的確に導いてくださった。みなさまに心より御礼を申し上げたい。

何より、今まで私を支え続けてくれている友人と家族に感謝を表せる機会になることがありがたい。

二〇一八年　若夏の頃

東　資子

ヒヌカン［火の神］ 33, 127〜129, 133, 143, 157, 161, 164〜168, 173, 176〜179, 181, 192, 196, 197, 202, 203, 206, 216, 226, 236, 238
ヒロフォーグサ［オオバコ］138
ビンシー［酒や線香を入れた祭祀の道具セット］114, 168
フーチンバー［よもぎ］133, 138
ブーブー［血を吸い取る療法］32, 132
フームン［言葉を唱える］137
フール［豚のいる便所］134, 144, 146
フシ運［星運／運勢］156
フユーナー［さぼっている人］139
フラミ［祟り］155
フンシー［風水］183

【ま】
マーイ［回り／巡拝］ 170, 178, 179, 240
マブイ・マブヤー［魂］ 29〜32, 143, 144, 156, 158, 181, 183, 194, 238, 239
マブイグミ・マブイゴメ［魂込め］ 29, 31, 133, 143, 144, 156, 181
マブイワカシ［葬送の儀礼］129, 238
ミーミーグァー 147
ミジガッチャー［膝に水がたまる］132
ムイン［無縁／悪霊］ 140, 141, 154, 157, 216
ムトゥ［宗家］123, 124, 139, 160, 192
ムヌナライ［物習い／卜占］ 136, 137, 166, 200
ムラヤー［村屋］120

【や】
ヤー［家］120, 122
ヤーヌナー［家名／屋号］ 120〜123, 233, 237
ヤシチのウガン［屋敷の御願］ 128, 129, 238
ヤッチュ［灸］132, 133
ヤナカジ［悪風］・ヤナムン・マジュムン・アクレー・悪霊　28, 134, 137, 153, 154, 172, 183, 191, 195, 217, 222
ヤブー 26, 30, 31, 132〜134, 138, 198〜200
ヤブサミー［独身］151
ヤンメー［病い］139
ユースーグァ［夭逝グァ］ 146, 147, 157, 160, 173, 174, 177

【ん】
ンジャナバー［ホソバワダン］138

ガン［龕／棺桶を運ぶ輿］147
キジムナー［人でないもの・妖怪］29, 153
キリュー［寄留／他村落からの移入者］123
グソー［あの世］145, 151, 238
グソーニービチ［あの世での結婚］148～152, 157, 172, 173
クチグトゥ［口事／いさかいなど］135, 154
コツ［骨］149, 150, 157, 169
コナシヤーオバー［産婆］134

【さ】

サー・シジ［性質／霊的な力］145, 159
サー・ソー［十二支］129, 156
佐事［公民館の雑用係］119
サン［魔除け］31, 144, 154, 191, 238
サンジンソウ［三世相／卜占の専門家］134, 136, 145, 199～201
首里の十二カ所・首里観音堂・首里の寺 162, 164, 167～170, 177～179, 202
ジョーグチ［門口］・門 33, 143, 144, 157
死霊 27, 28, 84, 183, 191
シロカビ［白紙／半紙］146, 168, 238, 239
シンクチ［洗骨］129, 238, 239
スーコー［焼香／法事・年忌など］129, 137, 146, 200, 238, 239
スムチー［書物／宗教的職能者］128, 134～138, 140, 143, 145, 149, 154, 157～159, 163, 164, 166, 172, 188, 189, 193, 199～201, 218, 240

【た】

ターリムン 135, 239
チクタルメー 117
チジャシ［血出し／療法］32, 132
チネー［世帯／家族］122, 123, 238
チャーギ［イヌマキ］127
一日・一五日 70, 103, 127, 162, 206
ティーロクジュー［手六十／脈診する専門家］132, 133, 138, 200
ティンジウガン［天に上がる御願］175
ドゥーヨウジョー［自己養生］138
トシビースージー［年日祝い／生年祝い］120, 127

【な】

ナーチョーラー［海人草］138
今帰仁ヌブイ 178, 240
ナナチネー［七世帯／村落創始］117, 123, 237
ニブタ［おでき］132
ニンブチャー［念仏者］129
ヌール・ムラヌール［神役］125, 160, 192
ネッパツ［熱発／発熱］139

【は】

ハクラン［胃腸炎］132, 139
ハジマカー・ハジマキ［櫨まけ］31, 133, 134, 217, 239
ハナグミ（花米／米）124, 157, 238, 239
ハブ 32, 148, 150
ハリ［鍼］31
ハンジ［判じ／卜占］135～137, 145, 147, 150, 172, 200, 204, 221, 235

長浜

【あ】
東（あがい）ウマーイ　178, 240
アソビングァー［私生児］133
アマミキヨ　178
イーチョーバー［ウイキョウ］138
イーヌサー［同じサー／同年生など］129, 156
イーフェー［位牌］・位牌・トートーメー　137, 148, 150, 157, 158, 173〜175, 200, 238
イーヤー［胞衣］146, 147, 240
イクシミー［嘘をつく］150
イチジャマ［生き霊／人の気持ち］141〜143, 152〜157, 172〜174, 186, 214, 216, 218, 229
イナグヴァンス［女元祖／女性の位牌など］137, 151
ウートートー［祈願の言葉・祈願］137, 141〜143, 157, 164, 165, 238
ウートートー［祈願の専門家］137, 167, 217
ウガン［村落の拝所］126, 155, 162, 164, 167, 168, 177, 192, 236
ウガンウサギヤー・ウガンサー［祭祀の専門家］26, 137〜139, 157, 180, 197, 199, 200, 204, 207
ウガン不足　150, 163, 165, 167, 174, 179, 180
ウクディ・ウクディングァ・ウミキ・ウミナイ［門中の神役］162, 206〜208
ウコーロ［御香炉］150, 157, 158, 172〜174, 176, 180
ウタキ［御嶽／拝所］162, 168
ウチカビ［紙銭］168
ウチャヤナク［重ねた餅］146, 168, 238, 239
ウマチー［御祭］124, 125, 127, 160, 175
ウマリ・タカウマレ・高い人・サーダカ・サーダカウマリ［特別な資質の人］135, 155, 159〜163, 165〜172, 176〜180, 193, 195, 200〜203
ウヤフジ・ウヤファーフジ［祖先］143, 146, 157, 158, 164〜166, 174
ウユミ・シチビ［折目・節日／行事の日］128, 129
ウンチケー［御迎え］150
エイサー［盆の踊り］127
エーカー・シンセキ［親類］122, 124
オーエー［言葉によるけんか］152

【か】
カー・アガリガー・イリガー・ウガンガー・ウブガー［井戸］126, 127, 162, 164, 168, 177, 178, 192, 236
カカイムン［かかりもの／悪いもの］133, 134, 138, 142, 164〜166, 186, 217
カジョーラ・カジョーラムン［蕁麻疹・かぶれ・湿疹］31, 133
カッティ・カッテな人［勝手（のよい人）／専門家］26, 133, 134, 138, 139, 158, 194, 198〜200, 217
カミウガミ［神拝み］162, 179, 240
カミンチュ［神人］161, 162, 177, 202, 215
カラハーイ［方位磁石］135

【な】
ナカンマ［中司／神役］55, 56, 64, 241
ニガインマ［ニガイをする女性／祭祀の専門家］57, 58, 67, 77, 83, 88, 94～103, 105, 107, 197, 199, 200, 204, 207, 210, 229, 236

【は】
ハーリー 46, 50, 51, 61
ハロウズ・カタイ・イツムン・シンセキ［親類］49, 95
ヒューイ［日／暦］49, 94, 95, 103
ファのナーツキ［子の名付け］50
フツ・ヤナウツ［口・悪い言葉］81, 84, 186, 187
ブラクのニガイ［部落の願い／村落祭祀］52, 53, 56, 99, 241
フンマヤー［大司の家］56, 234

【ま】
マウ［個人の神］33, 59, 63, 74, 78, 79, 84, 96, 100～108, 113, 193, 202, 203, 218, 222, 226, 235, 236
マウを上げるニガイ 63, 103, 105, 113, 202, 203
マスムイ［祭りでの出生登録］48
マズムヌ・スマヤフ・悪霊 77, 79, 84, 86, 90, 183, 191, 194, 195, 217, 222
ママーイ・ミズノニガイ［葬送の儀礼］58, 106, 108
ミチアケ［道開け／卜占］75, 100
ミャークヅツ 48, 50, 51, 61, 65
ミョートマウ［夫婦マウ／個人の神］103
ムイ［拝所］52, 58, 59, 107
ムトゥ［地縁集団］47, 48, 190, 233
ムヌアカシ［物明かし／卜占］75, 76, 81, 87, 100, 106, 111, 221, 225, 235
ムヌスー［物知り／宗教的職能者］55, 57～59, 62, 63, 66. 67, 71～87, 91, 92, 97, 98, 100～102, 104～107, 110～113, 187～191, 193, 194, 199～202, 204, 209～211, 214, 215, 218, 220～223, 235, 236, 240, 241

【や】
ヤー［家］48
ヤーキのニガイ［家の願い］・家のニガイ・個人のニガイ［祭祀］57, 67, 83, 84, 94, 103, 241
家（ヤー）ザス［宗教的職能者］33
ヤーヌナー［家名／屋号］48, 233, 237
ヤイチュ［灸］58
ヤブー 26, 30, 31, 57～58, 198～200
ヤン・ヤミ［病い］73
ユウクイ 59, 192, 210
ユウビツ［不漁］92, 235
ユウムチャア［神役の手伝い］56
ユタ狩り 58
夜のニガイ 83, 94, 95, 97～99, 102, 103, 113, 188, 197, 203

【ん】
ンマユーイ［ンマ揺い／司の選出］55, 63

民俗語彙等索引

＊本書で中心的に扱った二地域の民俗語彙や特徴的な言葉を立項した。加えて語彙の意味を［ ］で補い、「／」の前に逐語的に対応する言葉を、後に具体的な意味を記載した。

佐良浜

【あ】

アカス［明かす］57, 76, 98, 201, 235
アギヤー［追込み漁法］45
朝のニガイ 83, 94, 95, 99, 102, 103, 113, 196, 197, 203, 207
アニ［姉／前任のツカサ］56, 64, 101
イズイッダマ［生き霊］81, 82, 186, 187
イノー［礁池］117
ウガン料 52, 55, 234
ウハルズウタキ（大主御嶽）・大主神社・ナナムイ 52, 53, 59, 64, 81, 235
ウホンマ・ウフンマ・フンマ［大司／神役］54〜57, 63〜65, 209, 234, 235, 241
ウヤ［親／ミャークヅツの祭祀者］48
オカマヌカン［かまど神］96, 103, 235
オヨシ［神歌］54, 55, 59

【か】

カカランマ・カカラ［神役］55, 56, 59, 64, 205, 209, 210, 236, 241
カギ言葉［きれいな言葉／ツカサの使う言葉］57
ガンジューニガイ［個人の健康を願う祭祀］51, 84, 94
ガンジュウマウ［健康マウ／個人の神］102
キナイ・ミネー［世帯／家族］49
クロトン（ヘンヨウボク）96, 101, 103

【さ】

サトガン［里神］・里の拝所 59, 60, 61, 63
サトンマ・ウジャトヌンマ［里の神役］54
スタリ［倦怠感］73

【た】

タスキブンニガイ 33, 84, 98
タマスィ［魂］82, 194
タマスィを付けるニガイ 82, 194
ツカサ［司］・シマ・ツカサンマ・ナナムイヌンマ［神役］55〜59, 62〜67, 72, 78, 79, 82, 83, 88, 99, 101, 102, 110, 112, 194, 201, 202, 204, 205, 207〜211, 215, 234, 240
ツカサウヤ［司親／男性祭祀者］55
ツヅダカ［特別な資質の人］67, 102, 105, 193, 195, 202, 203, 210
ティンガナスの歌［天の神様を称える歌］63
トゥーズチ［村落の雑用係］233
トゥンカラヤー［寝宿］46

【や】
山下欣一 25
饒平名健爾 26, 28, 33

【ら】
リーブラ, ウィリアム・P 24, 26, 28
リクール, ポール 17, 216
リバース, W. H. R. 11
レヴィ＝ストロース, クロード 19, 20

【わ】
ワーチ, ジェームス 221
渡辺公三 16

人名索引

【あ】
赤嶺政信 28, 209
アトキンソン, ジェーン・M 20
アンダーソン, バルバラ・ガラチン 14, 16, 19, 22, 184
伊波普猷 24, 35
エヴァンズ=プリチャード, E. E. 12〜15, 206, 213, 214
大藤時彦 34
大橋英寿 26, 29, 30, 135, 136
奥野克巳 20
小熊英二 35
小田亮 16

【か】
笠原政治 122, 123, 233
グッド, バイロン 13
久場政彦 26, 30, 31
クラインマン, アーサー 18, 22, 232

【さ】
佐喜真興英 24, 28, 29
桜井徳太郎 24〜26, 205, 209, 240, 241
佐々木宏幹 19, 25, 189, 204〜207, 232
佐々木伸一 206, 209
佐々木雄司 25
塩月亮子 28, 183, 189, 240
渋谷研 25, 34, 35, 205, 210
島袋源七 28, 29

【た】
ターナー, ヴィクター・W 16, 19
高田紀代志 30
高橋恵子 30
高良倉吉 23, 24, 201, 233, 236
蛸島直 26, 183
田中真砂子 122, 175, 176
玉木順彦 31, 32
津波高志 25, 39, 205, 210, 233, 234

【な】
長島信弘 15
仲松弥秀 122, 189
中村淳 34
波平恵美子 22, 26
野口武徳 31, 33, 52, 209, 233

【は】
浜本満 16, 17
ファブレ=サーダ, ジャンヌ 13
フォスター, ジョージ・M 14, 16, 19, 22, 184
福島真人 20
ブルーナー, ジェローム・S 14, 214
星野晋 22, 23
ホルムベイル, デヴィッド 20, 21

【ま】
マッチングリー, シェリル 17, 18

139, 142, 155, 160, 162, 165, 174～176, 178, 180, 189, 192, 193, 204, 206, 208, 222, 240
門中ウガミ 124

【や】

薬草 9, 32, 39, 138, 214
屋慶名（うるま市与那城） 137, 150, 168, 177, 188, 211, 239
病い（Illness） 22, 23
ヤンバル船 116, 117
ユタ 23～27, 29～31, 33, 58, 63, 64, 66, 78, 95, 104, 114, 134～140, 143～147, 149, 150, 153, 155～172, 174, 175, 177～181, 185, 188～190, 192～194, 197, 199～201, 204, 205, 211, 214, 218, 221, 222, 224, 229, 232, 233, 237～239
ユタ買い 211
妖術 12～14, 28, 213

【ら】

首里王府・琉球王国 10, 23, 27, 30, 36, 37, 120, 125, 171, 178, 182, 189, 190, 198, 209, 211, 222, 240
「琉球国高究帳」117
老人会 45, 46, 119, 120
論理―科学様式 14, 214

【わ】

災い 14～16, 22, 52, 54, 114, 115, 187

【ん】

ンデムブ社会 16

【た】
対処療法 100, 101, 174, 180, 224
『中山世鑑』35
直接接触・直接交流 19, 135, 139, 140, 192, 200, 205, 207, 208, 240
治療儀礼 15, 19～21, 38, 115, 225
治療的効果・治療効果 17～20, 26
通過儀礼 36, 105
トランス 19, 26, 208, 240

【な】
今帰仁城 178
ナチュラリスティックな医療体系 16, 184
ナラティブ・セラピー（物語療法）17
西原（宮古島市平良西原）43, 52, 234
「年中行事祈願細則」125
ノロ 23, 25, 125, 201, 205, 211

【は】
パーソナリスティックな医療体系 16, 184
墓・墓地 42, 49～51, 79, 106, 109, 114, 122, 124, 129, 134～137, 146～152, 156～158, 160, 161, 163, 168, 172, 173, 188, 200, 235, 239
ハジチ（文身・入墨）31
非西洋社会 19
病院 68～70, 72, 73, 76～78, 88, 104, 112, 115, 130, 131, 135, 139, 145, 148, 161, 199, 200, 211, 215, 218, 235, 238
平良（宮古島市平良） 33, 58, 63, 78, 89, 95, 104, 198, 201, 211, 235
フィールドワーク 25
不運 12
『普救類方』30, 232
父系・父方・男系 123, 124, 158, 189, 190
巫者 205, 206, 210, 232
婦人会 45, 46, 120, 121
付属医学講習所・付属医生教習所 131
仏壇 31 33, 50, 54, 89, 114, 115, 122, 128, 129, 137, 143, 149, 158, 164, 167, 173, 175～178, 180, 181, 196, 197, 202, 203, 206, 237, 240
部落常会 46
プラシーボ・プラセボ効果 20, 227
不漁 57, 83, 84, 92, 93, 235
文化人類学・人類学 11, 16, 20, 23, 24, 34, 35 204, 206
変性意識 20
卜占 26, 57, 58, 67, 106～108, 115, 128, 134, 141, 199, 210, 217, 218, 222, 235
盆 50, 83～91, 122～124, 127, 217

【ま】
間切雇医 130～132
民俗学 22～24, 34, 36, 182
民俗誌 13, 24
迷信 23, 24, 238
物語 11, 13, 14, 16～18, 27, 40, 41, 66, 67, 70, 72, 76, 85～87, 90～93, 106, 110～113, 173, 175, 180, 181, 189, 190, 213, 215, 216, 218～231
物語性 16, 17
物語的自己同一性 17
物語様式 14, 214
門中 35, 114, 121, 123～125, 127,

公民館 119, 120, 126, 127, 236, 237
「御教条」27, 31
戸主会 120

【さ】

祭司・司祭・プリーステス・プリースト 19, 24, 25, 204～208, 210, 211, 232
座喜味城 116, 163
suffering（サファリング）22, 23
三山時代 116, 178
三十三年忌 175, 176
清明 126, 237
士族文化 37, 116, 189
自治会 45, 46, 51, 52, 56, 119, 234
疾病（Disease）11, 21, 22, 181
島津侵入 23, 30, 35
『シマの話』28, 29
シャーマニズム 15, 19, 20, 24～26, 192, 210
シャーマン 15, 19, 20, 22, 24, 25, 193, 204～211, 240, 241
社会統合 20
瀉血 31, 32
宗教的職能者 19, 23, 31, 33, 204, 206, 210
習得 166, 171
重篤度 73, 197, 198
重篤な病い・症状・病気 101, 145, 194～197, 216, 218, 230
十二支 51, 59, 75, 94, 102, 104, 105, 107, 129, 135, 144, 156, 165, 169～171, 178, 197, 202, 207, 235, 236
呪術師 19
呪法・まじない 9, 31～33, 181
象徴効果 19, 20, 229
召命 184, 208
死霊 27, 28, 183
人頭税 190
信念 13, 14, 213, 214
審判者 12, 13, 21
神秘的概念 12, 213, 214
心理カウンセラー 26
心理学・教育心理学 25, 221
診療所 73, 74, 103, 104, 130～132, 198, 199
精神医学 15, 18, 25
精神科医 25
精神療法・精神分析療法 17, 26
聖地 29, 33, 114, 183
斎場御嶽 178
成巫過程 25～27, 110
成巫儀礼 106
生物医学（バイオメディスン）13
セラピスト 20, 26
線香・ウコー 31, 54, 55, 69, 74, 75, 94～97, 105, 108, 114, 127, 146, 150, 157, 168, 174, 181, 236, 238, 239
戦争 35, 36, 235
僧侶 58, 106, 129, 188, 235
祖先崇拝 24, 36, 114, 175, 182
供え物・供物 50, 52, 54～56, 89～91, 94～97, 99, 123, 126, 127, 157, 168, 197, 217, 236
園比屋武御嶽 178
祖霊祭祀・祖先祭祀 29, 173, 189, 240
村落祭祀 23～25, 33, 46, 48, 52, 55, 59, 63, 86, 112, 125, 127, 180, 192, 202, 206, 209～211

事項索引

【あ】

悪霊・マジムン・ヤナカジ　28, 29, 183, 191, 195, 217, 222
アザンデ人　12〜14, 213, 214
生霊・生き霊・イチジャマ　27〜29, 31, 183, 186, 240
池間島　31, 33, 37, 42〜44, 46, 48, 51, 52, 59, 99, 190, 209, 233, 234
池間民族　43, 190, 222, 233
伊良部村漁業組合　45
『伊良部村史』30, 42, 50, 52
医療人類学　14, 18, 22
恨み　40, 82, 98, 143, 217
「おかしい」73, 74, 104, 133, 146
『沖縄池間島民俗誌』31
『沖縄県史』28, 32, 36
『沖縄シャーマニズムの社会心理学的研究』26
「沖縄の自然・社会・文化に関する総合研究」36
『沖縄のシャマニズム』25
『沖縄の宗教と社会構造』24

【か】

「科学」と「信念」13
科学的・科学的思考　9, 10, 12〜14, 20, 32, 213, 214, 227, 231
下級神役　205, 209
家系図　35
語り　16, 62, 111, 136, 230, 231
カツオ漁　45
神がかり　209, 210, 241
神籤　55, 208, 209, 234
神役　23, 25, 48, 52, 54〜56, 62, 63, 66, 67, 71, 72, 80, 106, 112, 125, 155, 160〜162, 165, 180, 192, 193, 199, 201, 203〜206, 208, 209, 215, 218, 225, 233, 234
神役組織　209
漢方医学・漢方医　30, 130
聞得大君　178
基地　36, 37, 115, 116, 118
機能主義　20
『球陽』30
旧暦　50, 51, 56, 70, 103, 127, 162, 168, 170, 206, 234
儀礼研究　20
近代医学・近代医療　9, 10, 14, 20〜22, 27, 38, 40, 62, 72, 73, 77, 83, 85, 92, 98, 112, 113, 115, 130, 131, 138, 139, 153, 198, 200, 214, 226
区長・行政区長　46, 119, 125, 126, 192, 206, 208, 233
口寄せ　24
クライエント　20, 26
敬老会　46, 120
原因論・災因論・病因論　12, 15〜17, 26, 28, 38, 62, 85, 92, 112, 183, 186, 222, 226, 227
県産本　35
倦怠感　73, 216, 217
構造分析　16

［著者略歴］
東 資子（あずま・もとこ）
1990年　同志社大学商学部卒業
2001年　琉球大学大学院社会科学研究科修了（修士）
2006年　山口大学大学院東アジア研究科修了（博士）
2018年　岩手県一関市教育委員会 文化財調査研究員
専門　民俗学、文化人類学

共著
『読谷村史 第6巻 資料編5』「統計にみる読谷山」（読谷村史編集委員会編、沖縄県読谷村、2012年）
『公文書でたどる近代滋賀のあゆみ』（滋賀県県政史料室編、サンライズ出版、2013年）
『長浜曳山祭の過去と現在』（市川秀之・武田俊輔編、サンライズ出版、2017年）

治癒《ちゆ》と物語——南西諸島の民俗医療

発行日……………………………2018年6月29日・初版第1刷発行

著者………………………………東　資子
発行者……………………………大石良則
発行所……………………………株式会社森話社
〒101-0064 東京都千代田区神田猿楽町1-2-3
Tel 03-3292-2636
Fax 03-3292-2638
振替 00130-2-149068
印刷………………………………株式会社厚徳社
製本………………………………榎本製本株式会社

ISBN 978-4-86405-129-3 C1039

動く墓——沖縄の都市移住者と祖先祭祀

越智郁乃著　「家より先に墓を建てろ」といわれる沖縄で、人の移動に伴って墓はどのように動くのか？　沖縄戦、米軍統治、本土復帰を経て、なお変容し続ける現代沖縄の生と死のリアリティに、墓の移動からせまる。
A5 判 240 頁／本体 4200 円＋税

〈老い〉の営みの人類学——沖縄都市部の老年者たち

菅沼文乃著　遊郭を起源とし、戦後は歓楽街として発展・衰退をみた沖縄本島辻地域。伝統的な沖縄社会とは異なるこの場所で、人はどのように老いていくのか。社会が期待する高齢者像を受けいれず、逡巡の中から自らの老いを選びとる人々を描くエスノグラフィー。A5 判 240 頁／本体 6200 円＋税

琉球列島の「密貿易」と境界線　1949-51

小池康仁著　米軍占領下の琉球において、台湾・日本との間に引かれた境界線を越え、物資を運んだ人々がいた——。軍政資料、裁判記録、当事者へのインタビューなどから、戦後の復興に寄与した「密貿易」人達の経済活動を明らかにし、そこに島嶼社会が自立するためのモデルを見出す。
A5 判 360 頁／本体 5600 円＋税

「学校芸能」の民族誌——創造される八重山芸能

呉屋淳子著　「古風」や「伝統」をまとったものだけが民俗芸能ではない。石垣島の高校生たちが、地域の人びとと共に創り出す「学校芸能」に、民俗芸能の新しい継承形態と未来を探る。A5 判 304 頁／本体 6800 円＋税

近世礼国男と沖縄学の時代——琉球古典の探求者たち

末次智著　アイデンティティ探求のための郷土研究が、ナショナリズムを補完してしまうという矛盾。戦前の沖縄学の研究者たちは、その矛盾を抱えながら、どのように考え、生きたのか。世礼国男、島袋全発、宮城真治などの新おもろ学派を中心に、伊波普猷、小野重朗なども含め、沖縄学の礎を築いた人々の事績を明らかにする。A5 判 296 頁／本体 5800 円＋税

芸能的思考

橋本裕之著　「芸能」とは何か、「芸人」とはどういう存在か。それらを柳田や折口などの言説から原理的に考察する一方で、芸能にたずさわる人々の意識と、それが行なわれる場で紡ぎ出される想像力に接近する。民俗芸能、大衆芸能、ストリップなど、ジャンルを超えて向けられたパフォーマティヴな思考とまなざしの記録。四六判 320 頁／本体 2800 円＋税

術としての生活と宗教——漢民族の文化システム

渡邊欣雄著　四千年以上の歴史を有し、世界最大の人口を誇る漢民族。組織ではなく個々人のネットワークを基盤とし、その「中和」が神や宇宙にまで求められる漢民族の文化システムを、「術」という観点から読み解く。
A5 判 360 頁／本体 4600 円＋税

日本妖怪考——百鬼夜行から水木しげるまで

マイケル・ディラン・フォスター著／廣田龍平訳　日本人は妖怪をどのように捉え、描き、表象してきたのか。江戸時代に編まれた百科事典や画集から、近代科学とのせめぎあい、文学や民俗学との関わりまで、日本の「妖怪文化」を縦横無尽に語りつくす。A5 判 392 頁／本体 4800 円＋税

〈境界〉を越える沖縄——人・文化・民俗

小熊誠編　日本の最南端に位置し、独自の王国を持った沖縄には、地理的・歴史的に様々な〈境界〉が存在する。変動し重層する〈境界〉と、それを越えて移動する人や文化を、門中・観光・華僑・祭祀・墓・移民など、多様なトピックから描き出す。四六判 312 頁／本体 3000 円＋税

「宗教」と「無宗教」の近代南島史——国民国家・学知・民衆

及川高著　「宗教」をめぐるイメージは日本の近代化に伴って形成され、政治や啓蒙を介し民衆を翻弄していった。ときに期待や熱狂を生み、ときに抑圧や弾圧をもたらした「宗教」イメージの変遷を、奄美・沖縄を舞台にダイナミックに描き出す。A5 判 328 頁／本体 4800 円＋税